PETRA ORZECH
DR. MEIKE STREKER

feel your skin

Starke Psyche, schöne Haut: dein innerer Weg zum äußeren Strahlen

IN 28 TAGEN ZU DEINEM NATÜRLICHEN GLOW

Inhalt

Einfühlen: Wie alles begann …

Meike: Vielleicht stellen wir uns zuerst einmal vor: Ich bin Meike, promovierte Kosmetikwissenschaftlerin und vor allem jemand, der die Haut wirklich verstehen will. Mich fasziniert, wie die Haut fühlt und erinnert, wie sie auf Berührung, Klima und Emotionen reagiert. Für mich ist Hautpflege kein Luxus, sondern angewandte Wissenschaft und ein Teil der Gesundheitsvorsorge, weil sie die Haut schützt und in ihrer Funktion stärkt. Ich liebe es, Details zu erkennen, Wirkstoffe zu erforschen, Formeln zu verstehen und dann zu sehen, wie das alles in und auf der Haut wirkt.

Petra: Und ich bin Petra, Ernährungswissenschaftlerin und Yogalehrerin. Auch ich habe einen wissenschaftlichen Background, den ich gern mit Praxis, persönlichen Erfahrungen und Achtsamkeit im Alltag verbinde. Mich fasziniert, wie unsere Atmung, Ernährung, Achtsamkeit und Emotionen auch unsere Haut beeinflussen können.

Meike: Ich weiß noch genau, wie wir uns kennengelernt haben. Du hattest mich damals wegen eines Artikels kontaktiert.

Petra: Ja, das stimmt. Ich hatte deinen Text gelesen. Ich weiß nicht warum, aber ich hatte sofort das Gefühl: »Mit dieser Frau möchte ich unbedingt zusammen etwas machen.«

Meike: Das war wirklich ein magischer Moment. Dein Anruf kam genau in einer Zeit, in der ich mich tief in das Thema Neurokosmetik eingearbeitet hatte und merkte, dass es hier um weitaus mehr als nur Pflege oder Inhaltsstoffe geht. Ich merkte plötzlich, es geht um das, was dazwischen liegt – um Gefühl, Wahrnehmung und die Sprache der Haut.

Petra: Und ich dachte: »Das passt perfekt zu dem, was ich aus dem Yoga kenne.« Dieses feine Zusammenspiel zwischen Körper und Geist, zwischen Atmung und Bewusstsein. Du hattest die Forschung, ich hatte die Achtsamkeitsübungen und irgendwo dazwischen entstand unsere gemeinsame Idee, dieses Zusammenspiel von Haut und Nervensystem unter dem Begriff »Neuroglow« *(siehe Seite 22)* neu zu erzählen.

Meike: Ja, und noch vor unserem zweiten Telefonat hast du dann einfach gefragt: »Wollen wir nicht ein Buch darüber schreiben?« Und ohne groß zu überlegen, habe ich Ja gesagt. Ich glaube, das war der Moment, in dem unser beider Nervensysteme längst entschieden hatten, dass das hier genau richtig ist.

Petra: Und dann kam – wie so oft im Leben – der nächste Zufall: eine Agentin, die eigentlich in einem ganz anderen Bereich arbeitet, aber sofort sagte: »Ich verstehe, was ihr meint.« Es war, als hätte sich alles aufeinander abgestimmt.

Meike: Wir haben ihr die Idee in einem Video-Pitch vorgestellt – echt, ungeschliffen, ehrlich – und sie war davon begeistert. Wenige Wochen später meldeten sich die ersten Verlage. Von unserem ersten Telefonat bis zur Abgabe des Manuskripts ist kein Jahr vergangen. Und doch fühlt es sich an, als hätten wir uns schon ewig gekannt.

Petra: Vielleicht, weil wir nicht aus dem Kopf, sondern aus dem Bauch entschieden haben. Dieses Buch ist genau daraus entstanden: aus Intuition, Neugier und Vertrauen. So, wie Haut kommuniziert – ohne Worte, aber mit Gefühl.

Meike: Wir hoffen, dass du beim Lesen genau das spürst; dass du dich erinnerst, wie fein dein Körper reagiert, wie lebendig deine Haut denkt und wie du mit kleinen Ritualen, Achtsamkeit und Wissen deinen Neuroglow entfachen kannst.

Petra: Manchmal muss man auch gar nicht alles planen. Es reicht, aufmerksam zu sein – und das Richtige zu fühlen, wenn es passiert.

Feel your Skin – mit einem Buch über Wissenschaft, Achtsamkeit und das Leuchten, das entsteht, wenn Körper und Geist im gleichen Rhythmus atmen.

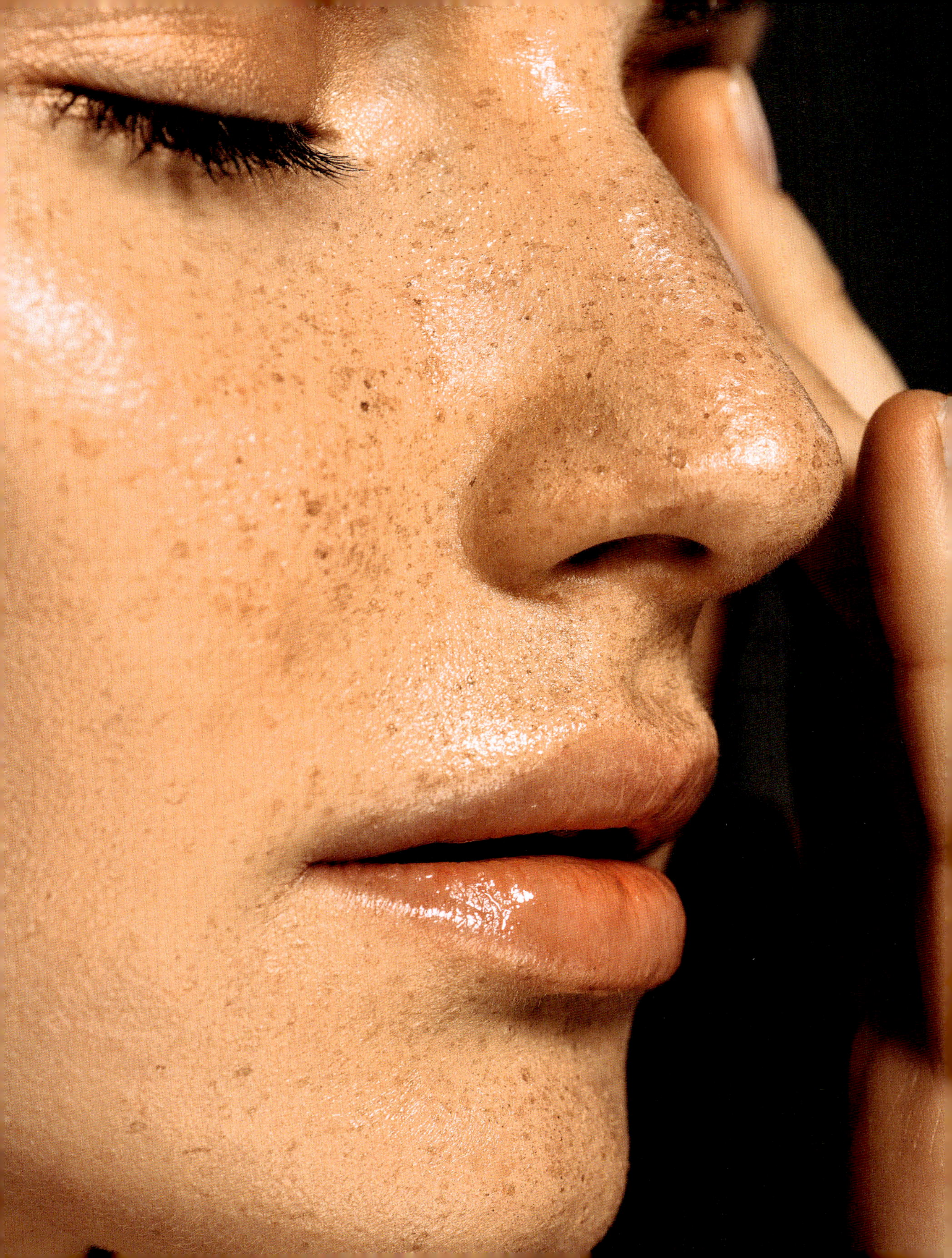

feel your skin

NEUROGLOW ENTDECKEN

Was Haut und Hirn gemeinsam haben, wie sich die Umwelt, der Lebensstil und Stress auf die Haut auswirken und was wir unter Neuroglow verstehen.

Haut-Hirn-Connection: Die Haut ist mehr als Oberfläche

Deine Haut ist das Erste, was dich umhüllt, und oft auch das Erste, was andere an dir wahrnehmen. Mit einer Fläche von rund 2 Quadratmetern und bis zu 10 Kilogramm Gewicht ist sie nicht nur dein größtes, sondern wahrscheinlich auch dein vielseitigstes Organ. Sie schützt dich, spürt und erinnert. Sie zeigt, was in dir vorgeht, leise, aber eindeutig: mal ein Schimmern, mal ein Erröten, mal ein Spannen oder sogar ein Ausschlag.

Stell dir deine Haut wie die Rinde eines Baumes vor. Sie ist ein lebendiger Schutzmantel, der uns Stabilität gibt und dabei gleichzeitig in ständiger Kommunikation mit dem Inneren steht. So wie man an der Rinde eines Baumes Alter, Klima und Verletzungen ablesen kann, zeigt auch deine Haut, was du erlebt hast, nämlich deine persönliche Geschichte.

Doch deine Haut ist noch viel mehr. Sie ermöglichte deine erste Berührung mit der Welt, noch bevor du deine Umgebung sehen oder verstehen konntest. Sie ist dein Grenzorgan zur Umwelt und schützt dich Tag für Tag vor Hitze, Kälte, Krankheitserregern, chemischen Reizen und den vielen Belastungen unserer modernen Umwelt wie Feinstaub oder der Strahlung der Sonne. Sie reguliert deine Temperatur und deinen Flüssigkeitshaushalt, unterstützt dein Immunsystem und ist ein mächtiges Sinnesorgan.

In jeder Sekunde nimmt sie unzählige Reize auf, leitet sie weiter und übersetzt sie in Reaktionen, die man sehen, spüren oder fühlen kann. Das gelingt ihr, weil sie eng mit deinem Nervensystem verbunden ist – und diese Verbindung ist nicht nur funktionell, sondern tief in unserer Biologie verankert.

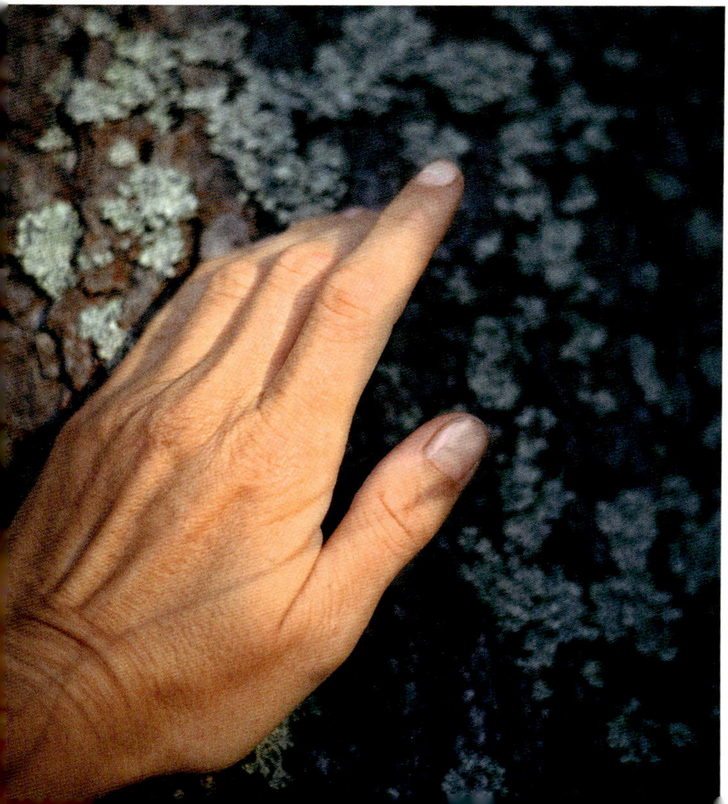

Deine Haut ähnelt der Rinde eines Baumes: Sie schützt, gibt Stabilität und kommuniziert mit deinem Inneren.

HAUT UND GEHIRN: EIN GEMEINSAMER URSPRUNG

Haut und Gehirn haben denselben Ursprung. Schon am 21. Tag der Embryonalentwicklung bilden sie sich gleichzeitig aus derselben Schicht, dem Ektoderm. Daraus entstehen später einerseits das Neuralrohr, aus dem Gehirn und Rückenmark hervorgehen, und andererseits die Epidermis, also die oberste Hautschicht. Was sich gemeinsam entwickelt, bleibt miteinander verbunden, und genau deshalb reagieren Haut und Nervensystem so sensibel aufeinander. Manche Wissenschaftler nennen die Haut sogar eine »Erweiterung des Gehirns«. Das ist nicht verwunderlich, denn sie enthält rund 10 Millionen sensorische Nervenenden, die ständig Informationen aufnehmen. Diese Neuronen sind Teil des somatosensorischen Systems, das deine Umgebung überwacht und dir hilft, mit der Welt in Beziehung zu treten. Wenn deine Haut also juckt, prickelt, warm wird oder Gänsehaut zeigt, ist das mehr als eine Oberfläche, die reagiert. Es ist ein komplexes Kommunikationssystem, das dir mitteilt, wie dein Inneres und dein Äußeres gerade zusammenspielen. Vielleicht verstehst du jetzt auch, warum Redewendungen wie »Das geht unter die Haut« oder »Die Haut ist der Spiegel der Seele« mehr sind als poetische Bilder. Sie sind neurobiologisch fundiert. Deine Haut macht sichtbar, was in dir geschieht, oft bevor du es in Worte fassen kannst. Wenn du beginnst, sie wirklich wahrzunehmen, entdeckst du nicht nur ein Organ, sondern ein emotional-intelligentes System, das mit dir spricht – Tag für Tag, leise, aber klar.

SCHICHT FÜR SCHICHT: DER AUFBAU DER HAUT

Um deine Haut zu verstehen, lohnt sich ein Blick auf ihren Aufbau und ihre grundlegenden Funktionen. Denn nur wenn klar ist, wie sie strukturiert ist und welche Aufgaben sie übernimmt, können wir nachvollziehen, wie äußere Reize, Stress oder auch bestimmte Pflegeprodukte auf sie wirken und wie wir sie ganzheitlich unterstützen können.

NEUROGLOW-WISSEN

DAS SOMATOSENSORISCHE SYSTEM

Das somatosensorische System ist der Teil unseres Nervensystems, der alle Sinneseindrücke von der Haut, den Muskeln und den Gelenken verarbeitet. Über spezialisierte Rezeptoren in der Haut nimmt es Berührung, Druck, Temperatur, Vibration und Schmerz wahr. Diese Reize werden über feine Nervenfasern zum Rückenmark und dann weiter ins Gehirn geleitet, wo sie verarbeitet und bewusst erlebt werden.
Für die Haut bedeutet das, dass jeder sanfte Kontakt – etwa Streicheln, Massieren oder das Auftragen einer Creme – komplexe neuronale Prozesse auslöst, die sowohl das körperliche Empfinden als auch unsere Emotionen beeinflussen können.
So erklärt das somatosensorische System, warum Kosmetikprodukte nicht nur wirken, sondern auch spürbar »berühren« und damit Haut und Seele gleichermaßen erreichen.

Grundsätzlich besteht die Haut aus drei Hauptschichten:

- Epidermis (Oberhaut)
- Dermis (Lederhaut)
- Subcutis (Unterhautfettgewebe)

Die Epidermis erneuert sich ständig. In ihrer untersten Schicht teilen sich die Hautzellen, die sogenannten Keratinozyten. Sie wandern nach oben, reifen dabei heran und werden schließlich als abgestorbene Zellen an der Oberfläche abgestoßen. Ganz oben liegt das *Stratum corneum*. Es besteht aus diesen toten Hautzellen, den Korneozyten, die fest in eine Lipidmatrix eingebettet sind, eine Art feinen Fettfilm, der alles zusammenhält. Die Korneozyten selbst enthalten dichte Keratinstrukturen, die sie stabil und widerstandsfähig machen. Zusammen bilden sie eine robuste Schutzbarriere, vergleichbar mit einer intelligenten Mauer – durchlässig für das, was wir brauchen, und abschirmend gegenüber dem, was schadet.

Die darunterliegende Dermis enthält Fibroblasten – Zellen, die Strukturproteine wie Kollagen und Elastin produzieren. Diese machen die Haut elastisch und zugleich widerstandsfähig. Zusätzlich verlaufen hier Blut- und Lymphgefäße, Nervenfasern und Immunzellen, die Versorgung, Wahrnehmung und Schutz sichern. Besonders spannend ist, dass diese Architektur biologisch aktiv ist und sensibel auf psychischen wie physischen Stress reagiert, da Cortisol die Zellaktivität prägt.

Die tiefste Schicht die Subcutis, besteht überwiegend aus lockerem Bindegewebe und Fettzellen. Sie wirkt wie ein Polster, das den Körper vor mechanischen Belastungen schützt, und dient gleichzeitig als Energiespeicher und Wärmeisolator. Auch hier verlaufen wichtige Blutgefäße und Nerven, die die Haut mit Nährstoffen versorgen und Signale an das Nervensystem weiterleiten. Hierzu zählen tiefe Reize wie Druck oder Vibration, die direkt an das Gehirn weitergeleitet werden. Auf diese Weise spüren wir Sicherheit, Geborgenheit oder Schmerz. Gleichzeitig sind die Fettzellen der Subcutis hormonell aktiv. Sie schütten Botenstoffe aus, die Entzündungen und Stressreaktionen im Körper beeinflussen können.

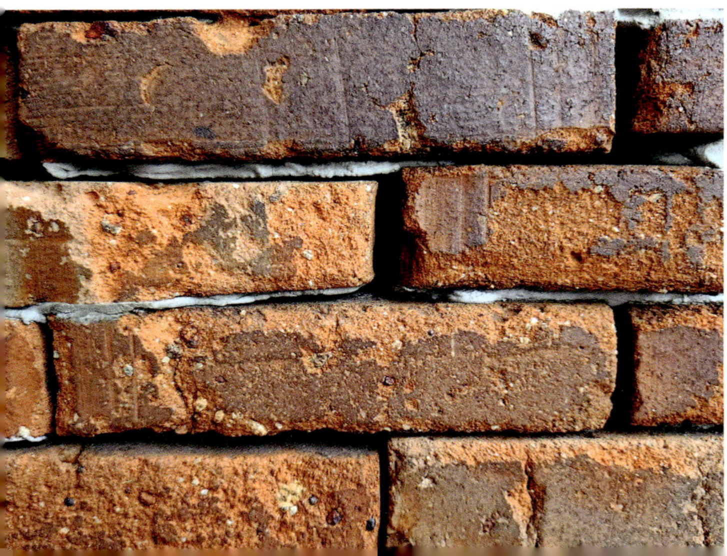

EMPFINDUNGSSACHE: HAUT UND STRESS

Wenn man versteht, wie präzise jede Schicht der Haut aufgebaut ist, erkennt man, dass sie weit mehr als eine schützende Hülle ist. Nur wenige wissen, dass

Die Hornschicht der Haut ist wie eine Mauer: Die Hautzellen sind die Ziegel, die Lipide dazwischen sind der Mörtel.

sie zugleich unser wichtigstes Sinnesorgan für äußere Stressfaktoren wie Hitze, Kälte, Schmerz oder mechanische Reize ist. Drei spezialisierte Gruppen von Rezeptoren machen das möglich:

- Thermorezeptoren reagieren auf Wärme und Kälte.
- Nozizeptoren registrieren Schmerz.
- Mechanorezeptoren nehmen Druck, Dehnung oder Vibration wahr.

Alle diese Informationen werden über Nervenfasern an dein Rückenmark und schließlich ins Gehirn geleitet. Doch die Fasern reagieren nicht nur auf äußere Reize. Sie nehmen auch biochemische Veränderungen in der Haut wahr, zum Beispiel Schwankungen des pH-Werts, Temperaturanstiege oder das Auftreten von Entzündungsmediatoren bei Stress. Entzündungsmediatoren sind Botenstoffe wie Histamin, Interleukine oder Prostaglandine. Sie aktivieren das Immunsystem, erweitern Blutgefäße und locken Immunzellen an Orte, an denen sie gebraucht werden. Häufig sind die Nervenendigungen direkt mit diesen Rezeptoren verbunden, was die enge Verbindung von Haut und Nervensystem noch deutlicher macht. Das Gehirn reagiert wiederum auf die Signale und schüttet Stresshormone aus, die unmittelbar auf die Hautfunktionen wirken. Spannend ist, dass die Haut nicht nur die Empfängerin von Stress ist, sondern auch selbst Signale produziert. Sie verfügt über ein eigenes Netzwerk zur Produktion und Weiterleitung von Botenstoffen, das ähnlich funktioniert wie das neuroendokrine System im Körper. Hautzellen wie Keratinozyten, Melanozyten oder Immunzellen können selbst Botenstoffe herstellen, darunter Beta-Endorphine, Dopamin, Serotonin und Substanz P. Diese Substanzen steuern nicht nur Immunreaktionen und Entzündungen, sondern prägen auch, wie die Haut psychische Zustände wahrnimmt und sichtbar macht. Der ständige Dialog zwischen Haut und Gehirn wird als Haut-Hirn-Achse oder auch als neurokutanes System bezeichnet.

CHRONISCHER STRESS STÖRT DAS SYSTEM

Über die Interaktion von Hautnerven, Neuropeptiden, Immunmediatoren und Hautbarriere kann deine Haut auf Stress, Entzündungen oder ein Ungleichgewicht des Mikrobioms reagieren und umgekehrt diese Zustände beeinflussen. Deshalb stehen Störungen dieses Systems in engem Zusammenhang mit Krankheiten wie Neurodermitis, Psoriasis, Akne oder Rosazea *(mehr dazu ab Seite 50)*. Sie zei-

NEUROGLOW-WISSEN

SUBSTANZ P – SIGNALSTOFF DER HAUT

Substanz P ist ein Neuropeptid *(siehe Seite 36)*, also ein spezieller Botenstoff des Nervensystems. In der Haut spielt er eine zentrale Rolle bei der Weiterleitung von Schmerz- und Juckreizen. Gleichzeitig fördert er Entzündungsreaktionen, indem er Blutgefäße durchlässiger macht und Immunzellen aktiviert. In der Folge wird die Haut dadurch empfindlicher auf Stressreize.

gen, wie eng emotionale Zustände und dermatologische Symptome miteinander verknüpft sind. Besonders deutlich wird das bei chronischem Stress. Er schädigt die Hautbarriere und macht sie empfindlicher, im schlimmsten Fall sogar anfälliger für Infektionen. Die Wissenschaft ist sich einig, dass unsere Haut Stress nicht nur spürt, sondern auch konkret darunter leidet *(siehe Seite 20)*.

Klinische Studien zeigen, dass Stress verschiedene Hauterkrankungen auslösen oder verschlimmern kann, darunter Neurodermitis, Akne, Rosazea, Psoriasis, Kontaktdermatitis, kreisrunder Haarausfall *(Alopecia areata)* oder Juckreiz. Viele dieser Erkrankungen gehen mit einer veränderten Lipidzusammensetzung in der Haut einher, also mit einer Störung des »Mörtels« in dem Ziegelstein-Mörtel-Aufbau des *Stratum corneums*. Ceramide, freie Fettsäuren und Cholesterin sind die entscheidenden Bausteine.

Gerät ihr Gleichgewicht aus der Balance, verliert die Haut Feuchtigkeit, wird durchlässiger und gereizter. Schlafmangel wirkt ähnlich wie Stress und beides beeinflusst sich gegenseitig. Schon eine einzige Nacht mit wenig Schlaf kann den transepidermalen Wasserverlust erhöhen, ein Hinweis auf eine gestörte Barriere. Dadurch wird die Haut trockener, weniger elastisch und reagiert schneller gereizt. Deshalb gehört Stressmanagement genauso zu einer guten Hautpflege wie Creme oder Serum.

NEUROGLOW-WISSEN

TRANSEPIDERMALER WASSERVERLUST

Unsere Haut ist ständig damit beschäftigt, den Körper vor dem Austrocknen zu schützen. Der sogenannte transepidermale Wasserverlust, kurz TEWL, beschreibt, wie viel Wasser unbemerkt durch die Haut nach außen verdunstet.

Ein gesunder Säureschutzmantel, also der leicht saure Film aus Talg, Schweiß und Lipiden, der die Hautoberfläche schützt, und eine intakte Hautbarriere halten diesen Verlust so gering wie möglich.

Gerät die Hautbarriere jedoch aus dem Gleichgewicht, etwa durch Stress, falsche Pflege oder Umweltfaktoren, steigt der TEWL an. Die Folge sind Spannungsgefühle, Trockenheit und eine erhöhte Empfindlichkeit gegenüber Reizen.

Ein stabiler TEWL ist daher ein wichtiger Indikator für gesunde, widerstandsfähige Haut.

PSYCHODERMATOLOGIE: DIE VERFLECHTUNG VON HAUT UND PSYCHE

Was außen sichtbar wird, beginnt also oft im Inneren und umgekehrt. Denn die Haut reagiert nicht nur auf seelische Belastungen, sie kann auch selbst Signale an das Nervensystem senden. Die Haut als Spiegel der Seele ist kein statisches Bild, sondern ein lebendiger biologischer Dialog, in dem sie ebenso Signale an das Nervensystem sendet, wie sie welche empfängt. In der Wissenschaft spricht man von einer bidirektionalen Verbindung. Der interdisziplinäre Bereich der Psychodermatologie zeigt deutlich auf, dass Hautprobleme einen direkten Einfluss auf unser psychisches Wohlbefinden haben.

So tragen Menschen mit chronischen Hautleiden wie Akne, Schuppenflechte, Neurodermitis oder Haarausfall ein signifikant erhöhtes Risiko für Stimmungsstörungen, Angstzustände und Depressionen. Dieser Zusammenhang ist nicht nur klinisch relevant, sondern hat auch therapeutische Bedeutung. Hautkrankheiten können das Alltags- und Berufsleben von Betroffenen stark beeinträchtigen und Gefühle der Stigmatisierung hervorrufen. Gleichzeitig verschlechtern psychische Belastungen häufig den Hautzustand, wodurch ein Teufelskreis entsteht, in dem sich Körper und Seele gegenseitig ungünstig beeinflussen.

Bisherige wissenschaftliche Studien konzentrierten sich häufig auf den Zusammenhang zwischen einzelnen Hauterkrankungen und ganz spezifischen psychischen Symptomen. Doch heute wird immer deutlicher, dass ein rein symptomorientierter Blick zu kurz greift. Was zunehmend an Bedeutung gewinnt, ist ein ganzheitlicher, integrativer Ansatz, wie ihn die Psychodermatologie und ebenso achtsame Hautpflegekonzepte verfolgen. Diese Disziplinen betrachten deine Haut nicht isoliert, sondern im Zusammenspiel mit emotionalen, sozialen und psychischen Faktoren. Dabei ist Stress zwar ein zentraler Einflussfaktor, aber nicht der einzige. Denn auch ungelöste Konflikte, soziale Spannungen oder Überforderung können Krankheitsschübe begünstigen. Menschen, denen es schwerfällt, Grenzen zu setzen oder ihre Bedürfnisse auszusprechen, reagieren oft besonders sensibel über die Haut. Studien und klinische Erfahrungen zeigen, dass sich Krankheitsschübe häufen können, wenn solche inneren Konflikte ungelöst bleiben. Und dieses Muster kennen viele von uns: den Pickel vor einem wichtigen Termin, die Rötung bei Nervosität. In solchen Momenten wird spürbar, wie eng unsere Haut und unser Selbstbild miteinander verbunden sind.

Umwelt, Lifestyle und Stress prägen deine Haut

Deine Haut ist nicht nur Spiegel deiner Seele, sondern auch deines Lebensstils. Ob sie ruhig und strahlend wirkt oder gestresst und irritiert, hängt von vielen Faktoren ab. Neben Genetik und Gender beeinflussen Ernährung, Bewegung, Arbeitsumfeld und tägliche Gewohnheiten die Hautgesundheit. Umweltmedizinische Studien der letzten 15 Jahre zeigen zudem, wie stark UV-Strahlung, Luftverschmutzung, Klima und andere äußere Belastungen die Hautgesundheit prägen.

WANN IST DIE HAUT EIGENTLICH GESUND?

Bevor wir näher auf diese Einflüsse eingehen, lohnt sich ein kurzer Blick auf den Begriff der Hautgesundheit selbst. Was bedeutet es eigentlich, wenn deine Haut »gesund« ist? Aus medizinischer und kosmetikwissenschaftlicher Sicht geht es dabei um deutlich mehr als das bloße Fehlen von Hautkrankheiten. Gemeint ist vielmehr ein funktionell intakter Hautzustand, also eine Haut, die in der Lage ist, ihre physiologischen Aufgaben zuverlässig zu erfüllen. Hierzu zählen der Schutz vor schädlichen Umwelteinflüssen, die Regulierung der Körpertemperatur sowie die Feuchtigkeitsspeicherung und die Wahrnehmung äußerer Reize.

Ein internationales Gremium ästhetischer Mediziner definiert Hautgesundheit eng im Zusammenhang mit dem Begriff der Hautqualität. Darunter versteht man einen Zustand, in dem die Haut hydratisiert, elastisch und gleichmäßig in Struktur und Pigmentierung ist und einen natürlichen, lebendigen »Glow« ausstrahlt. Dieser Glow ist weit mehr als ein Werbewort. Während er in Kampagnen oft auf oberflächlichen Glanz reduziert wird, zeigen Forschungen aus Australien, dass echte Strahlkraft deiner Haut nur dann entsteht, wenn sowohl die oberste Hautschicht (die Epidermis) als auch die tieferliegenden Bindegewebsstrukturen intakt und funktional sind.

In Zusammenhang mit der Hautgesundheit fällt häufig auch der Begriff der Hautintegrität. Er beschreibt die strukturelle und funktionelle Unversehrtheit aller Hautschichten. Nur wenn diese Balance gewahrt ist, kann deine Haut ihre Barrie-

refunktion auch erfüllen und dich vor Krankheitserregern sowie vor chemischen Substanzen oder vor mechanischem Stress schützen.
Kurz gesagt: Deine Haut ist nicht nur ein Schutzschild, sondern ein lebendiges System, das empfindlich auf äußere wie innere Einflüsse reagiert. Umso spannender und wichtiger ist es, zu verstehen, wie genau dein Lebensstil dieses große Organ beeinflusst.

WAS DEINE HAUT BEEINFLUSST

Um die Vielschichtigkeit dieser Einflüsse besser erfassen zu können, wurde im Jahr 2017 von einem europäischen Forscherteam um Professor Jean Krutmann, einem deutschen Umweltmediziner, ein neues Konzept etabliert: das sogenannte Hautalterungsexposom.
Der Begriff Exposom wird allgemein als die Gesamtheit aller Umwelteinflüsse und der damit verbundenen biologischen Reaktionen definiert, denen ein Mensch im Laufe seines Lebens ausgesetzt ist, sowohl durch äußere Belastungen als auch innere Prozesse. Nach dem Expertenteam um Professor Krutmann umfasst das Hautalterungsexposom alle nicht-genetischen Reize, die bereits pränatal beginnen und bis ins hohe Alter wirken können, und beschreibt gleichzeitig die Reaktion deines Körpers auf diese Reize. Das Resultat sind biologische und klinische Veränderungen, wie sie sich im sichtbaren Alterungsprozess der Haut zeigen. Zu den wesentlichen Bestandteilen des Hautalterungsexposoms zählen unter anderem UV-Strahlung, Luftverschmutzung, Schlafmangel, Ernährung, psychischer Stress, Zigarettenrauchexposition oder ein ungeeignetes Hautpflegeregime. Jeder einzelne dieser Faktoren beeinflusst auf unterschiedliche Weise die Qualität und Funktionsfähigkeit deiner Haut und kann, einzeln oder in Kombination, zur Entstehung vorzeitiger Alterungszeichen und einer verminderten Hautgesundheit beitragen.

SONNENSTRAHLUNG

Besonders gut erforscht ist die Wirkung der UV-Strahlung. UV-A-Strahlen, insbesondere im UV-A1-Spektrum, machen etwa 80 Prozent der gesamten UV-Strahlung aus und gelten als einer der Hauptverursacher extrinsischer Hautalterung. Anders als UV-B, das hauptsächlich die Epidermis betrifft, dringt UV-A tief bis in die Dermis (dein Bindegewebe) vor – also dorthin, wo elastische Fasern und Kollagen strukturelle Stabilität gewährleisten. Die Folge ist ein beschleunigter Abbau

NEUROGLOW-WISSEN

DAS HAUTALTERUNGS-EXPOSOM

Der Begriff Exposom beschreibt die Gesamtheit aller äußeren und inneren Einflüsse, denen deine Haut im Laufe des Lebens ausgesetzt ist. Diese Faktoren wirken tagtäglich auf sie ein, sichtbar und unsichtbar.

dieser Gewebestrukturen und kann über DNA-Schädigungen langfristig zur Entstehung von Hautkrebs beitragen.
Dabei ist Sonnenlicht viel mehr als nur UV-Strahlung. Es hat zahlreiche positive Effekte. So steigert die Sonne dein Wohlbefinden, regt Durchblutung und Stoffwechsel an und fördert die Bildung von Serotonin, dem sogenannten Glückshormon. Gleichzeitig birgt ihre Strahlung auch Risiken. Im elektromagnetischen Spektrum liegt die UV-Strahlung direkt neben der Röntgenstrahlung – ein Hinweis darauf, wie energiereich und potenziell schädlich sie sein kann. Die Vorstellung, sich ungeschützt über Stunden im Freien aufzuhalten, ist unter diesem Aspekt ebenso fragwürdig wie der Gedanke, stundenlang in einem Röntgenraum zu verweilen. Merke: Genieße die Sonne, aber schütze dich auch vor ihrer Strahlung!
Neben UV-Strahlung spielen auch infrarote Strahlen und sichtbares Licht eine bedeutende Rolle bei der Hautalterung. In einer Publikation aus 2008 wurde erstmals gezeigt, dass Infrarotlicht (IR), insbesondere der langwellige Anteil IR-A, relevante biologische Effekte in der Haut hervorrufen kann. Über 50 Prozent der Sonnenenergie, die auf deine Haut trifft, besteht aus IR-Strahlung. Während IR-B und IR-C eher oberflächlich wirken, dringt IR-A tief bis in die Dermis vor. Dort wird nicht die Zellmembran, sondern das Zellinnere beeinflusst, insbesondere die Mitochondrien, die Atmungsorganellen deiner Zellen. Die dort entstehenden reaktiven Sauerstoffspezies (ROS) lösen oxidative Stressreaktionen aus, die wiederum die Bildung des Enzyms Matrix-Metalloproteinase-1 (MMP-1) stimulieren. MMP-1 ist direkt am Abbau von Kollagen beteiligt und fördert so eine vorzeitige Hautalterung und eine verminderte Hautqualität.
Auch sichtbares Licht, insbesondere der kurzwellige, energiereiche Blauanteil (High-Energy Visible Light, HEV), kann oxidativen Stress in deiner Haut hervorrufen. Obwohl HEV nicht so tief eindringt wie UV oder IR, kann es dennoch die Bildung freier Radikale fördern und so Zellschäden verursachen. Zudem gibt es Hinweise darauf, dass Blaulicht bei bestimmten Hauttypen, insbesondere bei dunkleren Hautphototypen, zu verstärkter Pigmentierung führen kann.

LUFTVERSCHMUTZUNG

Neben der Sonnenstrahlung ist die Luftverschmutzung ein unterschätzter, aber enormer Stressfaktor für deine Haut. Schon 2010 konnte eine wegweisende Studie zeigen, dass Luftschadstoffe, allen voran kleinste Feinstaubpartikelchen in Städten, direkt mit sichtbaren Zeichen der Alterung zusammenhängen. Dazu zählen unter anderem Merkmale wie Altersflecken *(Lentigines seniles)* und eine verstärkte Faltenbildung.

Besonders kritisch sind Feinstaubpartikel wie polyzyklische aromatische Kohlenwasserstoffe (PAK). Sie haften nicht nur auf deiner Haut, sondern dringen tief in die Hautschichten ein. Dort werden sie in reaktive Zwischenprodukte umgewandelt, die die Bildung sogenannter reaktiver Sauerstoffspezies (ROS) anstoßen (derselben aggressiven Moleküle, die auch durch UV-Strahlung entstehen). Diese ROS greifen die DNA deiner Hautzellen an, fördern oxidative Prozesse und beschleunigen so die vorzeitige Hautalterung. Eine groß angelegte argentinische Studie aus dem Jahr 2023 hat diese Erkenntnisse eindrucksvoll bestätigt. Über 1300 Personen wurden hinsichtlich ihres Lebensstils und ihrer Umweltbedingungen untersucht. Das Ergebnis: Menschen, die viel draußen Sport trieben und in stark verschmutzten Gegenden lebten, hatten ein sichtbar älteres Hautbild. Besonders Männer waren davon betroffen.
Dagegen hatten Personen in weniger belasteten Regionen eine deutlich jüngere und gesündere Haut, vor allem, wenn sie auch noch regelmäßig Sonnenschutzmittel verwendeten.

KLIMA(WANDEL)

Auch der Klimawandel beeinflusst zunehmend deine Hautgesundheit. Ein erhöhter Hitzeindex wird mit klassischen Alterszeichen wie Falten und Pigmentstörungen in Verbindung gebracht. Laborversuche an rekonstruierter Haut zeigen, dass schon moderate Temperaturerhöhungen offenbar durch oxidativen Stress die Melaninproduktion anregen. Gleichzeitig aktivieren Hitzeeinflüsse Enzyme wie Matrix-Metalloproteinasen (MMPs), die

Deine Haut ist zahlreichen inneren und äußeren Einflüssen wie Umwelt- und Lifestylefaktoren ausgesetzt, die ihren Zustand prägen.

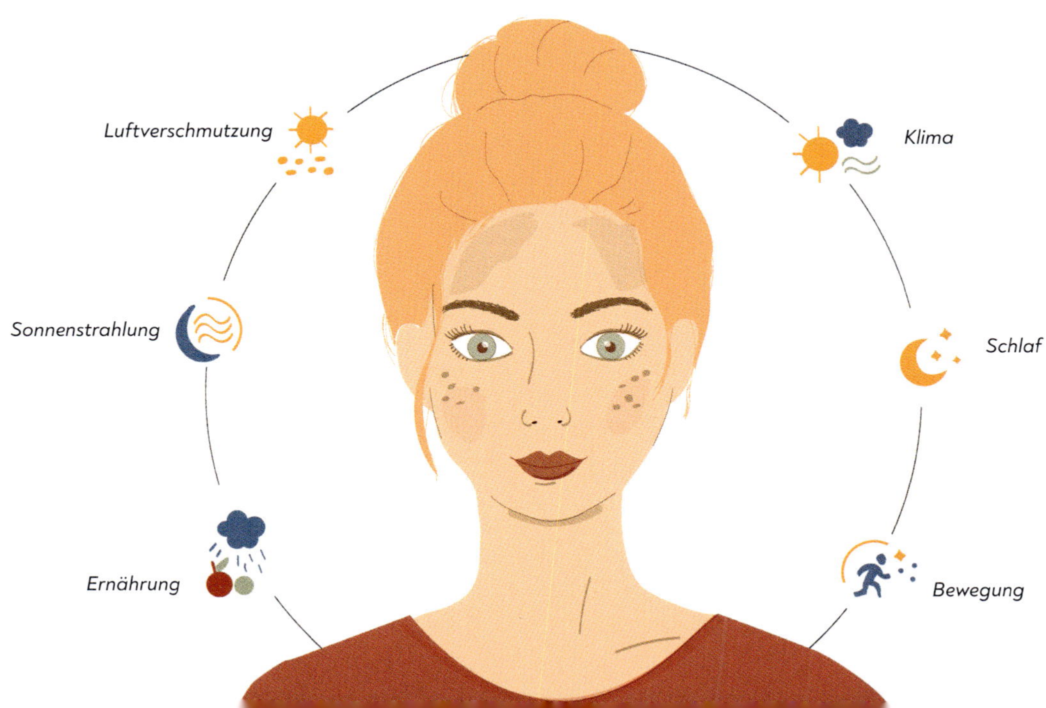

Kollagen und elastische Fasern abbauen. Diese Strukturproteine sind entscheidend für Spannkraft und Elastizität der Haut. Dauerhafte Hitze kann daher langfristig die Hautqualität mindern.
Selbst abrupte Klimawechsel, etwa durch Reisen oder saisonale Extreme, stören die Hautbarriere. Dein hauteigener Schutzmechanismus wird geschwächt, die Haut anfälliger für Irritationen und vorzeitige Alterungsprozesse.
Diese Erkenntnisse zeigen eindrücklich, dass selbst unsichtbare Umwelteinflüsse deine Haut stark beeinträchtigen können. Schutz vor Sonnenstrahlung und Schadstoffen ist daher kein Luxus, sondern ein zentrales Element moderner Hautpflege. Doch nicht nur die Umwelt beeinflusst deine Haut. Eine tragende Rolle spielt in diesem Zusammenhang auch dein persönlicher Lebensstil. Ernährung, Schlafqualität und psychische Belastung gehören ebenso zum Hautalterungsexposom. Zahlreiche Studien zeigen, dass diese internen Einflussgrößen unsere Hautgesundheit maßgeblich mitbestimmen.

ERNÄHRUNG

Eine ausgewogene, nährstoffreiche Ernährung gilt als grundlegender Baustein schöner und gesunder Haut. Insbesondere Lebensmittel mit einem hohen Anteil an Antioxidantien, Vitaminen und Mineralstoffen, zum Beispiel frisches, regionales Obst und Gemüse, Vollkornprodukte sowie hochwertige Öle, unterstützen die Zellregeneration und tragen zu einer guten Hautqualität bei (mehr zum Thema Ernährung ab *Seite 143*). Essenzielle Fettsäuren und Proteinpeptide, die über die Nahrung aufgenommen werden, gelangen über den Blutkreislauf in die Haut, wo sie an der Synthese von Strukturproteinen wie Kollagen und an der Regulation des hauteigenen Stoffwechsels beteiligt sind. Antioxidantien wiederum helfen, freie Radikale (ROS) zu neutralisieren. Zusätzlich fördern sie die Aktivität körpereigener Schutzmechanismen.
Eine Untersuchung aus Südkorea und Deutschland aus dem Jahr 2014 bestätigt diese Daten, weist aber auch darauf hin, dass erst die Kombination aus einem niedrigen Stresslevel und einer gesunden Ernährung einen sehr guten Einfluss auf unsere Haut hat.

SCHLAF

Ferner spielt Schlaf eine entscheidende Rolle für deine Hautgesundheit. Während du schläfst, laufen in deiner Haut zahlreiche Reparaturprozesse ab. Unter anderem wird die Zellteilung angeregt und die Hautbarriere gestärkt. Schlafmangel stört diese Reparaturprozesse. Studien zeigen, dass chronischer Schlafentzug zu sichtbaren Hautveränderungen wie Augenringen, einem fahlen Teint, vermehrten Falten und einem Verlust an Hautelastizität führen kann.

Schlaf neu entdecken

Guter Schlaf hängt von vielen Faktoren ab: dass unsere innere Uhr richtig tickt und wir durch den korrekten Umgang mit Licht, einem guten und vor allem regelmäßigen Tagesrhythmus den richtigen Takt vorgeben. Dann unterstützt eine erholsame Nachtruhe auch unsere Hautgesundheit.

Die innere Uhr deiner Haut
Über Jahrzehnte hat die Forschung gezeigt, dass zirkadiane Rhythmen Immunabwehr, Stoffwechsel, Hormone, Denken und auch den Schlaf regeln. Weniger bekannt ist, dass deine Haut eine eigene innere Uhr hat. Nachts laufen Prozesse wie Kollagenaufbau, Zellreparatur und Wundheilung auf Hochtouren.

Licht: der wichtigste Taktgeber
Licht ist das stärkste Signal für unsere innere Uhr. Spezielle Zellen in der Netzhaut melden Intensität und Farbe des Lichts an die *master clock* im Gehirn. Blaues Tageslicht zur Mittagszeit stabilisiert den Takt. Es verbessert das Timing von Melatonin, fördert Wachheit und Schlafkontinuität. Abends kann schon schwaches Licht Melatonin unterdrücken.

Essen im richtigen Rhythmus
Auch der Stoffwechsel tickt im Takt. Organe wie Leber und Darm sind im Tagesverlauf unterschiedlich aktiv. Am besten verstoffwechselt der Körper Kalorien am späten Vor- und frühen Nachmittag.

Regelmäßigkeit statt nur Menge
Guter Schlaf bedeutet nicht nur ausreichend Stunden, sondern vor allem Stabilität. Der »Schlafdruck« wirkt optimal, wenn er mit den Signalen der inneren Uhr zusammenfällt. Unregelmäßige Schlafzeiten stören dies und können Erkrankungen fördern.

Schlaf, Emotionen, Haut
Der Schlaf beeinflusst auch unsere Gefühlswelt. Fast alle Angst- und Stimmungserkrankungen gehen mit Schlafstörungen einher. Und auch dein Äußeres leidet. Schon zwei Nächte mit zu wenig Schlaf können Hautfeuchtigkeit, Elastizität und Ausstrahlung verschlechtern und die Haut oxidativem Stress aussetzen. Studien zeigen zudem einen engen Zusammenhang zwischen Schlaf und entzündlichen Hautkrankheiten.

STRESS

Ein weiterer entscheidender Faktor ist psychischer Stress. Stress beschreibt die Reaktion deines Körpers und deines Geistes auf Anforderungen, die deine Ressourcen übersteigen. Er ist keine einzelne Emotion, sondern eine Kaskade von Prozessen, bei denen dein Gehirn über die sogenannte HPA-Achse, das ist die Verbindung von Hypothalamus, Hypophyse (Hirnanhangsdrüse) und Nebennieren, ein komplexes Netzwerk aus Nerven-, Hormon- und Immunsystem aktiviert. Es werden Botenstoffe wie Cortisol, Adrenalin und Neuropeptide ausgeschüttet, die Herzschlag, Atmung, Durchblutung und Immunabwehr steuern. Kurzfristiger Stress wie das Lampenfieber vor einer Präsentation oder der Sprint zur Bahn kann dich aktivieren und leistungsfähiger machen. Bleibt Stress jedoch bestehen, kippt das System. Chronischer Stress führt zu dauerhaft erhöhten Cortisolspiegeln, beeinträchtigt deine Regeneration und kann dich krank machen.

DIE VIER WICHTIGSTEN ARTEN VON STRESS

Stress ist dabei nicht gleich Stress, sondern tritt in verschiedenen Formen auf:

- Akuter Stress ist eine kurze, vorübergehende Reaktion auf eine unmittelbare Belastung. Dein Herz schlägt schneller, die Haut wird warm, du bist hochkonzentriert. Ein Beispiel ist eine Prüfungssituation oder plötzliches Bremsen im Straßenverkehr.
- Chronischer Stress dagegen hält über Wochen oder Monate an, etwa bei Dauerlärm, Konflikten im Job, finanziellen Sorgen oder anhaltender Überlastung im Familienalltag. Hier bleibt der Körper im Alarmzustand, was dein Immunsystem und deine Haut schwächt.
- Positiver Stress (Eustress) kann dich motivieren und wachsen lassen, etwa wenn du dich einer neuen Herausforderung stellst.
- Negativer Stress (Distress) hingegen fühlt sich bedrohlich und auszehrend an, zum Beispiel, wenn dir ein ständiger Termindruck den Schlaf raubt.

Was Stress für die Haut bedeutet

Über neuroendokrine Signalwege wirkt sich Stress unmittelbar auf die Hautfunktionen aus. Besonders das Stresshormon Cortisol steht hier im Fokus, denn es fördert entzündliche Prozesse und kann die Regeneration der Hautzellen hemmen. Hohe Cortisolspiegel werden zudem mit einer geschwächten Hautbarriere und erhöhter Anfälligkeit für Irritationen und Erkrankungen wie Neurodermitis oder Akne in Verbindung gebracht. Studien belegen, dass insbesondere chronischer Stress, in Kombination mit Schlafmangel oder Ängsten, die Haut empfindlicher macht und ihre Widerstandskraft senkt.

NEUROGLOW-INSIGHT

LIFESTYLEFAKTOREN, DIE DEIN HAUTBILD PRÄGEN

- **Ernährung:** Was du isst, spiegelt sich auf deiner Haut. Bunte, pflanzenreiche Mahlzeiten liefern Antioxidantien, Vitamine und gesunde Fette. Sie schützen deine Zellen, beruhigen Entzündungen und schenken deinem Teint Strahlkraft wie ein innerer Schutzschild.
- **Schlaf:** Der »Schönheitsschlaf« ist kein Mythos! Nachts laufen die Reparaturprogramme deiner Haut auf Hochtouren. Gönnst du dir regelmäßig sieben bis neun Stunden Schlaf, wird deine Hautbarriere gestärkt und du wachst mit frischerem Teint auf.
- **Stress**: Wenn du dauerhaft unter Druck stehst, schüttet dein Körper Cortisol aus. Dieses Stresshormon schwächt die Hautbarriere, fördert Entzündungen und beschleunigt Alterungsprozesse. Achtsamkeitsübungen, Bewegung oder kurze Entspannungspausen helfen nachweislich, deine Haut von innen heraus zu entlasten.
- **Rauchen und Alkohol:** Diese Lifestylegifte lassen deine Haut schneller altern. Sie verschlechtern die Durchblutung, trocknen aus und bauen Kollagen ab. Weniger davon ist ein direktes Plus für dein Hautbild – deine Haut dankt es dir mit mehr Frische und Spannkraft.
- **Umweltbewusstsein:** Stadtluft, UV-Strahlen oder Klimawechsel hinterlassen Spuren auf deiner Haut. Mit täglichem Sonnenschutz, Antioxidantien und bewusstem Schutzverhalten kannst du sie abfedern – wie mit einem unsichtbaren Mantel, der deine Haut stärkt.

RAUCHEN UND ALKOHOL

Nicht zuletzt belasten Rauchen und Alkohol deine Haut sichtbar. Rauchen reduziert die Mikrozirkulation in der Haut, verschlechtert die Sauerstoff- und die Nährstoffversorgung und fördert damit nicht nur Faltenbildung, sondern auch das Risiko für Hautkrankheiten wie Psoriasis *(siehe Seite 59)* oder sogar Hautkrebs. Alkohol wiederum entzieht dem Körper Flüssigkeit, was die Haut austrocknet, ihre Elastizität herabsetzt und die Entstehung feiner Linien und Trockenheitsfältchen begünstigt.

Alle diese Faktoren zeigen eines klar: Deine Haut spiegelt, wie du lebst und welche Umweltbelastungen du erlebst. Sie verdient Schutz, Aufmerksamkeit und bewusstes Handeln.

Neuroglow: Pflege, die unter die Haut geht

Stell dir vor, deine Haut könnte sprechen. Sie würde dir erzählen, wie es dir wirklich geht, innerlich wie äußerlich. Dieses Leuchten, das wir Glow nennen, ist mehr als ein schöner Effekt von Kosmetikprodukten. Es ist ein Ausdruck von Gesundheit, Energie und Wohlbefinden.

NEUROGLOW: SPIEGEL DER HAUTGESUNDHEIT

Früher haben wir geglaubt, dass ein strahlender Teint vor allem von der richtigen Pflege, dem passenden Make-up und der Ernährung abhängt. Heute wissen wir, dass auch emotionale Balance und neuronale Prozesse eine entscheidende Rolle spielen. Genau das beschreibt der Begriff Neuroglow: Wenn Körper, Haut und Nervensystem in Einklang sind, zeigt sich das als sichtbares Strahlen.
Schon 2024 bezeichnete das Marktforschungsunternehmen Mintel »Neuroglow« als den wichtigsten Trend und definierte ihn als ganzheitliche Schönheit, bei der geistiges Wohlbefinden und körperliches Erscheinungsbild miteinander verbunden sind. Aber Neuroglow ist keinesfalls nur ein Modewort. Es ist eine neue Art, Hautgesundheit zu verstehen. Es verbindet Neurowissenschaft, Psychodermatologie und kosmetische Pflege zu einem Ganzen.

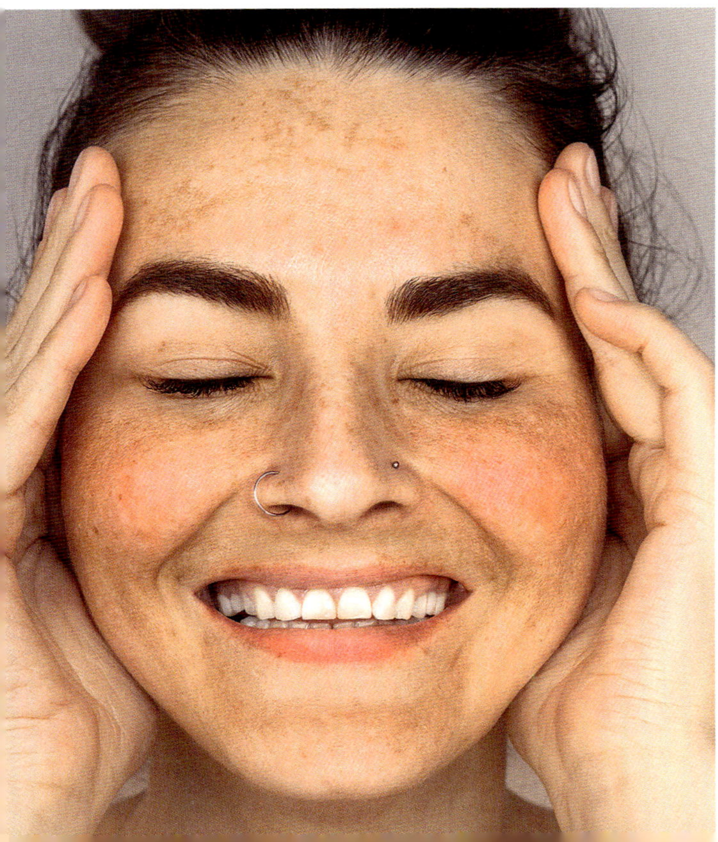

DIE HAUT, BAROMETER DEINER GEFÜHLE

Hast du schon einmal genau auf deine Haut geachtet, wenn du nervös, verlegen oder glücklich bist? Sie reagiert sofort,

Ob Freude oder Stress, deine Haut spiegelt deine Emotionen sichtbar wider.

indem sie errötet, Gänsehaut bekommt oder anfängt zu schwitzen. Das ist kein Zufall, denn unsere Haut ist ein hochsensibles Sinnes- und Kommunikationsorgan, das eng mit unserem Nervensystem verbunden ist. Emotionale Zustände wie Ekel, Scham oder Angst äußern sich in unmittelbaren somatischen Reaktionen wie Gänsehaut, Erröten oder Schwitzen. Die Haut übersetzt Gefühle in physiologische Antworten und ist somit ein sichtbarer Indikator innerer Prozesse.
Ein Beispiel dafür sind schöne Erlebnisse, die uns von innen und außen strahlen lassen. Stell dir vor, du bist auf einem Musikfestival. Die Musik vibriert durch deinen Körper, du lachst, tanzt, spürst Aufregung, Vorfreude und Freude. All diese Emotionen hinterlassen Spuren auf deiner Haut. Dein Herz schlägt schneller, du schwitzt ein wenig, die Haut errötet durch die körperliche Anstrengung und die Freude. Gleichzeitig stärken das Gemeinschaftsgefühl und die positive Stimmung deine innere Balance. Die Haut spiegelt diese Emotionen sichtbar wider. Doch sie ist nicht nur ein passiver Spiegel, sie ist aktiv, da sie über ein dichtes Netzwerk sensorischer Nervenfasern verfügt, Botenstoffe wie Serotonin, Dopamin oder Substanz P herstellen kann und über die Hypothalamus-Hypophysen-Nebennieren-Achse in direkter Verbindung mit unserem Hormonsystem steht. Auf diese Weise werden unsere Gefühle und äußere Reize direkt in Funktionen der Haut übersetzt.

INNERES WOHLBEFINDEN, ÄUSSERER GLOW

Genau hier setzt Neuroglow an. Positive Zustände wie Freude, Entspannung oder Glück wirken sich direkt auf die Haut aus, indem sie die Homöostase (das Gleichgewicht deiner physiologischen Körperfunktionen) stabilisieren, die Durchblutung, Feuchtigkeit und Strahlkraft verbessern. Auf molekularer Ebene zeigen Studien, dass Botenstoffe wie Oxytocin oder Dopamin sowie Sexualhormone die Hautbarriere stärken, Entzündungen dämpfen und Alterungsprozesse verlangsamen können.

NEUROGLOW-INSIGHT

WARUM SEX AUCH DEINER HAUT GUTTUT

- **Gute Durchblutung:** Sex oder Masturbation steigern die Herzfrequenz und verbessern die Mikrozirkulation. Die Folge davon ist, dass deine Haut besser mit Sauerstoff und Nährstoffen versorgt wird.
- **Stressabbau:** Sowohl Sex mit einer Partnerin oder einem Partner als auch Selbstbefriedigung senken den Cortisolspiegel und reduzieren entzündliche Prozesse im Körper, die eine vorzeitige Hautalterung begünstigen.
- **Hormonelles Gleichgewicht:** Die Ausschüttung von Endorphinen und Oxytocin verbessert nicht nur dein Wohlbefinden, sondern unterstützt auch die Regeneration deiner Hautzellen.
- **Schlafqualität:** Regelmäßige sexuelle Aktivität – inklusive Selbstbefriedigung – kann die Schlafqualität steigern. Sie ist ein entscheidender Faktor für die nächtliche Hautreparatur.

Fazit: Sexualität, ob mit Partner oder allein, unterstützt deinen Neuroglow, denn sie fördert die Durchblutung, reduziert Stress und unterstützt die Regeneration deiner Haut für ein sichtbar gesünderes Hautbild.

Neuroglow ist damit weit mehr als ein Begriff. Neuroglow ist ein lebendiges Zusammenspiel von Gefühlen, Nervensystem und Haut, das zeigt, wie unser inneres Wohlbefinden unser äußeres Strahlen formt. Und genau solche Momente wie ein ausgelassener Festivalbesuch demonstrieren auf eindrucksvolle Weise, wie unsere Haut Emotionen direkt sichtbar macht *(siehe auch Seite 41)*.

WOHLFÜHLKOSMETIK

Die Kosmetikwissenschaft nutzt heute gezielt die Verbindung zwischen Haut und Nervensystem und setzt neurokosmetische Wirkstoffe ein. Diese modernen Inhaltsstoffe wirken direkt auf sensorische Rezeptoren der Haut, modulieren Botenstoffe und können so Entspannung, Wohlbefinden oder Ruhe fördern *(siehe Seite 34)*.

NEUROGLOW-WISSEN

HOMÖOSTASE: DEIN INNERES GLEICHGEWICHT

Homöostase ist das Fachwort für das innere Gleichgewicht unseres Körpers. Es beschreibt die Fähigkeit, wichtige Körperfunktionen stabil zu halten, auch wenn sich die Umwelt verändert. Hier ein paar Beispiele:

- Deine Körpertemperatur bleibt um die 37 Grad Celsius, egal ob Sommer oder Winter.
- Der pH-Wert im Blut wird konstant gehalten, damit die Zellen richtig arbeiten können.
- Auch die Haut sorgt durch Homöostase dafür, dass Feuchtigkeit, Schutzbarriere und Regeneration im Gleichgewicht bleiben.

Kurz gesagt: Homöostase ist der körpereigene Balancemechanismus. Ohne ihn könnten wir nicht gesund bleiben.

NEUROGLOW-LIFESTYLE

Doch Neuroglow entsteht nicht allein auf der Hautoberfläche. Er wird durch deinen gesamten Lebensstil geprägt. Besonders sichtbar wird das beim Schlaf: In der Nacht laufen die wichtigsten Reparaturprogramme der Haut, Wachstumshormone unterstützen Regeneration und Barrierefunktion. Fehlt diese Erholung, wirkt die Haut schneller trocken, irritiert und müde *(siehe Seite 19)*.
Auch Stress beeinflusst die Haut unmittelbar. Er aktiviert Botenstoffe, wie Histamin, Interleukine oder Prostaglandine, die das Immunsystem in Alarmbereitschaft versetzen. Werden diese Signale chronisch, reagiert die Haut empfindlicher, neigt zu Rötungen, Juckreiz oder sogar zu langfristigen Entzündungen. Deshalb gilt Stressregulation heute als fester Bestandteil moderner Hautpflege. Ernährung und Bewegung ergänzen dieses Zusammenspiel, denn sie liefern Nährstoffe, verbessern die Durchblutung und unterstützen die neuronale Balance, die sich direkt in einem ruhigeren, strahlenderen Hautbild zeigt. Neuroglow markiert damit einen Paradigmenwechsel: Schönheit wird ganzheitlich gedacht, nämlich als Verbindung von Hautphysiologie, emotionalem Wohlbefinden und Lebensqualität. Er zeigt, dass wahre Schönheit nicht nur von äußerlich angewendeten Produkten abhängt, sondern von der Balance zwischen Körper, Geist und Lebensstil.

NEUROGLOW-INSIGHT

SCHÖN IM SCHLAF: DEINE HAUT LIEBT ERHOLUNG

- **Biologische Prozesse:** Während der Tiefschlafphasen steigt die Ausschüttung von Wachstumshormonen, zum Beispiel Somatotropin. Diese fördern die Zellproliferation, die DNA-Reparatur sowie die Synthese von Kollagen und Hyaluronsäure, die beide essenziell für Elastizität, Spannkraft und Feuchtigkeit der Haut sind. Gleichzeitig sinkt der Cortisolspiegel, wodurch oxidativer Stress und Entzündungsreaktionen reduziert werden.
- **Dermatologie:** Studien zeigen, dass chronischer Schlafmangel mit messbaren Hautveränderungen verbunden ist: reduziertem Feuchtigkeitsgehalt, verlangsamter Wundheilung, verstärkter Faltenbildung und erhöhter Anfälligkeit für Hautbarrierestörungen. Darüber hinaus beeinträchtigt unzureichender Schlaf die Funktion der Hautbarriere, wodurch die Haut wiederum empfindlicher auf äußere Reize reagiert.
- **Neurowissenschaft:** Die Haut-Hirn-Achse verdeutlicht, dass zentrale Nerven- und Hormonsysteme direkten Einfluss auf die Haut haben. Schlaf reguliert über Melatonin nicht nur den zirkadianen Rhythmus, sondern wirkt auch als starkes Antioxidans in Hautzellen. Zudem beeinflussen neuroendokrine Signalwege (Hypothalamus-Hypophysen-Nebennieren-Achse) die Balance zwischen Hautregeneration und Stressreaktionen.

Fazit: Erholsamer Schlaf ist keine Nebensache, sondern ein entscheidender Regulator für Hautgesundheit *(siehe Seite 19)*. Er verbindet die innere Steuerung des Gehirns mit den Reparaturmechanismen der Haut und ist ein zentraler Faktor für einen stabilen Neuroglow.

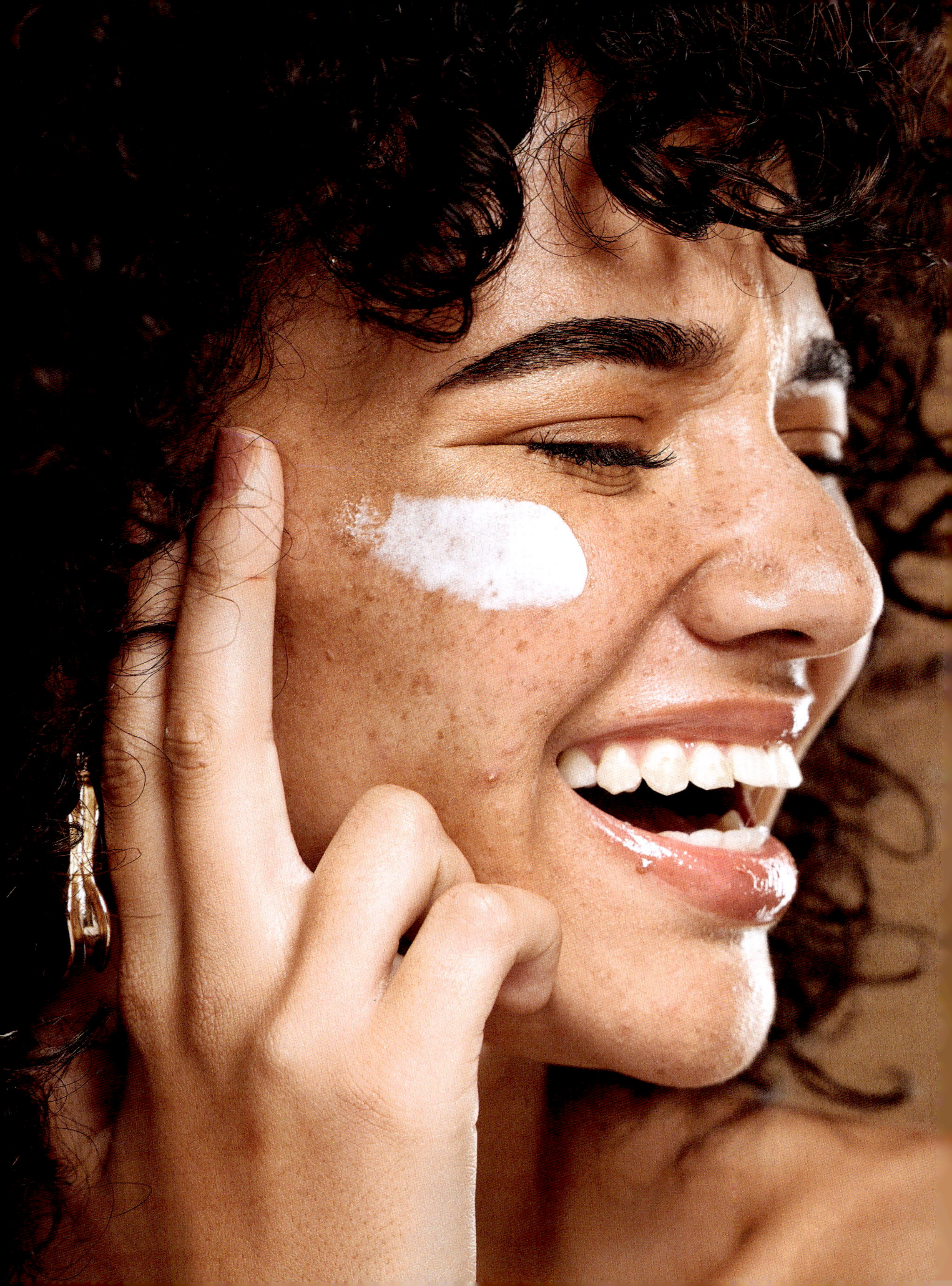

boost your glow

STARTHILFE FÜR STRAHLENDE HAUT

Wie Neurokosmetik wirkt, warum deine Haut deine Gefühle widerspiegelt und wie du mit Texturen, Düften und Berührung deinen Neuroglow anknipst.

Neurokosmetik entschlüsseln, Wirkstoffe im Fokus

Kosmetik ist in Europa klar geregelt. Die EU-Kosmetikverordnung definiert genau, was ein kosmetisches Produkt darf und was nicht. Im Zentrum steht eine klare Vorgabe: »Kosmetika sind für die äußere Anwendung bestimmt, etwa zur Reinigung, zur Pflege, zum Schutz oder zur Verschönerung der Haut.« Medizinische Wirkungen dürfen sie nicht beanspruchen.

Die Forschungsrichtung, die sich mit der Wirkung von Kosmetik beschäftigt, nennt sich Kosmetikwissenschaft oder Kosmetologie. Ein Schwerpunkt ist die funktionelle Kosmetik. Sie unterstützt das natürliche Gleichgewicht der Haut, zum Beispiel bei Trockenheit, Empfindlichkeit oder Unreinheiten.

Wichtig dabei ist zu verstehen, dass deine Haut kein starrer Schutzschild ist, sondern ein hochaktives Organ, das sich ständig anpasst. Zahlreiche biochemische Prozesse halten sie elastisch, durchfeuchtet und widerstandsfähig. Dieses Gleichgewicht kann jedoch aus der Balance geraten, denn Stress, Umweltfaktoren, hormonelle Schwankungen oder falsche Pflege wirken direkt auf deinen Hautzustand. Die Folge sind sichtbare und unangenehm spürbare Veränderungen wie ein gestörter pH-Wert, Spannungsgefühle, Rötungen oder Unreinheiten. Kurz gesagt, du fühlst dich nicht mehr wohl in deiner Haut.

Funktionelle Kosmetik kann dich hier unterstützen. Sie hilft, die natürlichen Schutzmechanismen deiner Haut zu stabilisieren, ihre Feuchtigkeitsbalance zu erhalten und das Mikrobiom zu stärken. Bei Neigung zu Hautproblemen, wie Unreinheiten (Pickel), Trockenheit oder Sensibilität, bietet sie wertvolle Pflege, ohne den Anspruch eines Medikaments zu erheben. Kosmetik lässt sich in drei große Kategorien einteilen:

- Pflegeprodukte wie Cremes und Seren, die nähren und schützen
- Dekorative Kosmetik wie Make-up, die dein Aussehen unterstützt und gegebenenfalls verschönert
- Reinigungsprodukte wie Shampoo oder Duschgel für den Alltag

NEUROKOSMETIK: VON AUSSEN NACH INNEN

Der Anspruch an Kosmetik wächst zunehmend. Besonders spannend ist in diesem

Zusammenhang die Neurokosmetik. Der französische Dermatologe Laurent Misery prägte den Begriff im Jahr 2000 und definierte Neurokosmetika als Produkte, die äußerlich angewendet werden, ohne in die Haut einzudringen, und dabei gezielt auf das Nervensystem der Haut oder deren Botenstoffe einwirken.
Diese Definition markiert den Beginn eines neuen, interdisziplinären Forschungsfeldes, das Erkenntnisse der Neurowissenschaften mit den Prinzipien der Kosmetikwissenschaft verbindet. Im Zentrum steht die Idee, dass topisch (äußerlich) angewendete Wirkstoffe nicht nur die Hautfunktion beeinflussen, sondern auch psychophysiologische Prozesse modulieren können, also jene Mechanismen, bei denen psychische Zustände wie Stress, Anspannung oder Unruhe über das Nervensystem körperliche, in diesem Fall dermatologische, Reaktionen auslösen. Dabei geht die Neurokosmetik über traditionelle Ansätze hinaus, die sich vor allem auf äußere Merkmale wie das Mindern von Falten konzentrierten.

NEUROGLOW-INSIGHT

DEIN HAUTMIKROBIOM

Deine Haut, ein kleines Universum
Auf deiner Haut leben Milliarden Mikroorganismen wie Bakterien, Pilze, Viren und sogar winzige Milben. Gemeinsam bilden sie dein Hautmikrobiom, ein einzigartiges Schutzsystem, das so individuell ist wie dein Fingerabdruck.

Unterstützung für das Immunsystem
Das Hautmikrobiom stärkt die Hautbarriere. Es verhindert, dass krank machende Keime Fuß fassen, und unterstützt das Immunsystem direkt an der Hautoberfläche. Dieses empfindliche Gleichgewicht reagiert auf vieles: Alter, Lebensstil, Pflege, Umwelt und sogar auf deine seelische Verfassung. Gerät es aus der Balance, etwa durch Stress, aggressive Reinigungsprodukte oder Antibiotika, kann die Haut trocken, gerötet oder entzündet reagieren.

NEUROKOSMETISCHE WIRKSTOFFE UND WAS SIE KÖNNEN

Die moderne Kosmetikwissenschaft weiß, dass unsere Haut ein aktives neuroendokrines Organ ist, das in enger Verbindung mit dem Gehirn steht. Sie hat Rezeptoren für Neurotransmitter wie Serotonin, Dopamin oder Beta-Endorphine und ist sogar in der Lage, viele dieser Botenstoffe selbst zu produzieren. Damit verfügt die Haut über ein lokales Kommunikationssystem, das sowohl auf psychische Belastungen als auch auf Umweltreize sensibel reagiert. Neurokosmetische Pflege nutzt dieses Zusammenspiel zwischen Haut und Nervensystem, um deine Haut zu beruhigen, zu stärken und zu verschönern.

ENTSPANNEN UND BERUHIGEN

Peptide wie Acetyl-Hexapeptid-8 modulieren die Reizweiterleitung an den Gesichtsmuskeln. Nach langen Stunden am Laptop kann deine Stirn deutlich entspannter wirken, deine Mimik glatter und dein Ausdruck weicher. Andere Wirkstoffe regen die körpereigene Produktion von Beta-Endorphinen an, und diese »Wohlfühlbotenstoffe« steigern dein Hautempfinden und machen deine Haut weniger anfällig für Stressreaktionen. Substanzen, die mit den Cannabinoidrezeptoren CB1 und CB2 der Haut interagieren, können zudem Juckreiz, Schmerzempfinden und Entzündungen lindern und gleichzeitig deine Stimmung positiv beeinflussen. Auch die Sensoren deiner Haut, die TRP-Kanäle und Mechanorezeptoren, reagieren auf Temperatur, Berührung und Textur. Werden sie überreizt, fühlt sich deine Haut schnell empfindlich an. Die Neurokosmetik nutzt diese Schaltstellen, um die Reizschwelle zu erhöhen. Das hilft, wenn dein Gesicht bei kaltem Wind kribbelt.

Zu den tragenden Säulen der modernen Neurokosmetik gehört Niacinamid. Es ist eine wasserlösliche Form von Vitamin B_3, die in Hautzellen eine entscheidende Rolle als Vorläufer von NAD^+ spielt, einem Coenzym, das für Energiegewinnung und zellulären Stoffwechsel unerlässlich ist. Es beruhigt Entzündungsprozesse, schützt vor oxidativem Stress und stärkt die Barriere – und das alles mit minimalem Risiko.

STRESS(-FOLGEN) BLOCKIEREN

Wie vielfältig moderne neurokosmetische Wirkstoffe sind, zeigen Inhaltsstoffe aus Algen, Pilzen und Pflanzen. Ein Beispiel ist ein Extrakt aus der roten Mikroalge *Rhodosorus marinus*. Dieser Wirkstoff bremst bestimmte »Stresssensoren«, zum Beispiel TRPV1, einen Nervenrezeptor der Haut, der für Brennen und Hitzeempfinden zuständig ist. Gleichzeitig werden entzündungsfördernde Botenstoffe wie Interleukin-1 (IL-1) und der Nervenwachstumsfaktor NGF gedämpft. In Tests gaben Teilnehmerinnen an, dass ihre Haut nach wiederholtem Auftragen von Capsaicin (dem Scharfstoff aus Chili) weniger brannte. Eine Creme mit 3 Prozent Rhodosorus-marinus-Extrakt wurde als beruhigend empfunden – also der optimale Wirkstoff, wenn dein Gesicht schon bei Wind, Temperaturwechseln oder scharfem Essen sticht und errötet.

Der Extrakt aus dem Holz der Arve (Zirbe) enthält Pinosylvin. Es schützt das Kollagen in deiner Haut, reduziert Schäden durch UVA-Strahlen und senkt oxidativen Stress. Nach einem sonnigen Stadtspaziergang kann deine Haut damit sichtbar gleichmäßiger wirken.

Der Wirkstoff aus dem Speisepilz *Albatrellus ovinus* blockiert ebenfalls den Stressrezeptor TRPV1. Er reduziert entzündliche Nervenreize und lindert hitzebedingte Hautirritationen.

An heißen Sommertagen fühlt sich deine Haut damit schneller beruhigt an.

Wie stark die Neurokosmetik Haut und Wohlbefinden zugleich beeinflussen kann, zeigt eine Studie zu Cherimoya-Extrakt.

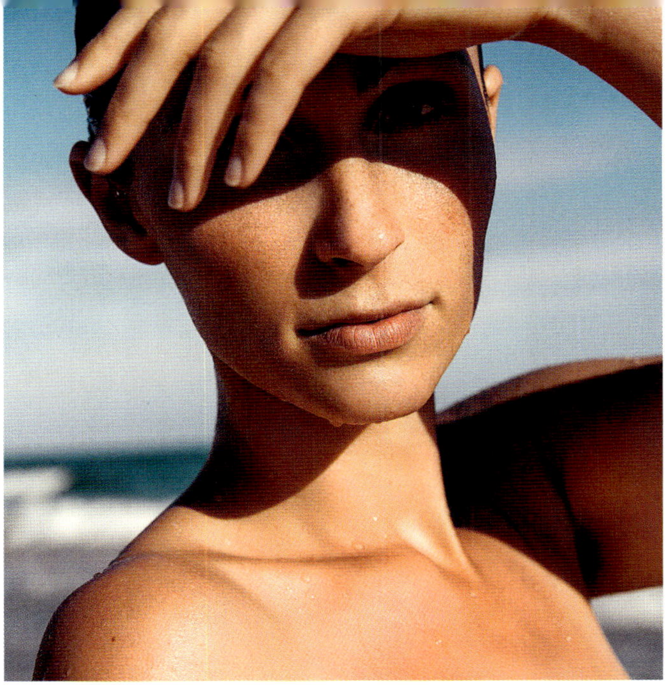

Wer bei Wind oder scharfem Essen schnell errötet, profitiert von einem Wirkstoff aus der roten Mikroalge Rhodosorus marinus.

Bei 117 Frauen mit empfindlicher Haut oder hohem Stresslevel verbesserten sich bei Anwendung nicht nur das Hautbild, sondern auch das Stressniveau und die Schlafqualität. Gleichzeitig sank der Cortisolgehalt im Speichel deutlich – ein Hinweis auf die direkte Wirkung über die Haut-Hirn-Achse.
Sogar Pigmentflecken stehen häufig mit Stress in Verbindung. Unter Belastung steigt in der Haut das Protein p53, das die Melaninbildung fördert. Der Wirkstoff aus *Pancratium maritimum* (Dünen-Trichternarzisse oder Strandlilie) kann diesen Prozess bremsen. Studien zeigen deutlich weniger Pigmentbildung und sichtbar verkleinerte und aufgehellte Flecken. Wenn du den Wirkstoff morgens dünn unter deinem Sonnenschutz aufträgst, kann dein Hautton mit der Zeit wieder sichtbar gleichmäßiger wirken.

ENTZÜNDUNGEN UND RÖTUNGEN DÄMPFEN

Bei Entzündung und Rötung helfen Peptide, die an körpereigene Botenstoffe angelehnt sind. Palmitoyl Tripeptide-8 und bPOMC zum Beispiel senken entzündungsfördernde Substanzen wie Substanz P, ohne dabei die Pigmentbildung zu erhöhen. Dies ist hilfreich, wenn deine Haut allgemein sehr empfindlich reagiert. Acetyl Dipeptide-1 Cetyl Ester dämpft Kribbeln und Brennen der Haut nach der Rasur, indem es die Freisetzung des Nervenbotenstoffes CGRP senkt.
Neurokosmetische Wirkstoffe setzen auch bei den Stresshormonen an. Ein Extrakt aus *Tephrosia purpurea* (Wilder Indigo) senkt die Cortisolproduktion in Hautzellen und fördert Wohlfühlsignale. Der Teint wirkt ausgeglichener, wenn der Alltagsstress zu schnellem Erröten führt.
Phytomelatonin aus Sonnenblumenstammzellen unterstützt nachts die Melatoninsignalwege, wirkt antioxidativ und hilft beim Kollagenaufbau. Nach unruhigem Schlaf morgens aufgetragen, wirkt deine Haut damit deutlich frischer.

HAUTALTERUNG VERZÖGERN

Darüber hinaus betrachtet die Neurokosmetik die Alterung nicht nur im Hinblick auf Falten, sondern auch auf die Zellgesundheit. Ein neurokosmetischer Wirkstoff auf Basis des Timutpfeffers verdeutlicht dies. Erste Untersuchungen zeigten, dass der Pflanzenextrakt nicht nur die neuronale Aktivität in der Haut unterstützt und das Hautbild ebenmäßiger wirken lässt, sondern auch neurobiologische Strukturen vor altersbedingtem Abbau schützt. Zudem wurde im Rahmen der Studie beobachtet, dass das emotionale Wohlbefinden gestresster Probandinnen durch die Anwendung des Wirkstoffs spürbar verbessert werden konnte.

Mit dem Alter lässt auch die Aktivität von »Langlebigkeitsfaktoren« wie FOXO und KLOTHO nach. Ein Extrakt aus *Pistacia lentiscus*, dem Mastixstrauch, setzt genau hier an. Es erhöht KLOTHO, hält FOXO länger aktiv, steigert die Aktivität der Entgiftungsenzyme und fördert den Kollagenaufbau. In Studien zeigten sich innerhalb von vier Wochen eine dichtere Der-

KLEINES HAUT-NERVEN-GLOSSAR

Begriff	**Kurz erklärt**	**Was es für deine Haut bedeutet**
TRPV1	Rezeptor in der Haut, der Hitze, Schärfe und Reibung registriert	Wenn er überaktiv ist, kommt es zu Brennen, Rötung oder Juckreiz. Neurokosmetik kann TRPV1 beruhigen und die Haut entspannen.
bPOMC	Eiweißbaustein, aus dem Botenstoffe für Entzündung, Pigmentierung und Wohlgefühl entstehen	Unter Stress steigt POMC an und kann Rötungen oder Flecken verstärken. POMC-inspirierte Peptide helfen, die Haut zu beruhigen.
FOXO	Zellprotein, das Reparaturprozesse steuert und Stress abwehrt	Hält Zellen länger jung und widerstandsfähig. Neurokosmetik kann FOXO unterstützen.
KLOTHO	»Langlebigkeitsprotein«, das Alterungsprozesse verlangsamt	Mehr KLOTHO bedeutet bessere Zellregeneration und straffere Haut.
Substanz P	Nervenbotenstoff, der Juckreiz und Entzündung fördert	Unter Stress steigt Substanz P, die Haut juckt mehr. Spezielle Wirkstoffe können Substanz P bremsen und so den Juckreiz lindern.
NGF (Nervenwachstumsfaktor)	Fördert das Wachstum von Nervenfasern	Bei Reizung kann NGF Entzündungen und Juckreiz verstärken. Neurokosmetische Ansätze dämpfen diesen Effekt.

mis und festere Konturen. Der Wirkstoff verspricht damit, dass du bereits nach einem Monat eine etwas prallere Haut spüren kannst.

MIT NEUROKOSMETIK DURCH DEN TAG

Damit du die Vielfalt der verschiedenen Wirkstoffe gezielt nutzen kannst, hilft ein einfacher beispielhafter Tagesablauf:

- Morgens ein mildes Serum mit Niacinamid für die Hautbarriere, ergänzt bei sensibler Haut durch Rhodosorus-marinus-Extrakt oder Acetyl Tetrapeptide-15, dazu ein konsequenter Sonnenschutz, weil Stress und Sonne dein Kollagen doppelt belasten.
- Abends beruhigen Peptide wie Palmitoyl Tripeptide-8 oder bPOMC die Entzündungsachse.
- Bei Hitze, Sport oder in stickigen U-Bahnen verschaffen kühlende Komplexe ein lang anhaltendes Frischegefühl.
- Für Kollagenschutz greifst du tagsüber neben Sonnenschutz auch zu Pinosylvin.
- Und wenn dich Pigmentränder stören, kann der Extrakt der Dünen-Trichternarzisse die Stress-Pigment-Achse wieder ins Gleichgewicht bringen.

NEUROKOSMETIK IST GANZHEITLICHE SELBSTFÜRSORGE

Anhand der verschiedenen Wirkstoffe wird deutlich, dass Neurokosmetik nicht nur auf rein kosmetische Effekte abzielt, sondern gezielt die Zusammenhänge zwischen Haut und Nervensystem nutzt. Anders als klassische Behandlungsansätze verfolgt sie einen präventiven und einen ganzheitlichen Ansatz im Sinne von Skingevity. Sie setzt gezielt auf Pflegeprodukte, um emotionale Belastungen zu lindern, die sich über die Haut ausdrücken, Stressreaktionen abzuschwächen und das empfindliche neurokutane Gleichgewicht, die Balance von Nervensystem und Haut wieder zu stabilisieren.

Neurokosmetik markiert so einen entscheidenden Wendepunkt in der modernen Hautpflege. Sie bezieht nicht nur biologische, sondern auch emotionale Prozesse ein. Sie erfüllt den Wunsch vieler Menschen nach einem ganzheitlichen Verständnis von Schönheit und Wohlbefinden. Ihre Wirkung ist wissenschaftlich belegt und im Alltag spürbar.

NEUROGLOW-INSIGHT

LONGEVITY & SKINGEVITY

Longevity beschreibt die Idee, Gesundheit und Vitalität möglichst lange zu bewahren. Wenn wir dieses Konzept auf die Haut übertragen, landen wir bei Skingevity: Pflege, die nicht nur kurzfristig wirkt, sondern deine Haut auf lange Sicht widerstandsfähig und strahlend erhält. Jeder achtsame Pflegeschritt ist damit auch eine Investition in die Zukunft deiner Haut.

NEUROKOSMETISCHE WIRKSTOFFE

Wirkstoff	INCI (lt. Hersteller)	Hilft bei ...	Anwendung im Alltag
Rhodosorus-marinus-Extrakt	Rhodosorus Marinus Extract (in Kombination mit Wasser, Propanediol)	Reduziert Brennen und Rötung, beruhigt empfindliche Haut	Ideal, wenn dein Gesicht bei Wind oder scharfem Essen sticht und errötet
Arvenholz-Extrakt	Pinus Cembra Wood Extract (Pinosylvin)	Glättet das Hautbild, schützt Kollagen, senkt oxidativen Stress	Nach einem sonnigen Stadtspaziergang
Albatrellus-ovinus-Extrakt	Propanediol, Albatrellus Ovinus Extract, Citric Acid	Lindert Hitzereizungen und Neuroinflammation	Beruhigt das Hautgefühl an heißen Sommertagen
Palmitoyl Tripeptide-8 (Neuropeptid)	Palmitoyl Tripeptide-8 (in Wasser, Butylene Glycol, Dextran)	Beruhigt neurogene Rötung und UVB-bedingte Entzündungen	Hilfreich bei Rötungen nach Sonne oder bei empfindlicher Haut nach dem Waschen
Acetyl Dipeptide-1 Cetyl Ester (Lipopeptid)	Acetyl Dipeptide-1 Cetyl Ester (in Wasser, Butylene Glycol, Hydroxyethyl-cellulose, Laureth-3)	Lässt Kribbeln und Brennen schneller abklingen	Nach der Rasur oder dem Peeling spürst du weniger Reizung
Tephrosia-purpurea-Extrakt	Tephrosia Purpurea Seed Extract	Senkt Cortisolproduktion in Hautzellen und fördert Wohlfühlsignal.	Gut, wenn du bei Stress schnell errötest
Cherimoya-Extrakt	Annona Cherimola Fruit Extract	Verbessert Hautbild und Schlafqualität, senkt Stress	Deine Haut reagiert entspannter, du fühlst dich ausgeglichener
Timutpfeffer	Zanthoxylum Armatum Fruit Extract (Timut)	Lässt Hautbild ebenmäßiger wirken, hebt Wohlbefinden	Sorgt für spürbar weniger Stresszeichen im Gesicht
Pancratium maritimum	Pancratium Maritimum Extract	Reduziert Pigmentflecken, macht den Teint ruhiger	Morgens aufgetragen, lässt es Kanten weicher wirken
Pistacia lentiscus	Pistacia Lentiscus (Mastic) Gum Extract	Sorgt für mehr Dermisdichte, festere Konturen, Kollagenschutz	Nach 4 Wochen wirken Wangen praller und Make-up setzt sich weniger ab

Auf diese Weise lässt sich Selbstfürsorge neu denken, denn Schönheit entsteht aus dem Zusammenspiel von äußerer Pflege und innerem Gleichgewicht.

PFLEGE ALS GESAMTERLEBNIS

Doch nicht nur die Inhaltsstoffe zählen. Auch Textur, Duft und Anwendungserlebnis sind entscheidend *(siehe Seite 43)*. Eine Creme kann sich wie eine schützende Hülle anfühlen, ein Serum wie ein leichter Frischehauch. Düfte wirken direkt im limbischen System, sie beruhigen oder beleben dich. Die Textur prägt schon den ersten Eindruck. Studien belegen das und zeigen, dass selbst Texturen ohne Duftstoffe positive Gefühle auslösen können. Denn was angenehm auf deiner Haut liegt, fühlt sich oft intuitiv richtig an.

HAUT UND NERVENSYSTEM IM DIREKTEN AUSTAUSCH

Warum ist das so? Die Antwort liegt in der engen Verbindung zwischen Haut und Nervensystem. Erkenntnisse aus der Berührungsmedizin belegen, dass sanfte Reize wie Streicheln messbare Effekte auf Körper und Psyche haben. Sie reduzieren Stress, lindern Schmerzen und steigern das Wohlbefinden. Verantwortlich dafür sind spezialisierte Nervenfasern, die auf angenehme Reize mit der Ausschüttung von Neurotransmittern und Hormonen reagieren, zum Beispiel von Oxytocin, einem Hormon, das für emotionale Nähe und innere Ruhe steht.

In diesem Zusammenhang wird deutlich, wie stark sich Berührungsmedizin und Neurokosmetik ergänzen, auch wenn sie unterschiedlichen Fachbereichen entstammen. Beide basieren auf demselben biologischen Prinzip, der neurokutanen Verbindung, also dem direkten Austausch zwischen Haut und Nervensystem.

Während die Berührungsmedizin gezielte taktile Reize therapeutisch nutzt, um etwa Stressreaktionen zu mindern oder Heilprozesse zu unterstützen, setzt die Neurokosmetik auf speziell formulierte Wirkstoffe, sensorisch angenehme Texturen, wohltuende Düfte und ritualisierte Anwendungen. In der Kombination entfalten diese Komponenten das Potenzial, die Hautpflege in ein achtsames Selbstfürsorgeritual zu verwandeln, das weit über die rein äußerliche Wirkung auf der Hautoberfläche hinausgeht.

Die Neurokosmetik ist damit nicht nur Ausdruck eines wissenschaftlichen Fortschritts, sondern auch Spiegel unseres veränderten Bewusstseins hin zu einer Pflege, die Hautgesundheit und Emotion ganzheitlich verbindet.

Hier stimmt die Chemie: Haut und Nervensystem, immer im Dialog

Du weißt nun, was Neurokosmetik ausmacht. Doch vielleicht ist dir nicht klar, wie unmittelbar sich deine Emotionen in deiner Haut widerspiegeln. Jede Aufregung, jede Freude, jeder Stressmoment hinterlässt unsichtbare Spuren. Sie werden von Neuropeptiden und Neurotransmittern gelegt, die wie stille Regisseure in deinem Hautsystem wirken.

NEUROPEPTIDE

Neuropeptide sind kleine Eiweißmoleküle, die von Nervenendigungen, Immunzellen und Hautzellen produziert werden. Sie fungieren als Botenstoffe und vermitteln Signale innerhalb der Haut, aber auch zwischen Haut und Gehirn.

SUBSTANZ P – MITTEN IM ENTZÜNDUNGSGESCHEHEN

Substanz P ist ein bekanntes Beispiel. Dieses Neuropeptid wird von feinen Nervenfasern in der Haut ausgeschüttet und wirkt wie ein Übersetzer zwischen deinem Nervensystem und deinen Hautzellen. Lange galt es als reiner Botenstoff, der Informationen von A nach B bringt. Heute weiß man, dass Substanz P noch viel mehr kann. Es erweitert die kleinsten Blutgefäße und sorgt so für eine bessere Durchblutung, es aktiviert Zellen wie Fibroblasten und Keratinozyten, die für die Regeneration und den Schutz deiner Haut wichtig sind, und es setzt Stoffe frei, die dein Immunsystem aktivieren.
Doch Substanz P hat auch eine Schattenseite. Wird es zu stark oder zu häufig ausgeschüttet, kann es Juckreiz und Entzündungen verstärken, was ein typisches Zeichen dafür ist, dass dein inneres Gleichgewicht ins Wanken geraten ist. Genau deshalb spielt es eine Schlüsselrolle in dem, was Forscher und Forscherinnen »neurogene Entzündungen« nennen, also Reaktionen der Haut, die direkt vom Nervensystem ausgelöst werden.

NEUROGLOW-WISSEN

NEUROPEPTID ODER NEUROTRANSMITTER?

- **Neuropeptid:** Bezeichnet eine Klasse von Molekülen (Peptiden), die von Nervenzellen produziert und freigesetzt werden.
- **Neurotransmitter:** Beschreibt die Funktion dieses Neuropeptids als Botenstoff, der eine Nachricht von einer Nervenzelle zur nächsten überträgt.

Die gute Nachricht ist, dass Substanz P sich durch positive Einflüsse beruhigen und regulieren lässt: Entspannung, Freude und achtsame Pflegerituale senken seine übermäßige Aktivität. Statt Stressreaktionen entstehen dann Balance und Harmonie im Hautgewebe. Du spürst das in Form von weniger Rötungen und Irritationen und siehst es in Form von glatterer, lebendigerer Haut.

CALCITONIN GENE-RELATED PEPTIDE (CGRP)

Ein weiteres spannendes Botenmolekül in unserer Haut heißt Calcitonin Gene-Related Peptide, kurz CGRP. Es gehört ebenfalls zu den Neuropeptiden und wird von feinen Nervenfasern in der Haut insbesondere bei Stress oder Verletzungen ausgeschüttet. CGRP wirkt dabei gleich auf mehreren Ebenen. Es erweitert die Blutgefäße und sorgt so für eine bessere Durchblutung. Dadurch gelangen mehr Sauerstoff und Nährstoffe ins Gewebe, was für Heilung und Regeneration entscheidend ist. Gleichzeitig zieht die stärkere Durchblutung auch Abwehrzellen an. T-Zellen, dendritische Zellen und Mastzellen werden durch CGRP aktiviert und gesteuert, sodass unser Immunsystem schneller reagieren kann.
Doch wie Substanz P hat auch CGRP eine zweite Seite. In Maßen trägt es zu einer gesunden Immunabwehr und Wundheilung bei, im Übermaß kann es jedoch Entzündungsprozesse anfeuern. Genau das spielt eine Rolle bei Hautkrankheiten wie Akne, Rosazea oder Neurodermitis, die durch übersteigerte Entzündungen gekennzeichnet sind.
Besonders interessant ist die Wirkung von CGRP auf die Pigmentzellen, die Melanozyten. Es kann ihr Wachstum und die Melaninproduktion beeinflussen, also den Prozess, durch den die Haut ihre Farbe erhält. Das erklärt, warum Stress oder Hautverletzungen manchmal auch die Pigmentierung verändern können.
CGRP zeigt sehr deutlich, wie fein abgestimmt die Kommunikation zwischen Haut und Nervensystem sein muss.
Es unterstützt die Heilung, stärkt die Abwehr und hält deine Haut im Gleichgewicht. Gerät es jedoch aus der Balance, können schnell Entzündungen und Störungen entstehen.

NEUROPEPTID Y – DER MASTER-KOMMUNIKATOR

Das Neuropeptid Y, kurz NPY, ist ein Signalstoff, der in vielen Bereichen unseres Körpers vorkommt. Du kannst es dir als eine Art körpereigenen »Boten« vorstellen, der unterschiedliche Prozesse reguliert – von Appetit und Stressreaktionen bis hin zu Entzündungsvorgängen. Noch vor einigen Jahren war jedoch kaum bekannt, ob dieses Pepid einen direkten Einfluss auf Hauterkrankungen hat. Heute deuten Untersuchungen darauf hin, dass NPY tatsächlich Einfluss auf entzündliche Hautprozesse nehmen

WICHTIGE NEUROPEPTIDE DEINER HAUT

Neuropeptid	Hautfunktionen	Hauterkrankungen	Neuroglow
Substanz P (SP)	Fördert Entzündungen, steuert Schmerz- und Juckreizsignale, erhöht die Gefäßdurchlässigkeit	Beteiligt an Neurodermitis, Psoriasis und chronischem Juckreiz	Kann den Glow mindern, da es Juckreiz, Rötungen und Entzündungen verstärkt
Calcitonin Gene-Related Peptide (CGRP)	Reguliert die Blutgefäße (Vasodilatation), beeinflusst Immunzellen, moduliert Entzündungsreaktionen	Spielt eine Rolle bei Psoriasis, migränebedingten Hautreaktionen, entzündlichen Hautprozessen	Kann den Glow sowohl fördern (durch bessere Durchblutung) als auch hemmen (bei Überreaktion und Entzündung)
Neuropeptid Y (NPY)	Verbindet Stressreaktionen mit Hautprozessen, beeinflusst Immunzellen und Entzündung, wirkt regulierend auf Gefäße	Mögliche Rolle bei Neurodermitis, Psoriasis und Vitiligo; Forschung noch im Aufbau	Könnte entscheidend für den Neuroglow sein: vermittelt zwischen Stress und Hautgesundheit, beeinflusst Balance von Entzündung und Regeneration
Beta-Endorphin	Endogenes Opioid, moduliert Schmerzempfindung, fördert Wohlbefinden, kann entzündunghemmend wirken	Kann Hautreaktionen bei Stress, Juckreiz und Schmerz beeinflussen; mögliche Rolle bei Psoriasis und Neurodermitis	Fördert den Neuroglow durch Stressreduktion, Schmerz- und Juckreizlinderung, unterstützt Regeneration und Wohlbefinden der Haut

könnte. Dies betrifft Erkrankungen wie atopische Dermatitis, Schuppenflechte oder Vitiligo (Weißfleckenkrankheit), die das Erscheinungsbild der Haut verändern und Betroffene stark belasten können. Bekannt ist, dass soziale Unsicherheit oder negative Aufmerksamkeit Entzündungsreaktionen der Haut verstärken können. Genau hier könnte NPY eine wichtige Rolle spielen, denn dieses Peptid scheint die Verbindung zwischen psychischem Stress und entzündlicher Hautantwort zu vermitteln. Dadurch kann ein Kreislauf entstehen, der Symptome verschlimmert. Ein besseres Verständnis der NPY-Signalwege könnte künftig zu neuen therapeutischen Ansätzen führen. Zusammengefasst lässt sich NPY als Bindeglied zwischen Nerven, Stress und Haut sehen. Mit Substanz P, CGRP und anderen Neuropeptiden bildet es ein komplexes Netzwerk, das die Haut zu einem aktiven, kommunizierenden Organ macht.

NEUROTRANSMITTER

Neben Neuropeptiden spielen Neurotransmitter wie Acetylcholin, Serotonin, Dopamin und Noradrenalin eine zentrale Rolle. Diese Moleküle kennen wir vor allem aus dem Gehirn. Sie übertragen Signale zwischen Nervenzellen und beeinflussen Stimmung, Motivation und Aufmerksamkeit. Doch sie wirken auch direkt in der Haut.
Über die Skin-Brain-Axis (Haut-Hirn-Achse) steuern sie Entzündung, Pigmentierung, Stressreaktionen und sogar die Wundheilung. Deine Haut besitzt dafür eigene Rezeptoren und Zellen, die Botenstoffe wie Serotonin, Dopamin oder Acetylcholin produzieren. Diese greifen ineinander und regulieren lokale Prozesse.

DIE STRESSKASKADE UND DAS CORTISOL

Wenn du unter Stress stehst, läuft in deinem Körper eine komplexe Kaskade ab. Dein Hypothalamus schüttet das Peptidhormon CRH aus, das über das Blut zur Hypophyse gelangt. Dort wird ACTH (adrenocorticotropes Hormon) freigesetzt, das wiederum die Nebennierenrinde erreicht und die Bildung von Cortisol, dem bekannten Stresshormon, anregt. Doch Cortisol entsteht nicht nur dort. Auch in Haarfollikeln, Melanozyten und Fibroblasten wird es gebildet. Es wirkt grundsätzlich entzündungshemmend, hat aber auch deutliche Auswirkungen auf deine Hautstruktur. Es senkt die Produktion von Kollagen und Hyaluronsäure, führt zu Hautverdünnung und verändert die Zahl und Form von Keratinozyten und Fibroblasten. Dadurch steigt das Risiko für Infektionen und die Wundheilung verläuft langsamer. Durch das geschwächte Kollagengerüst ist die Haut anfälliger für äußere Einflüsse und kann ihre Schutzfunktionen nicht mehr optimal erfüllen. Dies fördert wiederum Entzündungen und begünstigt Hautprobleme wie Akne, Schuppenflechte, Neurodermitis oder Haarausfall.
Du kannst diesen Prozessen aktiv entgegenwirken. Bewegung, Entspannung und andere gesunde Gewohnheiten unterstützen das Gleichgewicht deiner Neurotransmitter *(siehe Seite 115)*. Aus diesem Grund rücken Mind-Body-Therapien zunehmend in den Fokus der Forschung. Sie setzen bei der Wechselwirkung zwischen Psyche und Körper an und zielen darauf ab, deine körperliche Gesundheit über geistige und emotionale Prozesse positiv zu beeinflussen. Solche Verfahren können schädliche Stressreaktionen

WICHTIGE NEUROTRANSMITTER FÜR DEINE HAUT

Neurotransmitter	Hauptfunktionen in der Haut	Zusätzliche Effekte
Serotonin	Reguliert Entzündungen in Keratinozyten	Unterstützt Wundheilung, beeinflusst Pigmentierung, hebt die Stimmung
Dopamin	Schützt vor oxidativem Stress, stabilisiert die Hautbarriere	Fördert Regeneration und wirkt entzündungshemmend
Oxytocin	Fördert Regeneration und Entspannung	Stärkt soziale Bindung, reduziert Stress, lässt die Haut sichtbar strahlen
Acetylcholin	Steuert Schweiß- und Talgproduktion, reguliert Blutgefäße	Wirkt auf Muskulatur, Basis für die Wirkung von Botulinumtoxin (Botox) in der ästhetischen Medizin
Noradrenalin	Reguliert Gefäßreaktionen in der Haut	Verknüpft mit Stressantwort und Durchblutung

abmildern oder helfen, ungesunde Verhaltensmuster zu durchbrechen.

DIE »GLÜCKSHORMONE«

Neben inneren Faktoren wie Stress und Emotionen wirken dein Lebensstil sowie Umweltreize direkt auf das neurochemische System deiner Haut. Regelmäßige Bewegung, ausgewogene Ernährung, ausreichend Schlaf, UV-Strahlung, Temperaturwechsel oder Schadstoffe aktivieren Rezeptoren, die Neuropeptide freisetzen und damit Hautbarriere, Immunantworten und sogar den Alterungsprozess beeinflussen. Ein sonniger Tag kann über die Ausschüttung von Glückshormonen Stimmung und Hautbild verbessern, während Luftverschmutzung oder chemische Reize Entzündungen fördern und die Haut empfindlicher machen.
Zu den wichtigsten positiven Neurotransmittern, den sogenannten »Glückshormonen«, zählen Serotonin, Dopamin und Oxytocin. Sie sind eng mit Wohlbefinden und Zufriedenheit verbunden, wirken aber auch lokal in deiner Haut. Serotonin kann Entzündungen in Keratinozyten regulieren, Dopamin schützt vor oxidativem Stress und stabilisiert die Hautbarriere und Oxytocin fördert Regeneration und Entspannung. So

beeinflussen sie Hautbild und seelisches Gleichgewicht.
Das Besondere ist, dass deine Haut diese Botenstoffe selbst bilden kann. Hautzellen und Nervenfasern synthetisieren unter anderem Dopamin, Serotonin oder auch Acetylcholin, die lokal Prozesse wie Entzündung, Pigmentierung oder Barrierefunktion regulieren. Gleichzeitig steht die Haut über die neuroendokrinen Achsen im engen Austausch mit deinem gesamten Körper. So haben Freude, Angst oder Stress unmittelbare physische Auswirkungen. Positive Erlebnisse wie ein Spaziergang in der Natur, Sport oder soziale Interaktionen steigern beispielsweise die Ausschüttung von Oxytocin. Das hebt nicht nur die Stimmung, sondern stärkt auch die Hautbarriere, reduziert Entzündungen und lässt deine Haut sichtbar strahlen.

Multitalent Acetylcholin

Darüber hinaus übernimmt Acetylcholin spezielle Aufgaben: Es regt Nervenzellen an, steuert Schweiß- und Talgproduktion, reguliert die Blutgefäße und wirkt auf die Muskulatur. Dieses Wissen macht sich übrigens die ästhetische Medizin zunutze und hemmt Acetylcholin mit Botulinumtoxin (Botox), um die Aktivität der mimischen Muskulatur im Gesicht zu reduzieren und Fältchen zu mildern.

MEDIATOREN DES NEUROGLOWS

Zusammengefasst zeigt sich, dass die chemische Kommunikation deiner Haut eng mit dem verbunden ist, was du fühlst und erlebst. Das Beispiel eines Musikfestivals, das bereits den Neuroglow bildlich verdeutlicht hat *(siehe Seite 23)*, macht auch diese Zusammenhänge besonders anschaulich klar: Du tanzt, lachst, bist voller Freude – Dopamin und Endorphine steigen, die Haut wird warm, rosig und lebendig. Gleichzeitig aktivieren Neuropeptide wie Substanz P und CGRP Gefäße und Immunzellen. So wird sichtbar, dass deine Haut unmittelbar auf Emotionen reagiert.
Das periphere Nervensystem spielt dabei eine entscheidende Rolle. Sensorische Nerven nehmen mechanische, thermische und chemische Reize wahr, während auto-

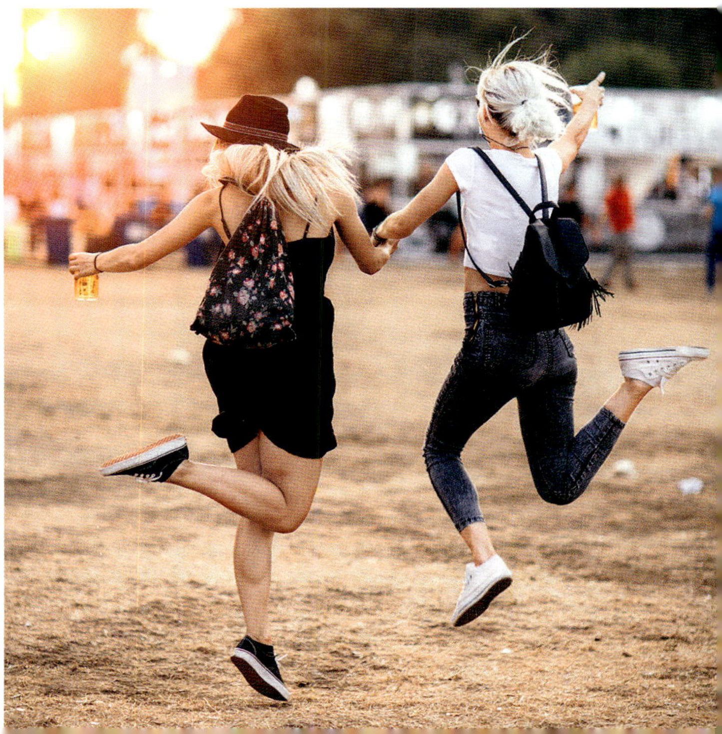

Ein Musikfestival im Sommer: Neuropeptide und Neurotransmitter sorgen dafür, dass sich das Hochgefühl bis in deine Haut fortsetzt.

nome Nerven über neuroendokrine Achsen, etwa die Hypothalamus-Hypophysen-Nebennieren-Achse, hormonelle und immunologische Prozesse steuern. Auf diese Weise wird Stress direkt in physiologische Hautreaktionen übersetzt. Neuropeptide und Neurotransmitter sind damit zentrale Mediatoren unseres Neuroglows: Sie übersetzen innere Zustände in sichtbare Signale der Haut. Sie verbinden Nervensystem, Immunsystem und Haut zu einem dynamischen Netzwerk, das ständig auf innere und äußere Reize reagiert.

Störungen in diesem System, wie chronischer Stress, Schlafmangel oder negative Umwelteinflüsse, können Hautprobleme wie Akne, Rosazea oder Neurodermitis fördern. Aber umgekehrt eröffnen diese Mechanismen auch Ansätze für moderne neurokosmetische Strategien. Neurokosmetische Wirkstoffe, die gezielt Rezeptoren stimulieren oder Botenstoffe modulieren, können Wohlbefinden und Hautgesundheit zugleich fördern.

Die praktische Konsequenz ist einfach: Emotionen, Schlaf, Bewegung, Ernährung und Stressregulation prägen dein Hautbild genauso wie Pflegeprodukte. Ein ruhiger Abend, positive Begegnungen oder eine bewusste Auszeit können über neurochemische Prozesse deinen Neuroglow sichtbar machen.

NEUROGLOW-INSIGHT

DIE HAUT-HIRN-ACHSE AUF EINEN BLICK

Was passiert in deiner Haut?

- Deine Haut produziert selbst Neurotransmitter wie Serotonin, Dopamin oder Acetylcholin.
- Diese Botenstoffe regulieren Entzündungen, Barrierefunktion, Pigmentierung, Heilung.
- Stress steigert Cortisol, was Hautprobleme wie Akne, Neurodermitis oder Schuppenflechte verstärken kann.

Wie beeinflusst dein Alltag die Haut?

- Bewegung, Schlaf, Ernährung und Entspannung fördern Serotonin, Dopamin und Endorphine.
- Positive Gefühle wie Freude oder soziale Nähe setzen Oxytocin frei und stärken Hautbarriere und Regeneration.
- Stress oder Umweltfaktoren wie UV-Strahlen oder Luftverschmutzung fördern Entzündungen und beschleunigen Alterung.

Was kannst du tun?

- Entspannung, Achtsamkeit und soziale Kontakte reduzieren Stressreaktionen.
- Neurokosmetische Wirkstoffe können deine Haut unterstützen, indem sie direkt mit Nerven und Botenstoffen interagieren.
- Neuroglow bedeutet: Dein inneres Gleichgewicht zeigt sich nach außen – in einer gesunden, strahlenden Haut.

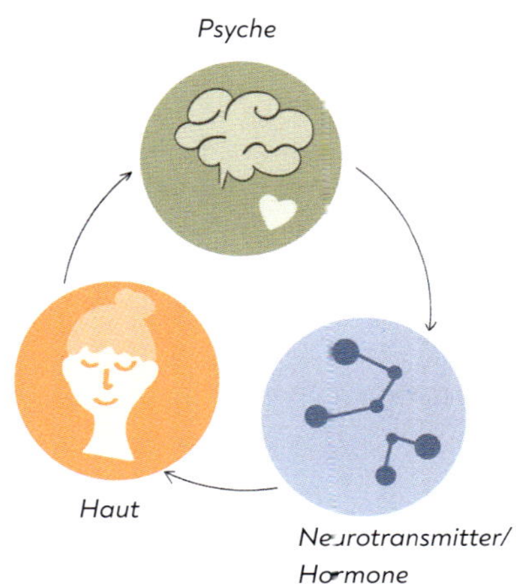

Forschung trifft Sinnlichkeit: Dimensionen der Hautpflege

Wie wir im letzten Kapitel gesehen haben, wird unsere Haut zum Spiegel unserer inneren Welt – und das lebendig, dynamisch und beeindruckend sensibel. Genau hier setzt die Dimension von Textur und Sinnlichkeit an. Hautpflege ist mehr als das bloße Auftragen von Wirkstoffen. Sie ist ein sinnliches Erlebnis, das dein Nervensystem anspricht, deine Emotionen formt, dein Wohlbefinden steigert und die Strahlkraft deiner Haut unterstützt.

TEXTUR, DUFT UND BERÜHRUNG ALS GAMECHANGER

Unsere Haut ist ein hochsensibles Organ, das ständig Reize aufnimmt: die weiche Struktur einer Creme, die wärmende Berührung eines Öls oder den subtilen Duft eines Serums. Diese Eindrücke werden über Nervenbahnen ans Gehirn weitergeleitet, lösen dort neurochemische Reaktionen aus und kehren als körperliche und emotionale Resonanz zurück. Jede Berührung, jede Textur wird so zu einem direkten Dialog zwischen dir, deinem Gehirn und deiner Haut und ein wesentlicher Baustein für deinen Neuroglow. Wenn du eine Creme aufträgst, nimmst du nicht nur wahr, ob sie reichhaltig, leicht, kühlend oder samtig ist. Du aktivierst ein komplexes Netz aus Sensoren, die in deiner Haut sitzen. Merkel-Zellen, Meissner-(Tast-)Körperchen oder Ruffini-Körperchen reagieren auf Druck, Temperatur, Vibration und Dehnung. Diese Signale wandern über Nervenfasern direkt in dein Gehirn. Dort beeinflussen sie deine Emotionen, dein Stresslevel und sogar die Ausschüttung von Hormonen.

TEXTUR

Massierst du eine cremige Textur langsam ein, kann das Stress reduzieren und den Cortisolspiegel senken. Ein leichtes Gel aktiviert Kälterezeptoren und vermittelt sofortige Frische. Selbst ein Peeling wirkt über die reine Reinigung hinaus, indem es die Mikrozirkulation anregt und die Haut wacher wirken lässt. Kosmetik lebt heute nicht nur von ihrer Wirkung, sondern auch davon, wie sie sich anfühlt. Texturen werden bewusst entwickelt, um deine Sinne anzusprechen und ein multisensorisches Erlebnis zu schaffen.

TASTKÖRPERCHEN IN DEINER HAUT

Tastkörperchen	Wo du spürst	Dein Gefühl	Sinnlicher Tipp
Merkel-Zellen	Fingerspitzen und oberste Hautschicht	Feiner Druck, Details	Spüre die Struktur von Samt, Spitzen oder Mustern – deine Haut registriert jede Nuance.
Meissner-Körperchen	Untere Epidermis	Leichte Berührung, sanfte Vibration	Lass deine Finger sanft über Seide oder fließende Stoffe gleiten.
Ruffini-Körperchen	Tiefe Dermis	Dehnung, Spannung	Genieße lang anhaltende Streicheleinheiten, die deine Haut leicht ziehen und dehnen.

Stell dir vor, du kommst nach einem langen Tag nach Hause und massierst ein nährendes Öl ein. Mit jeder Bewegung breiten sich Wärme und Geschmeidigkeit aus, dein Nervensystem beruhigt sich und die Haut fühlt sich weicher an. Aus einem simplen Pflegeschritt wird ein Moment echter Entlastung.
Doch der Dialog zwischen Haut und Gehirn beginnt schon früher: beim Öffnen des Tiegels, beim ersten Blick auf die Konsistenz, beim Gefühl in der Hand. Innerhalb weniger Sekunden bewertet dein Gehirn, ob sich die Erfahrung stimmig, hochwertig und angenehm anfühlt. Studien zeigen, dass allein Texturen, auch ohne Duft oder Farbe, messbar positive Emotionen auslösen können. Reinigungsschäume oder Nanobläschenformeln sind Beispiele für moderne Texturen, die gründlich reinigen, ohne die Haut zu reizen. Gerade empfindliche Haut profitiert von dieser Sanftheit.
Zusammengefasst gilt: Produkte, die sich auf deiner Haut richtig anfühlen, schenken kleine Momente der Freude. Sie verbinden Sinnlichkeit und Wissenschaft und tragen so unmittelbar zu deinem Neuroglow bei.

DUFT

Ebenso faszinierend und sinnlich ist der Duft. Duftmoleküle können dein Gehirn auf direktem Weg erreichen. Sobald du einatmest, gelangen sie über die Nase in

das limbische System, Zentrum für Emotionen, Erinnerungen und Motivation. Dort entfalten sie ihre Wirkung, noch bevor dein Verstand wirklich begreift, was gerade passiert.
Neurowissenschaftler Joachim Mensing beschreibt Düfte als »schnellste Brücke ins Gehirn«, weil sie unmittelbare emotionale Reaktionen auslösen. So erklärt sich, warum der Geruch von Jasmin dich beruhigen kann, während frische Zitrusnoten deine Wachheit steigern. Duft ist also keine oberflächliche Zutat, sondern eine Substanz mit messbarer neurobiologischer Wirkung.
Einige Düfte sind besonders gut erforscht. Linalool, der Hauptbestandteil von Lavendel, kann die Aktivität des sympathischen Nervensystems dämpfen und zu einem Zustand tiefer Entspannung führen. Orangen- oder Grapefruitduft aktiviert dagegen über Rezeptoren im Riechhirn Netzwerke, die Motivation und Wachheit fördern. Vanille stimuliert das Belohnungssystem, setzt Dopamin frei und vermittelt ein Gefühl von Geborgenheit. Jeder dieser Düfte wirkt über das limbische System auch auf die Haut-Hirn-Achse, indem Stresshormone moduliert, Neurotransmitter freigesetzt und immunologische Prozesse in der Haut beeinflusst werden.
Die Wissenschaft des Dufts geht noch weiter. Düfte wie Lavendel oder Kamille fördern erholsamen Schlaf. Damit wird Duft zu einem therapeutischen Instrument, das nicht nur unmittelbares Wohlbefinden erzeugt, sondern auch langfristige Effekte auf die Gesundheit haben kann. Im Zentrum dieser Forschung stehen die ätherischen Öle. Sie sind weit mehr als reine Duftstoffe. Studien zeigen, dass sie Entzündungen lindern und das Immunsystem modulieren können. Dabei beeinflussen sie zentrale Botenstoffe wie Zytokine und Immunglobuline. Erste Studienergebnisse sind vielversprechend, doch die klinischen Daten sind noch begrenzt und teils widersprüchlich. Für dich bedeutet das, dass ätherische Öle dein Wohlbefinden steigern und die Abwehrkräfte unterstützen können. Sie sollten jedoch bewusst und ergänzend eingesetzt werden.
Düfte sind in der Kosmetik also mehr als ein nettes Extra, denn sie prägen, wie du Pflege wahrnimmst. Lange galt trotzdem die Devise, dass weniger mehr ist. Parfüm-

NEUROGLOW-INSIGHT

TEXTUR IN DER HAUTPFLEGE

Textur ist weit mehr als eine angenehme Nebensache. Sie bestimmt, wie wir ein Produkt wahrnehmen und wie unser Nervensystem darauf reagiert.

- **Multisensorische Wirkung:** Texturen sprechen Tastsinn, Sehsinn und oft auch den Geruchssinn gleichzeitig an.
- **Neurobiologische Reaktion:** Schon beim ersten Hautkontakt aktivieren sie Nervenrezeptoren, die Signale ans Gehirn senden und dort Emotionen und Wohlbefinden beeinflussen.
- **Erwartung und Erlebnis:** Bereits das Öffnen der Verpackung oder der erste Blick auf eine Creme oder ein Gel löst im Gehirn Vorstellungen von Reichhaltigkeit, Frische oder Leichtigkeit aus.
- **Praktische Bedeutung:** Produkte, die sich angenehm anfühlen, werden als hochwertiger, vertrauenswürdiger und »passender« empfunden.

freie Formulierungen bestimmten den Standard, vor allem in der Hautpflege. Sie sollten das Risiko von Allergien senken und den Fokus auf echte Wirkstoffe richten. Denn Düfte können ein Allergiepotenzial haben. Viele sahen Duft deshalb eher als Marketingtrick, der höchstens für ein angenehmes Gefühl sorgt, aber keinen funktionalen Nutzen bringt.
Heute wissen wir es besser. Die Forschung zur Neurokosmetik und zur Haut-Hirn-Achse zeigt, dass Duft direkt auf dein Nervensystem wirkt. Ein zarter blumiger Hauch kann deine Stimmung heben, beruhigen oder Energie schenken. Mit jedem Atemzug wird Pflege zu einem Moment, den du bewusst erlebst. Duft wird so zu einem bioaktiven Bestandteil, der Emotionen weckt, Wohlbefinden steigert und sogar Stress lindern kann – natürlich immer unter der Voraussetzung, dass deine Haut ihn gut verträgt. Düfte sind demnach einerseits Parfüm, verbinden aber andererseits Sinnlichkeit mit messbarer neurobiologischer Wirkung und können Wohlbefinden, Stimmung und sogar den Schlaf verbessern.

NEUROGLOW-INSIGHT

SO WIRKT DEIN LIEBLINGSDUFT

- **Jasmin:** Beruhigt und wirkt entspannend, aktiviert das limbische System und reduziert Stress
- **Zitrusnoten (Orange, Grapefruit):** Steigern Wachheit und Motivation, aktivieren Nervennetze im Riechhirn, die Energie und Konzentration fördern
- **Lavendel (Linalool):** Senkt Herzfrequenz und Blutdruck, fördert Entspannung und kann die Schlafqualität verbessern
- **Kamille:** Wirkt beruhigend und ausgleichend, unterstütztt das Nervensystem bei innerer Unruhe und Einschlafproblemen
- **Vanille:** Stimuliert das Belohnungssystem, setzt Dopamin frei und vermittelt Geborgenheit

BERÜHRUNG

Der vielleicht am stärksten vernachlässigte Sinnesreiz in der Kosmetik ist wahrscheinlich die Berührung. Haut-zu-Haut-Kontakt ist eine der ursprünglichsten Erfahrungen, die dich wirklich spüren lässt, dass du lebst. Sie wirkt auf Körper und Seele, baut Stress ab und kann sogar depressive Verstimmungen lindern.
David Julius und Ardem Patapoutian haben Rezeptoren entdeckt, die Berührung und Temperatur wahrnehmen, wofür sie im Jahr 2021 den Nobelpreis für Medizin erhielten. Diese neuen Entdeckungen erweitern unser Verständnis darüber, wie Berührung und Temperatur das Nervensystem beeinflussen, und eröffnen neue Perspektiven für die Entwicklung von Berührungsmedizin und sensorischer Kosmetik.
Schon einfache, sanfte Hautkontakte können deinen Körper in einen Zustand tiefer Ruhe versetzen. Verantwortlich dafür sind die C-taktilen Fasern, die auf langsame, streichelnde Berührungen reagieren und ihre Signale direkt in das Belohnungszentrum deines Gehirns leiten. Dort entstehen Wohlgefühl, Entspannung und ein Gefühl von sozialer Verbundenheit. Gleichzeitig sinkt die

Ausschüttung von Stresshormonen, während Oxytocin, das Kuschel- und Bindungshormon, freigesetzt wird.

NEUROGLOW SPÜREN

AKTIVIERE DEINE SINNE

- Lege eine Hand sanft auf deine Haut und nimm die Textur deiner Pflege bewusst wahr – ob sie cremig, zart schmelzend oder kühlend ist.
- Schließe die Augen, atme tief ein und lass den Duft deiner Creme oder deines Serums durch dich hindurchfließen.
- Spüre, wie jede Berührung in dir nachklingt und jede Empfindung lebendig wird.

SINNLICHES ERLEBEN FÜR GESUNDHEIT UND BALANCE

Du kannst diesen Effekt ganz einfach in deinen Alltag holen. Wenn du deine Pflegeprodukte langsam und bewusst aufträgst, aktivierst du feine Nervenfasern in deiner Haut, die Entspannung auslösen und dich spürbar zur Ruhe bringen. Besonders kraftvoll wirkt Pflege, wenn Textur, Duft und Berührung zu einem Ritual verschmelzen. Eine sanfte Reinigung klärt nicht nur deine Haut, sondern bereitet auch deine Sinne vor. Das Einmassieren eines Serums oder einer Lotion fördert die Durchblutung, löst Spannungen und verstärkt die Wirkung der Inhaltsstoffe. Zum Abschluss kann ein ätherisches Öl wie Lavendel oder Bergamotte dich in einen Zustand innerer Ruhe begleiten und deine Schlafqualität verbessern. So wird dein Abendritual zu einer Reise, die Haut, Körper und Seele gleichermaßen nährt. Die Wissenschaft bestätigt, was du dabei spürst, denn neurowissenschaftliche Studien zeigen, dass Berührung Bereiche im Gehirn aktiviert, die für Empathie und soziale Bindung zuständig sind. Genau deshalb kann eine bewusste Pflegeroutine mehr als schöne Haut schenken. Sie stärkt dich von innen heraus und sorgt dafür, dass du dich tiefer mit dir selbst verbunden fühlst.

Am Ende zeigt sich: Sinnlichkeit ist kein oberflächlicher Luxus, sondern ein wissenschaftlich fundierter Hebel für Gesundheit und Wohlbefinden. Textur, Duft und Berührung sind Werkzeuge, um die Haut-Hirn-Achse zu aktivieren, Stress zu reduzieren, Schlaf zu verbessern und die Haut in Balance zu halten. Jede Berührung, jeder Duft, jede Textur kann dein inneres Gleichgewicht beeinflussen und so dazu beitragen, dass deine Haut sichtbar strahlt. Deine Pflege wird dadurch zu mehr als einem ästhetischen Ritual. Sie wird zu einer alltäglichen Medizin, die Körper, Geist und Haut verbindet und dich einlädt, deine Sinne bewusst zu nutzen. Und genau darin liegt das Geheimnis des Neuroglows: ein Strahlen, das nicht nur von außen kommt, sondern tief im Zusammenspiel von Haut, Gehirn und Emotion entsteht.

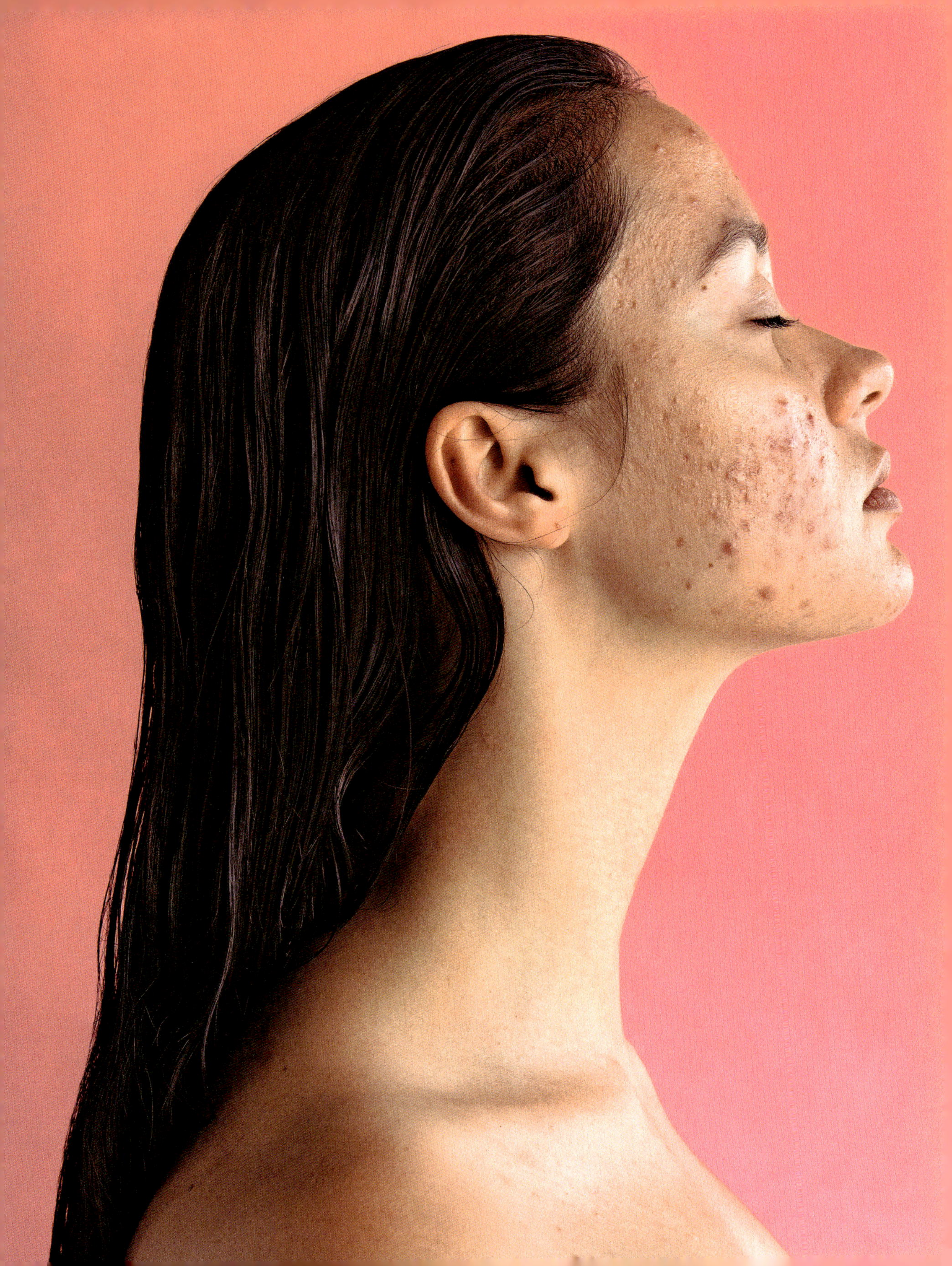

keep your glow

HAUT AUS DER BALANCE

Wie Unreinheiten, Rötungen, entzündliche Hautkrankheiten und Stress zusammenspielen und wie du aus dem Teufelskreis aussteigst.

Unreinheiten und Rötungen – mehr als Hautsache

Wie viele andere Hauterkrankungen wirken Akne und Rosazea weit über die Hautoberfläche hinaus. Selbst einzelne Pickel oder fettige Haut betreffen nicht nur dein Aussehen, sondern auch dein Selbstgefühl. Sie können beeinflussen, wie wohl und sicher du dich in deiner Haut fühlst und wie du dich anderen zeigst. Vielleicht hast du selbst erlebt, wie Rötungen, Entzündungen oder Unreinheiten in deiner Stimmung, deiner Haltung und manchmal sogar in deinem Rückzug spürbar werden.

Obwohl Akne und Rosazea unterschiedliche Ursachen, Symptome und Mechanismen haben, verbindet sie eine entscheidende Gemeinsamkeit, denn beide spiegeln das komplexe Zusammenspiel von Haut, Immunsystem, Nervensystem und Umwelt wider. Deine Haut reagiert sensibel auf innere und äußere Reize und zeigt, wie eng Körper und Geist miteinander verflochten sind *(siehe Seite 12)*. Wenn du das verstehst, wird einmal mehr deutlich, dass deine Haut nicht nur eine Oberfläche ist. Sie ist unser größtes Organ, unser bestes Kleidungsstück, auf dem Einflüsse von inneren sowie äußeren Faktoren sichtbar werden.

AKNE

Akne ist eine weitverbreitete Hauterkrankung. Weltweit ist fast jeder Zehnte betroffen, die meisten in der Jugend und im jungen Erwachsenenalter. Doch gerade Frauen erleben Akne auch im späteren Erwachsenenalter, was oft zu wiederholten Besuchen bei Dermatologen führt. Die Haut zeigt bei Akne eine Vielfalt an Erscheinungen wie kleine Mitesser, entzündete Papeln, Pusteln, Knoten oder Zysten, die dauerhafte Spuren hinterlassen können: Narben oder Pigmentflecken erinnern an vergangene Entzündungen und machen deutlich, dass Akne mehr als ein vorübergehendes Problem ist. Sie ist eine multifaktorielle Erkrankung, was bedeutet, dass viele Faktoren bei ihrer Entstehung zusammenwirken.

GENE, HORMONE, UMWELT: WIE AKNE ENTSTEHT

Deine genetische Veranlagung bestimmt, wie deine Haut auf Hormone und auf Umweltreize reagiert. Aber auch äußere

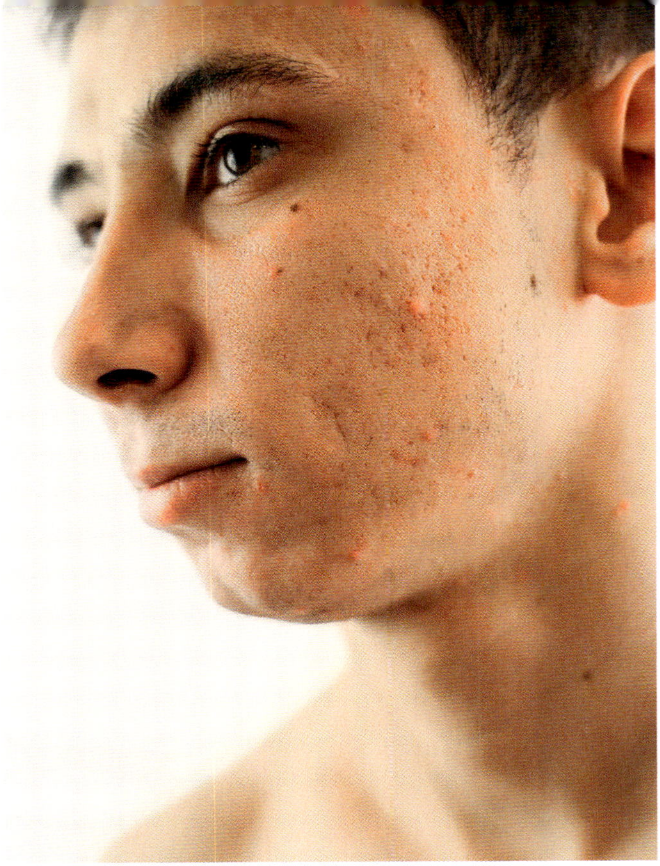

Bei Akne können Mitesser bis hin zu entzündeten Papeln, Pusteln, Knoten oder Zysten das Hautbild stören.

Einflüsse wie Temperatur, Luftverschmutzung, Luftfeuchtigkeit, Sonnenstrahlen oder chemische Stoffe in Mineralölen und Kosmetika können deine Haut belasten. Ernährung, hormonelle Veränderungen, Stress, Rauchen und bestimmte Medikamente wie Androgene oder Corticosteroide wirken ebenfalls direkt auf die Entstehung und Verschlimmerung von Akne ein. Ein weiterer wesentlicher Faktor sind Bakterien auf deiner Haut, insbesondere *Cutibacterium acnes*, die Entzündungen verstärken und bestehende Unreinheiten intensivieren können. Grundsätzlich stehen vier zentrale Mechanismen im Mittelpunkt bei der Entstehung von Akne:

1. Eine übermäßige Talgproduktion, die die Haut fettiger macht und Poren verstopft
2. Eine vermehrte Besiedelung der Haut mit Bakterien, die Entzündungen auslösen und Hautunreinheiten verstärken
3. Eine abnorme Verhornung der Talgdrüsenfollikel, die Poren zusätzlich blockiert und die Bildung von Mitessern begünstigt
4. Entzündliche Prozesse, die eine entscheidende Rolle spielen, da sie die Hautreaktionen intensivieren, Rötungen hervorrufen und langfristig Narben hinterlassen können

Diese vier Faktoren wirken zusammen und erklären, warum Akne so hartnäckig sein kann und bei jedem anders verläuft. Jeder dieser Mechanismen kann durch äußere Einflüsse, hormonelle Schwankungen, Ernährung oder psychische Belastung verstärkt werden – und das auch im Erwachsenenalter, beispielsweise während des Menstruationszyklus, in der Schwangerschaft oder in Stressphasen. Letztere stehen besonders im Zentrum der Haut-Hirn-Achse. Studien zeigen,

dass das Ausmaß der Akne eng mit dem empfundenen Stresslevel zusammenhängt und dass psychische Belastung die Symptome verstärken kann.
Stress aktiviert die Freisetzung von Neurotransmittern, Peptiden und Hormonen, die direkt auf die Zellen wirken, die an der Entstehung von Akne beteiligt sind. Dabei steigen Cortisol- und Androgenspiegel, was zu einer erhöhten Talgproduktion führt. Gleichzeitig produzieren die Nerven und Talgdrüsenzellen der Haut vermehrt CRH, proinflammatorische Faktoren, Substanz P und Lipide, die Entzündungen begünstigen. Daneben reduziert Stress die Bildung von Ceramiden, was die Hautbarriere schwächt, die Haut austrocknet, Reizungen fördert und Entzündungen verstärkt. Dieser Zusammenhang lässt sich nicht nur bei diagnostizierter Akne, sondern auch bei einzelnen Unreinheiten und Pickeln feststellen, bei denen Stress ebenfalls als mögliche Ursache für eine Verschlechterung des Hautbilds in Frage kommt.

PFLEGE UND STRESSABBAU FÜR EINE HAUT IM GLEICHGEWICHT

Für dich bedeutet das, dass Akne nicht nur ein körperliches Phänomen, sondern eng mit deiner inneren Balance verbunden ist. Stress wirkt wie ein Verstärker für die Entstehung und Verschlimmerung von Hautunreinheiten und umgekehrt kann ein gestresstes Hautbild dein Wohlbefinden weiter belasten. Indem du deine Hautpflegeroutine mit Maßnahmen zur Stressbewältigung kombinierst, kannst du das Gleichgewicht wiederherstellen und sowohl die Hautgesundheit als auch dein emotionales Wohlbefinden unterstützen. Laut den Empfehlungen des Expertengremiums Personalizing Acne: Consensus of Experts (PACE) ist es entscheidend, Akne ganzheitlich zu betrachten und die Behandlung an die persönlichen Bedürfnisse und Lebensumstände jedes Einzelnen anzupassen. Die medizinische Behandlung von Akne sollte stets von einem Dermatologen durchgeführt

NEUROGLOW-INSIGHT

STRESS UND AKNE

Stress verschlimmert Akne und das gleich über mehrere Mechanismen: Er steigert Cortisol und Androgene, was die Talgproduktion erhöht. Gleichzeitig setzen Nerven- und Talgdrüsenzellen Entzündungsstoffe wie Substanz P und CRH frei. Die Haut entzündet sich leichter, Pickel heilen langsamer ab.

Stress senkt zudem die Ceramidproduktion. Dadurch wird die Hautbarriere schwächer, trockener und empfindlicher.
Fazit: In stressigen Zeiten, zum Beispiel bei Prüfungen oder Druck im Job, sind Pickel meist häufiger und hartnäckiger. Deine Haut spiegelt deinen inneren Stress.

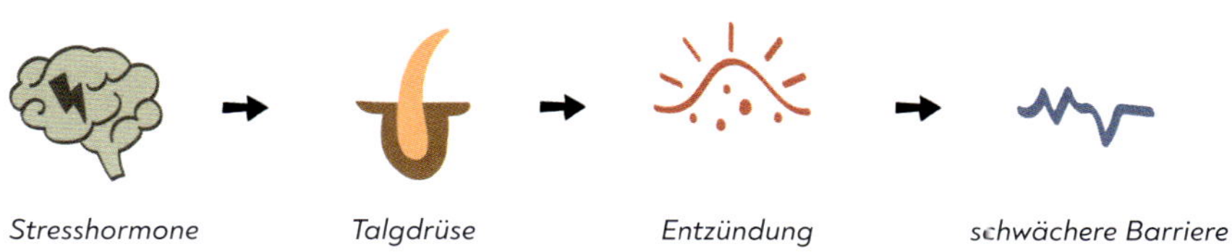

AKNE VERSTEHEN UND AUSSCHALTEN

Was ist Akne?
Akne ist eine chronisch-entzündliche Hauterkrankung der Talgdrüsenfollikel. Sie zeigt sich durch Mitesser, Papeln, Pusteln, Knoten oder Zysten. Betroffen sind etwa 10 Prozent der Menschen weltweit, besonders Jugendliche und junge Erwachsene. Akne kann auch im Erwachsenenalter fortbestehen.

Ursachen und Auslöser
- **Genetik:** beeinflusst, wie deine Haut auf Hormone und Umwelt reagiert
- **Hormone:** Pubertät, Zyklus, Schwangerschaft oder hormonelle Schwankungen
- **Umwelt:** Luftverschmutzung, Temperatur, Luftfeuchtigkeit, Sonnenstrahlen, chemische Substanzen in Kosmetika
- **Lebensstil:** Ernährung, Stress, Rauchen
- **Bakterien:** *Cutibacterium acnes* kann Entzündungen verstärken

Mechanismen der Akne
- Talgproduktion verursacht verstopfte Poren
- Besiedelung mit bestimmten Bakterien verursacht Entzündungen
- Abnorme Verhornung der Follikel verursacht Mitesser
- Entzündliche Prozesse verursachen Rötungen und Narben

Stress und Psyche
Psychische Belastungen können Akne verschlimmern. Stress steigert die Hormonproduktion, begünstigt Entzündungen und schwächt die Hautbarriere. So wirkt sich psychischer Druck unmittelbar auf dein Hautbild und auch dein Wohlbefinden aus.

Medizinische Behandlung
Akne sollte immer von einem Dermatologen behandelt werden. Therapie und Medikamente werden individuell an Schweregrad, Hauttyp und Begleitumstände angepasst.

Kosmetische Unterstützung
Neurokosmetische Produkte beruhigen die Haut, stärken die Barriere, wirken entzündungshemmend und fördern über sensorische Reize dein Wohlbefinden. Sie ersetzen keine ärztliche Therapie, können diese aber optimal ergänzen.

Fazit
Akne ist mehr als ein Hautproblem. Sie spiegelt innere Prozesse wider. Eine individuelle Kombination aus ärztlicher Behandlung, gezielter Pflege und Stressbewältigung kann die Hautgesundheit und das emotionale Wohlbefinden nachhaltig fördern.

werden. Dieser kann die Schwere der Erkrankung beurteilen, mögliche Ursachen identifizieren und eine gezielte Therapie einleiten.
Kosmetische Pflegeprodukte, insbesondere Neurokosmetik, können die medizinische Behandlung sinnvoll ergänzen. Sie wirken beruhigend, stärken die Hautbarriere, reduzieren Entzündungen und sprechen über sensorische Reize auch das Nervensystem an. So unterstützt du die Hautheilung und förderst dein Wohlbefinden. Wichtig ist, dass diese Produkte auf die individuellen Bedürfnisse deiner Haut abgestimmt sind und keine zusätzlichen Reizungen verursachen.

ROSAZEA

Rosazea zeigt auf den ersten Blick ein ähnliches Hautbild wie Akne. Sie ist eine chronisch-entzündliche Hauterkrankung, die besonders häufig bei hellhäutigen Erwachsenen nordeuropäischer Herkunft auftritt. Sie zeigt sich durch Rötungen, pickelähnliche Hautveränderungen und teilweise sichtbare Gefäßveränderungen. Anders als bei der Akne handelt es sich nicht um eine vorübergehende Hautproblematik, sondern um eine chronische Erkrankung, die das enge Zusammenspiel von Haut, Immunsystem, Nerven und Umwelt widerspiegelt.

Die Entstehung von Rosazea beruht auf mehreren Mechanismen. In deiner Haut sind bestimmte Entzündungsprozesse überaktiv. Antimikrobielle Peptide wie Cathelicidin und komplexe Signalwege wie Inflammasomen lösen Entzündungen aus und verändern die Gefäße in deinem Gesicht. Auch die Nerven und Blutgefäße reagieren besonders empfindlich auf Reize wie Hitze, Kälte oder chemische Stimuli. Gleichzeitig ist die Hautbarriere oft gestört und deine Haut verliert mehr Feuchtigkeit, wird trockener und anfälliger für Reizungen und Störungen ihres natürlichen bakteriellen Gleichgewichts. Diese Kombination aus geschwächter Barriere und mikrobieller Aktivität kann die Entzündungsprozesse weiter verstärken. Zusätzlich scheint das Signalprotein STAT3 eine Rolle bei der Barrierefunktion zu spielen, indem es entzündliche Reaktionen unterstützt und die Haut anfälliger für Reize macht.

Stress spielt eine zentrale Rolle bei Rosazea. Er aktiviert spezielle Rezeptoren in deiner Haut, sogenannte TRP-Kanäle, die

NEUROGLOW-WISSEN

ROSAZEA VERSTEHEN

- **Entzündungen:** Überaktive Peptide, zum Beispiel Cathelicidin, und Signalwege wie Inflammasomen verstärken Rötungen und Gefäßveränderungen.
- **Empfindliche Reaktionen:** Nerven und Blutgefäße reagieren besonders stark auf Hitze, Kälte oder chemische Reize.
- **Geschwächte Hautbarriere:** Feuchtigkeitsverlust und höhere Anfälligkeit für Bakterien verschlimmern Entzündungen.
- **Signalprotein STAT3:** STAT3 verstärkt Reizempfindlichkeit und entzündliche Reaktionen.
- **Stress als Verstärker:** Stress aktiviert TRP-Kanäle, steigert Durchblutung und setzt Hormone frei, die Rötungen und Schübe verschlimmern.
- **Alltagstipp:** Beobachte, wie deine Haut in stressigen Phasen reagiert. Viele Betroffene berichten in belastenden Situationen von intensiveren Rötungen, Brennen oder Trockenheit.

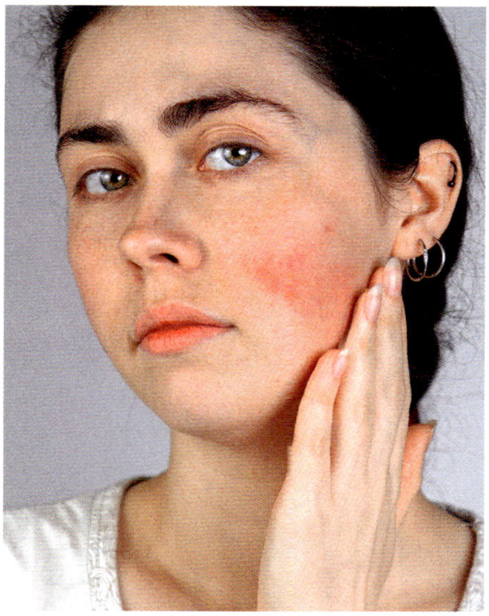

die Durchblutung erhöhen und Rötungen sowie Entzündungen verstärken. Stress löst die Freisetzung von Hormonen und entzündungsfördernden Botenstoffen aus, was die Symptome weiter verschlimmern kann. Dadurch entsteht ein Teufelskreis: Ein gestresstes Hautbild belastet dein Wohlbefinden und umgekehrt können auch psychische Belastungen die Hautreaktionen verstärken.

GANZHEITLICHER PFLEGEANSATZ

Für dich bedeutet das, dass die Behandlung von Rosazea nicht nur die Haut selbst, sondern auch dein inneres Gleichgewicht berücksichtigen sollte. Pflegeprodukte, die die Hautbarriere stärken, können deine Haut schützen, Entzündungen reduzieren und die Reizempfindlichkeit senken. Gleichzeitig helfen Maßnahmen zur Stressbewältigung wie Entspannungstechniken, achtsame Pausen oder moderate Bewegung, die Hautreaktionen zu mildern und dein Wohlbefinden zu fördern *(siehe Seite 115)*.
Wenn du diese Ansätze individuell miteinander kombinierst, unterstützt du deine Haut dabei, sich zu stabilisieren und Erkrankungsschübe zu reduzieren. So kannst du dich wieder wohler fühlen in deiner Haut.

NEUROGLOW SPÜREN

PFLEGE UND STRESSABBAU BEI ROSAZEA

Hautpflege
- Sanfte Produkte, die die Hautbarriere stärken
- Beruhigende Wirkstoffe wie Panthenol und Niacinamid
- Verzicht auf aggressive Peelings, Alkohol oder Duftstoffe
- Täglicher Sonnenschutz für empfindliche Haut
- Neurokosmetik zur Unterstützung von Haut und Nervensystem

Stress reduzieren
- Atemübungen, Meditation oder Yoga in den Alltag integrieren
- Regelmäßige Pausen und kleine entspannende Auszeiten einplanen
- Moderate Bewegung zur Stressreduktion
- Ausreichend Schlaf und stabile Tagesroutine
- Stressauslöser erkennen und gezielt vermeiden

Fazit
Eine Kombination aus sanfter Pflege und Stressmanagement stabilisiert die Haut, reduziert Rötungen und Entzündungen und stärkt dadurch auch dein Wohlbefinden.

Rosazea zeigt sehr deutlich, wie eng Körper und Seele miteinander verbunden sind. Indem du sowohl die äußere Pflege deiner Haut als auch dein inneres Gleichgewicht in den Blick nimmst, kannst du die Entzündungsprozesse beeinflussen, Rötungen mindern und deine Haut langfristig stärken.

Wenn empfindliche Haut um Ruhe ringt

Nicht nur bei Akne oder Rosazea reagiert die Haut empfindlich. Immer mehr Menschen berichten heute von einem Spannungsgefühl, Brennen oder Rötungen, kurz gesagt von einem Unwohlsein in der Haut, ohne dass eine klassische Hauterkrankung vorliegt. Forschende sprechen in diesem Zusammenhang vom sogenannten *sensitive skin syndrome*, einem Phänomen, das zeigt, wie stark äußere und innere Faktoren die Hautsensibilität beeinflussen.

SENSITIVE SKIN SYNDROME

Studien belegen, dass Umweltbelastungen wie Luftverschmutzung, UV-Strahlung oder urbaner Stress die Hautbarriere schwächen und das Nervensystem der Haut überaktivieren können. Auch Klimawandel und steigende Temperaturen spielen eine Rolle, denn ein höherer Hitzeindex belastet die Haut zusätzlich und macht sie anfälliger für Reizungen. Diese Entwicklungen verdeutlichen, dass Hautprobleme immer seltener nur ein Thema der Pflege sind, sondern ein Zusammenspiel aus Umwelt, Lebensstil und innerer Regulation. Ein Zusammenhang, der besonders deutlich wird bei chronisch-entzündlichen Erkrankungen wie Neurodermitis und Schuppenflechte. Dies sind Hautzustände, bei denen die Verbindung zwischen Körper, Psyche und Nervensystem besonders spürbar ist.

NEURODERMITIS

Neurodermitis, medizinisch atopische Dermatitis (AD), ist eine der häufigsten chronisch-entzündlichen Hauterkrankungen. Sie kann Menschen jeden Alters betreffen und verläuft oft in Schüben. Bei dir zeigt sie sich vielleicht als trockene, gerötete Haut, als quälender Juckreiz oder als immer wiederkehrende Ekzeme, die sich nicht so leicht beruhigen lassen. Doch Neurodermitis ist viel mehr als eine »Reizhaut«. Sie ist das Ergebnis eines komplexen Zusammenspiels von genetischer Veranlagung, Immunabwehr, Hautbarriere und Umweltfaktoren. Wissenschaftlich betrachtet entsteht eine Neurodermitis, wenn die natürliche Schutzschicht deiner Haut geschwächt ist und dein Immunsystem überreagiert. Deine Hautbarriere verliert Feuchtigkeit, Allergene und Mikroben dringen leichter ein. Gleichzeitig werden bestimmte

T-Helferzellen (weiße Blutkörperchen), sogenannte Th2-Zellen, überaktiv und regen die Bildung von IgE-Antikörpern an. Diese binden an Mastzellen und setzen entzündungsfördernde Botenstoffe frei. Das Ergebnis sind Ekzeme, Juckreiz und eine Haut, die empfindlicher auf Reize reagiert.

EINE ERKRANKUNG, UNTERSCHIEDLICHE SYMPTOME

Vielleicht hast du schon bemerkt, dass Neurodermitis nicht immer gleich aussieht. Mal sind die Stellen gerötet und nässend, mal trocken und rissig. Sie kann dein Gesicht, deine Arme, deine Hände oder deinen ganzen Körper betreffen. Typisch ist der Juckreiz, der oft nachts stärker wird und deinen Schlaf stört. Am nächsten Tag bist du müde und gereizt.

Somit wird ganz deutlich, dass Neurodermitis nicht nur dein Hautbild, sondern auch deine gesamte Lebensqualität wesentlich beeinträchtigt.

Nicht nur eine Hauterkrankung

Was viele nicht beachten, ist, dass Neurodermitis nicht nur deine Haut betrifft. Sie kann auch die Atemwege, die Augen, den Verdauungstrakt und sogar neuropsychiatrische Bereiche einbeziehen. Deshalb fühlen sich viele Betroffene dadurch nicht nur körperlich, sondern auch emotional stark belastet.
Welche Form deine Neurodermitis annimmt, hängt von vielen Umständen ab: von deinem Alter, deinem genetischen Hintergrund, deinem Lebensstil, beruflichen Belastungen, der Luftverschmutzung und sogar vom Klima, in dem du lebst.

NEUROGLOW-WISSEN

NEURODERMITIS VERSTEHEN

- **Multifaktorielle Erkrankung:** Neurodermitis ist das Ergebnis eines Zusammenspiels von Genetik, Immunabwehr, Hautbarriere und Umweltfaktoren.
- **Geschwächte Barriere:** Die natürliche Schutzschicht der Haut verliert Feuchtigkeit, Allergene und Mikroben dringen leichter ein.
- **Überaktives Immunsystem:** T-Helferzellen (Th2) produzieren verstärkt IgE-Antikörper. Diese binden an Mastzellen, die entzündungsfördernde Botenstoffe freisetzen.
- **Folgen im Alltag:** Das Ergebnis sind Ekzeme, starker Juckreiz und eine Haut, die empfindlicher auf Reize reagiert, besonders in stressigen Phasen.
- **Alltagstipp:** Beobachte, wie sich dein Hautzustand verändert, wenn du gestresst bist oder dich unruhig fühlst. Denn deine Haut spiegelt stets dein Inneres wider.

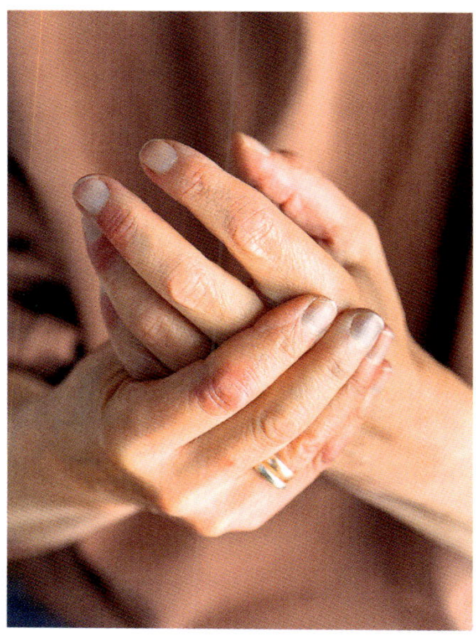

NEUROGLOW-INSIGHT

STRESS UND HAUTENTZÜNDUNGEN

Wenn du unter Stress stehst, läuft in deinem Körper eine Alarmreaktion ab: Stresshormone und Botenstoffe wie Cortisol, Serotonin und Substanz P geraten aus dem Gleichgewicht. Kurzfristig macht dich das wach, doch bei Dauerbelastung schwächt es deine Hautbarriere, kurbelt Entzündungen an und verstärkt Juckreiz oder Rötungen. Deine Haut zeigt dir damit, was dein Inneres bewegt. Sie wird zum Spiegel deines Stresslevels.

WAS STRESS BEI NEURODERMITIS BEDEUTET

Stress spielt bei dieser Krankheit eine besonders große Rolle. Bis zu 70 Prozent der Betroffenen berichten, dass vor einem Schub eine Phase emotionaler Belastung stand. Wenn du unter Druck stehst, reagiert dein Körper über die HPA-Achse *(siehe Seite 20)* und schüttet Cortisol, ACTH (adrenocorticotropes Hormon) und Beta-Endorphin aus. Kurzfristig hilft dir das, leistungsfähig zu bleiben, langfristig bringt es jedoch dein Immunsystem aus der Balance. Th1-Zellen werden unterdrückt, Th2-Zellen überaktiviert und die Bildung von IgE-Antikörpern angeregt. Diese binden an Mastzellen und setzen entzündungsfördernde Botenstoffe frei – genau die Stoffe, die Ekzeme, Juckreiz und Rötungen verstärken. Hinzu kommt, dass Stress das serotonerge System, also die Gesamtheit der Neuronen, die Serotonin ausschütten, in deiner Haut verändert. Serotonin ist nicht nur für deine Stimmung wichtig, sondern auch an Entzündung, Gefäßreaktionen und Juckreiz beteiligt. Der Serotoninspiegel korreliert sogar mit Depressionswerten.

Auch Substanz P, Nervenwachstumsfaktoren und BDNF *(braind-derived neurotrophic factor)* sind bei Neurodermitis erhöht. Sie fördern Entzündung, Juckreiz und sind mit psychiatrischen Symptomen assoziiert. Unter Stress nimmt die Zahl SP (Sensible Substanz P)-positiver Nervenfasern zu und ihr Kontakt zu Mastzellen verstärkt sich. SP gilt inzwischen als möglicher Biomarker und therapeutisches Ziel für Depression und Angst.

HILFE BEI NEURODERMITIS

Neben therapeutischen Maßnahmen spielt die Basistherapie, also die Hautpflege, eine essenzielle Rolle, die gleich mehrere Ebenen ansprechen muss. Sie soll die geschädigte Hautbarriere stabilisieren, die Hornschicht mit Feuchtigkeit versorgen und gereizte Nervenfasern beruhigen.

Klassische Pflege

Bewährt haben sich vor allem drei Gruppen klassischer Wirkstoffe:

- Okklusive Substanzen wie pflanzliche Öle, die einen feinen Schutzfilm bilden und verhindern, dass Wasser ungehindert aus der Haut verdunstet

- Feuchthaltemittel wie etwa Glycerin, Harnstoff (Urea) oder Milchsäure, die Wasser binden und so die Elastizität und Geschmeidigkeit erhöhen
- Barrierestabilisatoren wie Ceramide, Squalen oder Phytosterole, die fehlende Lipide ersetzen und helfen, die Hautbarriere wieder aufzubauen

Wenn du solche Inhaltsstoffe regelmäßig anwendest, spürst du, wie deine Haut sich wieder glatter, geschmeidiger und weniger gespannt anfühlt.

Neurokosmetische Pflege

Aber auch neurokosmetische Wirkstoffe kommen immer mehr zum Einsatz, da sie dort wirken, wo sich Haut und Nervensystem begegnen.
Indem du klassische Basispflege mit neurokosmetischen Innovationen kombinierst, schenkst du deiner Haut nicht nur Feuchtigkeit und Schutz, sondern beruhigst auch dein Nervensystem. Pflege wird so zu einem wohltuenden Ritual, das deine Hautbarriere stärkt, Juckreiz lindert und dir innere Ruhe schenkt.
Gerade weil Neurodermitis eine Erkrankung der Haut-Hirn-Achse ist, kann dir diese Verbindung auch helfen, denn Stress, Angst und Anspannung wirken direkt auf deine Haut und können Schübe verstärken, während eine ruhige Psyche sie besänftigt. Wenn du lernst, Stress wahrzunehmen und abzubauen, unterstützt du nicht nur dein Wohlbefinden, sondern auch deine Hautgesundheit. Sieh es als tägliches Investment in Balance und Heilung von innen und außen.

NEUROGLOW SPÜREN

PFLEGE BEI NEURODERMITIS

- **Pflege:** Wähle eine Creme mit feuchtigkeitsspendenden, barrierestärkenden und neurokosmetischen Wirkstoffen *(siehe Seite 34 und 74)*.
- **Achtsamkeit:** Massiere sie langsam und bewusst ein und atme den Duft tief ein.
- **Wohlbefinden:** Spüre, wie deine Haut sich beruhigt, wie der Juckreiz nachlässt und dein Geist zur Ruhe kommt.

SCHUPPENFLECHTE

Wie Neurodermitis ist auch die sogenannte Schuppenflechte (medizinisch Psoriasis genannt) weit mehr als eine einfache Hautkrankheit.
Beide Erkrankungen beruhen auf einem komplexen Zusammenspiel von Immunsystem, Hautbarriere und Umweltfaktoren und wirken weit über die sichtbaren Symptome hinaus. Während sich Neurodermitis vor allem durch trockene, juckende Ekzeme bemerkbar macht, zeigt sich Schuppenflechte durch scharf begrenzte, schuppende Plaques.
Beide Hauterkrankungen fordern nicht nur deinen Körper, sondern auch deine Psyche heraus. Deshalb lohnt es sich, die Schuppenflechte genauer zu betrachten – ihre Ursachen, ihre Besonderheiten und die Möglichkeiten, sie zu behandeln.

PSORIASIS – WAS SICH HINTER DEM NAMEN VERBIRGT

Schuppenflechte ist eine chronische, immunvermittelte Hauterkrankung. Die häufigste Form ist die Plaque-Psoriasis. Sie zeigt sich in klar abgegrenzten, geröteten Hautstellen mit silbrig-weißen Schuppen, die oft an Ellenbogen, Knien oder der Kopfhaut auftreten. Vielleicht kennst du diese Flecken selbst. Sie können jucken, brennen oder schmerzen und sind zuweilen schwer zu verbergen. Allein diese sichtbaren Zeichen können dich im Alltag belasten, weil sie Aufmerksamkeit erzeugen, die du dir gar nicht wünschst.

Wissenschaftlich ist Schuppenflechte eine komplexe Immunerkrankung, die durch das Zusammenspiel von angeborenem und erworbenem Immunsystem entsteht. Eine genetische Veranlagung erhöht das Risiko erheblich, denn die Erkrankung tritt bei Verwandten ersten und zweiten Grades deutlich häufiger auf als in der Allgemeinbevölkerung. Studien an Zwillingen zeigen Übereinstimmungsraten von etwa 20 bis 73 Prozent bei eineiigen und von 12 bis 30 Prozent bei zweieiigen Zwillingen. Dass diese Werte nicht bei 100 Prozent liegen und es kein klares Vererbungsmuster gibt, zeigt, wie wichtig Umweltfaktoren sind.

NEUROGLOW-WISSEN

SCHUPPENFLECHTE VERSTEHEN

Was ist Psoriasis?
Die Schuppenflechte ist eine chronische immunvermittelte Hauterkrankung mit klar begrenzten, geröteten Plaques und silbrig-weißen Schuppen, oft an Ellenbogen, Knien oder Kopfhaut. Diese können jucken, brennen oder schmerzen und im Alltag emotional belasten.

Warum entsteht Psoriasis?
Ursächlich ist ein fehlgesteuertes Zusammenspiel von angeborenem und erworbenem Immunsystem. Eine genetische Veranlagung erhöht das Risiko deutlich, Umweltfaktoren spielen eine Rolle.

Was verstärkt Psoriasis?
- Infektionen
- Medikamente
- Verletzungen
- Stress

Was bedeutet das im Alltag?
Psoriasis betrifft nicht nur deine Haut, sondern auch dein Wohlbefinden. Stressmanagement und Selbstfürsorge können helfen, Schübe zu lindern und deine Lebensqualität zu verbessern.

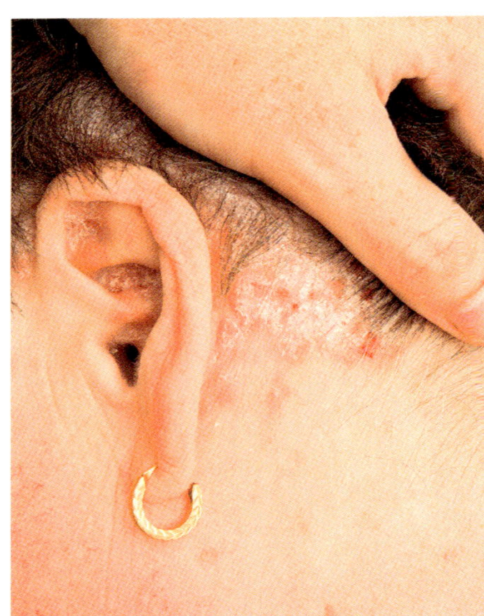

Zu den Auslösern zählen zum Beispiel Infektionen, bestimmte Medikamente, körperliche Verletzungen und vor allem Stress. Schuppenflechte betrifft nicht nur deine Haut. Sie ist mit verschiedenen Begleiterkrankungen verknüpft und kann deine Lebensqualität deutlich mindern. Neben dem sichtbaren Hautbefund kommen bei vielen Menschen noch Gelenkschmerzen, Stoffwechselprobleme oder Herz-Kreislauf-Risiken hinzu. Du bist also nicht allein, wenn du das Gefühl hast, dass diese Erkrankung dich körperlich und seelisch mehr fordert, als man vermuten würde.

STARKE STRESSKOMPONENTE

Stress ist ein besonders wirksamer Verstärker. Studien zeigen, dass emotionale Belastung bei vielen Betroffenen einen Schub auslösen kann. Wenn du unter Druck stehst, reagiert dein Körper mit einer Flut von Stresshormonen wie Cortisol. Diese Hormone verändern dein Immunsystem und sie fördern Entzündungsprozesse, die sich in deiner Haut bemerkbar machen.
Die Kommunikation zwischen Haut und Nervensystem, also die Haut-Hirn-Achse, spielt dabei eine entscheidende Rolle. Über spezielle Nervenfasern und Botenstoffe gelangen Reize aus deinem Inneren in die Haut und können dort Entzündung und Juckreiz verstärken. Umgekehrt kann eine ruhige Psyche deine Haut beruhigen. Wenn du Stress wahrnimmst und lernst, ihn abzubauen, unterstützt du nicht nur dein Allgemeinbefinden, sondern auch deine Hautgesundheit.

ZURÜCK ZUM WOHLBEFINDEN

Neben der medizinischen Behandlung können auch neurokosmetische Ansätze dein Wohlbefinden unterstützen. Moderne Formulierungen enthalten Wirkstoffe, die sowohl deine Hautbarriere als auch dein Nervensystem ansprechen. Cannabinoidaktive Substanzen, etwa kosmetisches CBD, interagieren mit CB1- und CB2-Rezeptoren in der Haut und zeigen Potenzial, Juckreiz und Rötungen lindern zu können. Kombiniert mit klassischen Pflegestoffen wie Ceramiden, Harnstoff oder pflanzlichen Ölen entsteht so eine Pflege, die deine Hautbarriere stärkt, Schuppenbildung mindert und zugleich deine innere Ruhe fördert.
Die Psychodermatologie geht noch einen Schritt weiter. Sie verbindet die dermatologische Behandlung mit psychologischen Verfahren und berücksichtigt gezielt den Einfluss von Stress, Emotionen und dem Lebensstil auf chronische Hautkrankheiten wie Psoriasis. Therapien wie die kognitive Verhaltenstherapie, die achtsamkeitsbasierte Stressreduktion oder ein Entspannungstraining können nicht nur dein seelisches Befinden verbessern, sondern auch den Verlauf der Hautsymptome günstig beeinflussen.

NEUROGLOW-INSIGHT

SO WIRD PSORIASIS HEUTE BEHANDELT

- **Diagnose und Verlauf:** Ärztinnen und Ärzte erfassen mit Skalen wie PASI und DLQI den Schweregrad der Erkrankung und die Lebensqualität und passen die Therapie individuell an.
- **Therapieoptionen:** Cremes und Salben, Lichttherapie, Tabletten und moderne Biologika bremsen die Entzündung und beruhigen deine Haut.
- **Neue Entwicklungen:** Dank moderner Forschung werden Therapien laufend verbessert. Biologika, Biosimilars und optimierte topische Formulierungen (zur äußeren Anwendung) eröffnen nachhaltige sowie individuell abgestimmte Behandlungsmöglichkeiten *(siehe auch Seite 67)*.
- **Ganzheitlicher Ansatz:** Mit einer Kombination aus medizinischer Therapie, psychodermatologischer Unterstützung, Stressabbau und einer bewussten Pflegeroutine stabilisierst du deine Haut und gewinnst innere Balance.

Studien zeigen, dass Patientinnen und Patienten, die neben medizinischen Therapien psychologische Unterstützung erhalten, weniger Schübe haben, besser schlafen und sich insgesamt belastbarer fühlen. Auf diese Weise wird Schuppenflechte ganzheitlich behandelt: Medikamente und Pflege beruhigen die Haut, psychodermatologische Maßnahmen beruhigen dein Nervensystem.

Ärztinnen und Ärzte nutzen spezielle Skalen wie PASI (Psoriasis Area and Severity Index) und DLQI (Dermatologischer Lebensqualitäts-Index), um den Schweregrad deiner Schuppenflechte und deine Lebensqualität zu erfassen und die passende Therapie auszuwählen. Heilbar ist Schuppenflechte zwar nicht, aber sie lässt sich gut behandeln: Cremes, Lichttherapie, Tabletten und moderne Biologika (Arzneistoffe, die biotechnologisch oder mithilfe von gentechnisch veränderten Organismen hergestellt werden) können Entzündungen deutlich bremsen und deine Haut beruhigen. Dank neuer Erkenntnisse werden diese Therapien laufend verbessert und individuell angepasst.

Wenn du eine medizinische Behandlung mit psychodermatologischer Unterstützung, Stressabbau und einer bewussten Pflegeroutine kombinierst, entsteht ein persönliches Programm, das deine Haut stabilisiert und dir inneren Halt gibt – ein aktiver Weg zu mehr Selbstfürsorge, Wissen und Zuversicht.

Haut und Psyche im Einklang: Wege aus der Stress-Falle

In den vorangegangenen Kapiteln hast du erfahren, dass unsere Haut weit mehr ist als ein schützender Mantel. Sie ist ein lebendiges Organ, das dein Inneres widerspiegelt. Stelle sie dir wie einen Seismografen vor für das, was in dir vorgeht. Stress, Angst und depressive Verstimmungen hinterlassen sichtbare Spuren, denn letztlich kann jede Rötung, jeder Pickel, jedes Spannungsgefühl dir zeigen, wie es innerlich um dich steht.

WIE DIE PSYCHE AUF DIE HAUT WIRKT …

Psychokutane Erkrankungen wie Akne, Rosazea, Neurodermitis oder Schuppenflechte verdeutlichen, wie eng Haut und Seele miteinander verwoben sind. Jüngere Studien aus dem interdisziplinären Bereich der Psychodermatologie belegen, dass Schwierigkeiten im Umgang mit Gefühlen bei vielen Hauterkrankungen eine zentrale Rolle spielen.

Haut und zentrales Nervensystem haben denselben embryologischen Ursprung *(siehe Seite 9)* und nutzen ähnliche Neuromodulatoren, Peptide und biochemische Systeme. Deshalb spiegelt deine Haut, was du innerlich erlebst, und ist sowohl an einer möglichen Entstehung als auch an der Verschlimmerung vieler Hautkrankheiten beteiligt.

NEUROGLOW-INSIGHT

HAUTGEFÜHL UND STIMMUNG

Was passiert bei Stress, Angst oder Niedergeschlagenheit?
Die Balance wichtiger Neurotransmitter wie Serotonin und Dopamin verschiebt sich. Diese Botenstoffe regulieren nicht nur deine Stimmung, sondern auch Entzündungsprozesse, die Durchblutung und Regeneration der Haut. Gleichzeitig werden mehr Entzündungsmediatoren freigesetzt, während Stresshormone wie Cortisol deine Hautbarriere zusätzlich schwächen.

Was bedeutet das für deine Haut?

- Sie wird trockener, empfindlicher und reagiert stärker auf Reize.
- Juckreiz und Spannungsgefühle nehmen zu.
- Kleine Verletzungen oder Pickel heilen deutlich langsamer ab.

Alltagstipp
Achte einmal darauf, wie sich deine Haut anfühlt, wenn du viel Stress hast oder traurig bist. Viele Betroffene berichten, dass sie in solchen Phasen schneller Rötungen, Trockenheit oder Juckreiz bemerken. Diese Signale sind kein Zufall, sondern sie zeigen dir, wie eng Stimmung und Haut miteinander verbunden sind.

... UND UMGEKEHRT

Psychische Erkrankungen können den Verlauf einer Hauterkrankung beeinflussen, ihr Auftreten begünstigen oder bestehende Hautschäden verschlimmern. Typische Reaktionen sind Erröten, Erblassen oder starkes Schwitzen. Viele Erkrankungen der Haut werden durch Stress und psychische Störungen verstärkt, dazu gehören neben den oben genannten Erkrankungen auch Infektionen wie Herpes, Warzen oder Pilzerkrankungen. Selbst Tumore, allergische Reaktionen, Urtikaria (Nesselsucht), Vitiligo und Haarausfall stehen in Verbindung zu Stress.
Bei Neurodermitis ist der Zusammenhang laut der wissenschaftlichen Literatur sehr deutlich. Sie steht in rund 70 Prozent der Fälle mit Stress in Verbindung, aber häufig auch mit Angst, Depression oder Neurosen. Bei der Schuppenflechte liegt die Rate bei ungefähr 39 Prozent, verbunden mit Depression, Zwangsgedanken oder Alkoholmissbrauch.
Es gibt aber auch Hautkrankheiten, die direkt aus psychischen Störungen heraus entstehen. Dazu gehören selbst zugefügte Dermatosen wie Trichotillomanie (Haareausreißen) oder das Nägelkauen, absichtliche Verletzungen oder *acné excoriée* (*skin picking disorder* oder umgangssprachlich »Knibbelakne«).

NEUROGLOW-INSIGHT

STRESS UNTER DER HAUT

Wie reagiert dein Körper auf anhaltenden Stress oder Angst?

- **Aktivierung der Stressachse:** Dein Gehirn (Hypothalamus und Hypophyse) signalisiert den Nebennieren, Stresshormone auszuschütten.
- **Cortisol und Adrenalin:** Kurzfristig machen sie dich wach und leistungsfähig, bei Dauerbelastung stressen sie jedoch deine Haut.

Was bedeutet das für deine Haut?

- Die Hautbarriere wird durchlässiger und die Haut trockener.
- Talgdrüsen produzieren mehr Fett – Pickel und Unreinheiten entstehen leichter.
- Entzündungen verstärken sich, Juckreiz und Rötungen nehmen zu.

Fazit

Deine Haut reagiert sensibel auf innere Belastungen. Wenn du lernst, Stress zu reduzieren, stärkst du nicht nur dein Nervensystem, sondern im nächsten Schritt auch deine Hautgesundheit.

SEKUNDÄRFOLGEN FÜR DIE PSYCHE

Andere Hautkrankheiten wirken sich umgekehrt in zweiter Linie auf die Psyche aus. Sie belasten das Selbstwertgefühl, beeinflussen das Körperbild und können Depressionen, Frustration oder soziale Ängste nach sich ziehen.
Vielleicht hast du selbst schon erlebt, wie sehr sichtbare Hautveränderungen dein Leben beeinflussen können. Stell dir eine junge Frau vor, die an einem warmen Sommertag ins Freibad geht. Sie freut sich auf das Wasser, doch auf ihrem Rücken sind deutlich entzündete Aknepickel zu sehen. Obwohl niemand etwas sagt, fühlt sie die Blicke der anderen und legt sich automatisch ein Handtuch um oder bleibt lieber am Rand sitzen. Oder denk an

einen Mann mittleren Alters mit einer auffälligen Psoriasis-Plaque im Gesicht. Er weiß, dass die Flecken nicht ansteckend sind, erlebt aber täglich irritierte Blicke in der Straßenbahn oder am Arbeitsplatz. Diese Situationen sind keine Seltenheit und zeigen deutlich, wie stark Hauterkrankungen nicht nur den Körper, sondern auch das Selbstwertgefühl und die soziale Teilhabe beeinflussen.
Hyperpigmentierungen oder Melasma, also sichtbare Pigmentflecke, gehören auch zu den Hautveränderungen, die seelisch stark belasten können. Aktuelle Forschungsdaten zeigen, dass sie weit mehr sind als ein ästhetisches Problem.
Besonders bei jüngeren Menschen können sie erheblichen psychischen Druck auslösen. Gefühle von Unwohlsein, Scham oder Angst sind keine Seltenheit, vor allem, wenn die eigene Haut nicht dem in sozialen Medien verbreiteten Ideal entspricht. Eine internationale Studie mit über 48 000 Erwachsenen aus 34 Ländern verdeutlicht die Dimension dieser Belastung: Rund 46 Prozent der Befragten gaben an, dass ihre Lebensqualität durch Pigmentstörungen spürbar eingeschränkt ist. Bei Melasmabetroffenen war die psychische Belastung besonders hoch. Fast die Hälfte (45,7 Prozent) überschritt den Schwellenwert für klinisch relevante Angst. Diese Ergebnisse zeigen, dass vermeintlich »unscheinbare« oder »kosmetische« Hautveränderungen eine tiefe emotionale Wirkung haben können.

UND IMMER WIEDER: STRESS

Wir wissen, einer der häufigsten Auslöser für Hautprobleme ist Stress. Gerät dein System unter Druck, verändern Stresshormone wie Cortisol die natürlichen Schutzmechanismen deiner Haut. Die Barriere wird schwächer, die Haut trockener und empfindlicher, selbst das Mikrobiom kann aus dem Gleichgewicht geraten. Dadurch entstehen schneller Entzündungen, Rötungen oder Unreinheiten.
Akne verschlimmert sich unter Stress, weil die Talgdrüsen stärker auf Stresshormone reagieren und mehr Fett produzieren. Pickel entstehen leichter, bestehende Entzündungen verstärken sich.
Die Ausschüttung von Cortisol und entzündlichen Botenstoffen wirkt auch auf die Pigmentzellen der Haut, die Melanozyten, und kann dort die Melaninproduktion anregen, sodass dann Hyperpigmentierungen entstehen. Bei Neurodermitis nimmt Juckreiz zu, bei Psoriasis treten Schübe häufiger auf, Rosazea zeigt intensivere Rötungen.
Stress wirkt wie ein Verstärker für bereits bestehende Hautprobleme. Angstzustände aktivieren ähnliche neurochemische Prozesse. Dein Nervensystem reagiert empfindlicher auf Reize, die sonst kaum bemerkbar wären. Juckreiz, Spannungsgefühle und Rötungen nehmen zu. Dein Verhalten kann deine Haut zusätzlich belasten, indem du dich unbewusst kratzt oder Pickel ausdrückst.

Die Haut wird zu einem sensiblen Indikator für deine innere Anspannung. Depressionen verändern messbar die Neurotransmitterbalance. Studien zeigen, dass depressive Menschen eine schlechtere Hautbarriere haben, dass bei ihnen die Wundheilung verzögert ist und Entzündungen stärker ausfallen. Wunden, die bei guter Stimmung schneller abheilen, brauchen unter emotionaler Belastung länger. Auch die natürliche Hauterneuerung verlangsamt sich, die Haut wirkt blasser und trockener.
Sogar die Wahrnehmung der Haut verändert sich. Wer gestresst ist, nimmt Rötungen und Unreinheiten intensiver wahr, Angst erhöht die Empfindlichkeit für Juckreiz. Depressive Phasen erschweren es, die Pflege als angenehmes Ritual zu erleben. Bewusste Selbstfürsorge wird dadurch zu einer Möglichkeit, wieder in Verbindung mit dir selbst und deiner Haut zu treten.
Ernährung und Lebensstil verstärken diesen Effekt. Zucker, stark verarbeitete Lebensmittel oder Alkohol fördern Entzündungen im Körper. Bewegung steigert Durchblutung, unterstützt die Hautbarriere, reduziert Stresshormone. Ausreichender Schlaf reguliert die Hormone und verbessert die Hauterneuerung.

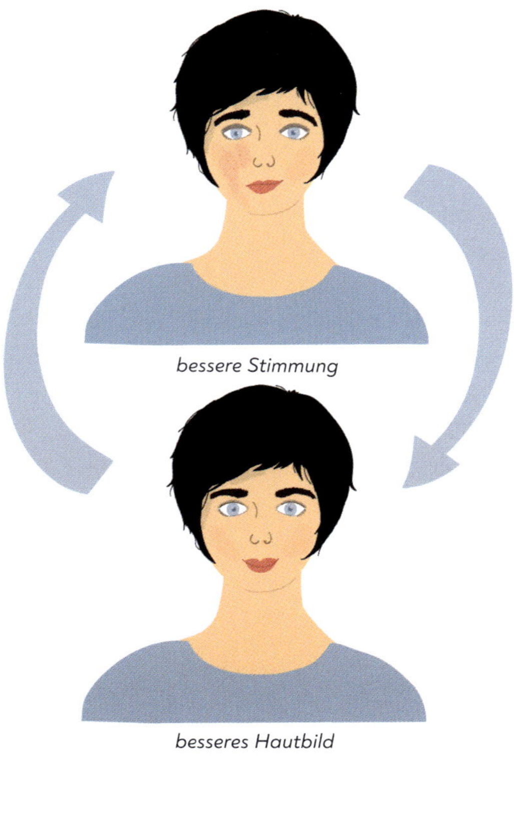

DEN TEUFELSKREIS UMKEHREN

Die Verbindung von Psyche und Haut ist ein Kreislauf: Schlechte Stimmung verschlechtert das Hautbild und ein schlechteres Hautbild dämpft die Stimmung. Wer diesen Kreislauf erkennt, kann ihn gezielt durchbrechen. Festzuhalten ist, dass jeder Gedanke, jede Emotion, jede Stressreaktion das Potenzial hat, in deiner Haut Spuren zu hinterlassen. Deshalb kann eine ruhige, stabile Psyche deine Haut beruhigen und ihre Heilungsprozesse unterstützen. Dieses Wissen ist einer der Schlüssel, um Hautpflege und Therapie völlig neu zu denken.

THERAPIEN FÜR KÖRPER UND GEIST

Die moderne Medizin hat in den letzten Jahren enorme Fortschritte bei der Therapie von Hauterkrankungen gemacht.

Wir können die Verbindung von Psyche und Haut auch nutzen, um die Haut zu beruhigen.

Biologika, JAK-Inhibitoren und gezielt entwickelte Cremes und Lotionen können Entzündungen eindämmen und chronische Hautkrankheiten wie Neurodermitis und Psoriasis deutlich verbessern. Auch bei Akne und Rosazea gibt es wirksame medizinische Therapien, die die Entzündung bekämpfen, Bakterien regulieren oder Gefäße stabilisieren.
Doch Medikamente allein können nicht alles leisten. Forschung und Praxis zeigen immer deutlicher, dass gerade chronisch-entzündliche Hauterkrankungen – und dazu gehören auch Akne und Rosazea – besonders gut auf Methoden ansprechen, die Stress abbauen, das Nervensystem stabilisieren und Verhaltensmuster verändern.
Hier kommen Mind-Body-Therapien ins Spiel. Sie zielen darauf ab, die Wechselwirkungen zwischen Körper, Geist und Haut bewusst zu nutzen. In Studien konnte gezeigt werden, dass Methoden wie achtsame Atemübungen, Meditation, Yoga, progressive Muskelentspannung oder Biofeedback nicht nur dein subjektives Wohlbefinden steigern, sondern auch messbare Effekte auf deine Haut haben: Entzündungsmarker sinken, Juckreiz nimmt ab, Schübe bei Neurodermitis oder Psoriasis treten seltener auf oder werden schwächer.
Für Akne und Rosazea gilt, dass es keine »reine« Mind-Body-Therapie gibt, welche ihre medizinische Behandlung ersetzt. Aber psychologische und psychosoziale Ansätze sind eine wichtige Ergänzung zu medizinischen Behandlungen. Sie helfen, den psychischen Stress zu reduzieren, den viele Betroffene erleben, und verbessern so nachweislich die Lebensqualität.
Vielleicht kennst du es aus deinem Alltag: Ein hektischer Arbeitstag, Zeitdruck, Sorgen oder Ärger und am Abend spürst du, wie deine Haut spannt, juckt, sich rötet oder Pickel stärker hervortreten.
Umgekehrt kennst du sicher auch die Momente, in denen du nach einer ruhigen Auszeit, einem belebenden Spaziergang in der Natur oder einer wohltuenden Massage spürst, wie deine Haut weicher und ausgeglichener wirkt. Diese Erfahrungen sind kein Zufall. Sie spiegeln dir die enge Verbindung zwischen deinem Nervensystem und deiner Haut.

NEUROGLOW-WISSEN

BIOLOGIKA UND JAK-INHIBITOREN

Biologika
Biologika sind biotechnologisch hergestellte Antikörper, die gezielt Entzündungsbotenstoffe wie Interleukin-4 oder -13 blockieren. Sie beruhigen das Immunsystem, lindern Rötungen, Schuppen und Juckreiz und werden meist als Spritze direkt unter die Haut verabreicht.

JAK-Inhibitoren
JAK-Inhibitoren gibt es in Tablettenform. Sie hemmen die Enzyme (Januskinasen oder JAKs), über die Entzündungssignale weitergegeben werden, dämpfen mehrere Entzündungswege gleichzeitig und können Schübe schnell reduzieren.

STRESS BEWUSST STOPPEN

Genau hier greifen Mind-Body-Therapien an. Sie helfen dir, Stressreaktionen bewusst zu unterbrechen, dein vegetatives Nervensystem (Sympathikus und Parasympathikus) wieder ins Gleichgewicht zu bringen und so Entzündungsprozesse in deiner Haut abzuschwächen.
Besonders wichtig ist dabei der Vagusnerv, der große Ruhe- und Erholungsnerv. Er verbindet Gehirn, Herz, Darm und Haut und aktiviert dein »inneres Bremspedal«. Wenn du lernst, den Vagusnerv zu stimulieren, zum Beispiel durch langsames, tiefes Atmen, durch Summen oder durch Meditation *(siehe Seite 105)*, senkst du den Cortisolspiegel, regulierst dein Immunsystem und stärkst so indirekt auch die Hautbarriere.
Gerade bei Kindern zeigt sich der Nutzen früh angewandter Methoden. Ein gutes Beispiel ist hier juckende Haut: Statt dein Kind zu ermahnen, dass es nicht kratzen soll, kannst du seine Haut sanft mit einer Emulsion massieren und ruhig mit ihm sprechen. Diese einfache Technik zur Veränderung von Gewohnheiten ersetzt die schlechte Angewohnheit des Kratzens durch positive Berührung und beruhigt dadurch das Nervensystem und die Haut zugleich.

Kombinierte Wirksamkeit

Studien belegen, dass Menschen mit chronischen Hautkrankheiten, die Mind-Body-Techniken in ihre Routine integrieren, seltener starke Schübe erleben, weniger Medikamente benötigen und sich insgesamt vitaler und belastbarer fühlen. Besonders wirksam sind Programme, die mehrere Ansätze kombinieren. Ein Beispiel ist die achtsamkeitsbasierte Stressreduktion (*mindfulness-based stress reduction* oder MBSR): 8 Wochen lang üben Betroffene Meditation, Yoga und achtsame Körperwahrnehmung. Anschließend berichten sie von weniger Juckreiz, besseren Hautzuständen und einer verbesserten Lebensqualität. Verhaltenstherapie und gezielte Stressbewältigungsprogramme können ebenfalls helfen, den Kreislauf aus Hautproblemen und psychischer Belastung zu durchbrechen. Wer lernt, frühzeitig auf Stresssignale zu reagieren, statt in alte Muster wie Kratzen, Drücken oder Vermeiden zu verfallen, schützt seine Haut und stärkt seine Selbstwirksamkeit. Manche Hautkliniken kombinieren heute medizinische Behandlungen ganz selbstverständlich mit psychologischen Trainings, Entspannungskursen oder Beratung zu Ernährung und Schlafhygiene.

NEUROGLOW-INSIGHT

MIND-BODY-THERAPIEN: WISSENSCHAFTLICH FUNDIERT

Mind-Body-Therapien sind keine Esoterik, sondern wissenschaftlich fundiert. Sie senken Stresshormone, stabilisieren das Nervensystem und können so Hautreaktionen wie Juckreiz, Rötungen und sogar die Schübe von Hautkrankheiten wie Rosazea, Neurodermitis oder Schuppenflechte abschwächen.

MIND-BODY-THERAPIEN ALLTAGSTAUGLICH UMSETZEN

Das Schöne an Mind-Body-Therapien ist, dass du vieles davon selbst direkt in deinem Alltag umsetzen kannst – ohne aufwendige Hilfsmittel. Schon wenige Minuten am Tag reichen aus, um dein Nervensystem zu beruhigen: Morgens drei bewusste Atemzüge, bevor du aus dem Bett steigst. Ein kurzer Spaziergang in der Mittagspause, bei dem du dein Handy in der Tasche lässt und nur die frische Luft spürst. Abends eine Creme bewusst auftragen, langsam und genüsslich, mit sanften Massagebewegungen. Diese kleinen Rituale aktivieren dein Parasympathikussystem, senken den Spiegel der Stresshormone und lassen deine Haut aufatmen. Dabei geht es nicht darum, alles perfekt zu machen. Es geht darum, dir bewusst Zeit zu schenken, achtsam mit dir umzugehen und deinen Körper und damit deine Haut als Verbündete zu sehen.

Mind-Body-Therapien laden dich ein, deine Haut nicht nur als Problemzone zu betrachten, sondern als Spiegel deines inneren Zustands und direkten Zugang zu deinem Wohlbefinden.

Natürlich ersetzen diese Methoden keine medizinische Behandlung. Aber sie ergänzen sie auf ideale Weise. Medikamente dämpfen Entzündungen, Mind-Body-Therapien beruhigen dein Nervensystem und gemeinsam ermöglichen sie, dass deine Haut sich regenerieren und heilen kann. Das ist die wahre Stärke dieses Ansatzes: Er sieht dich als Ganzes.

Indem du beginnst, dein Nervensystem zu beruhigen und dein inneres Gleichgewicht zu pflegen, stärkst du nicht nur deine Haut, sondern auch dein Selbstwertgefühl. Du erlebst Selbstwirksamkeit, also dass du selbst aktiv Einfluss auf dein Wohlbefinden nehmen kannst. Und genau das ist vielleicht der wichtigste Schritt auf dem Weg zu einer Haut, die nicht nur gesund aussieht, sondern sich auch gesund anfühlt.

NEUROGLOW SPÜREN

MIND-BODY-THERAPIEN ZUM AUSPROBIEREN

3-Minuten-Atemübung für ruhige Haut

- Setze dich bequem hin, schließe die Augen und lege eine Hand sanft auf deinen Bauch.
- Atme langsam durch die Nase ein und zähle bis vier, halte den Atem für 2 Sekunden an und atme dann doppelt so lange wieder aus, während du bis acht zählst.
- Diese kurze Atemtechnik beruhigt dein Nervensystem, senkt Stresshormone wie Cortisol und kann auf diese Weise auch entzündliche Hautreaktionen abmildern.

Kurze Entspannungspause mit Bodyscan

- Lehne dich für 2 Minuten zurück, schließe die Augen und wandere gedanklich durch deinen Körper – von den Füßen bis zum Gesicht.
- Nimm Spannungen wahr und lass sie dann ganz bewusst los.
- Diese Methode senkt messbar den Stresslevel und wirkt sich positiv auf Hautzustände wie Juckreiz oder Rötungen aus.

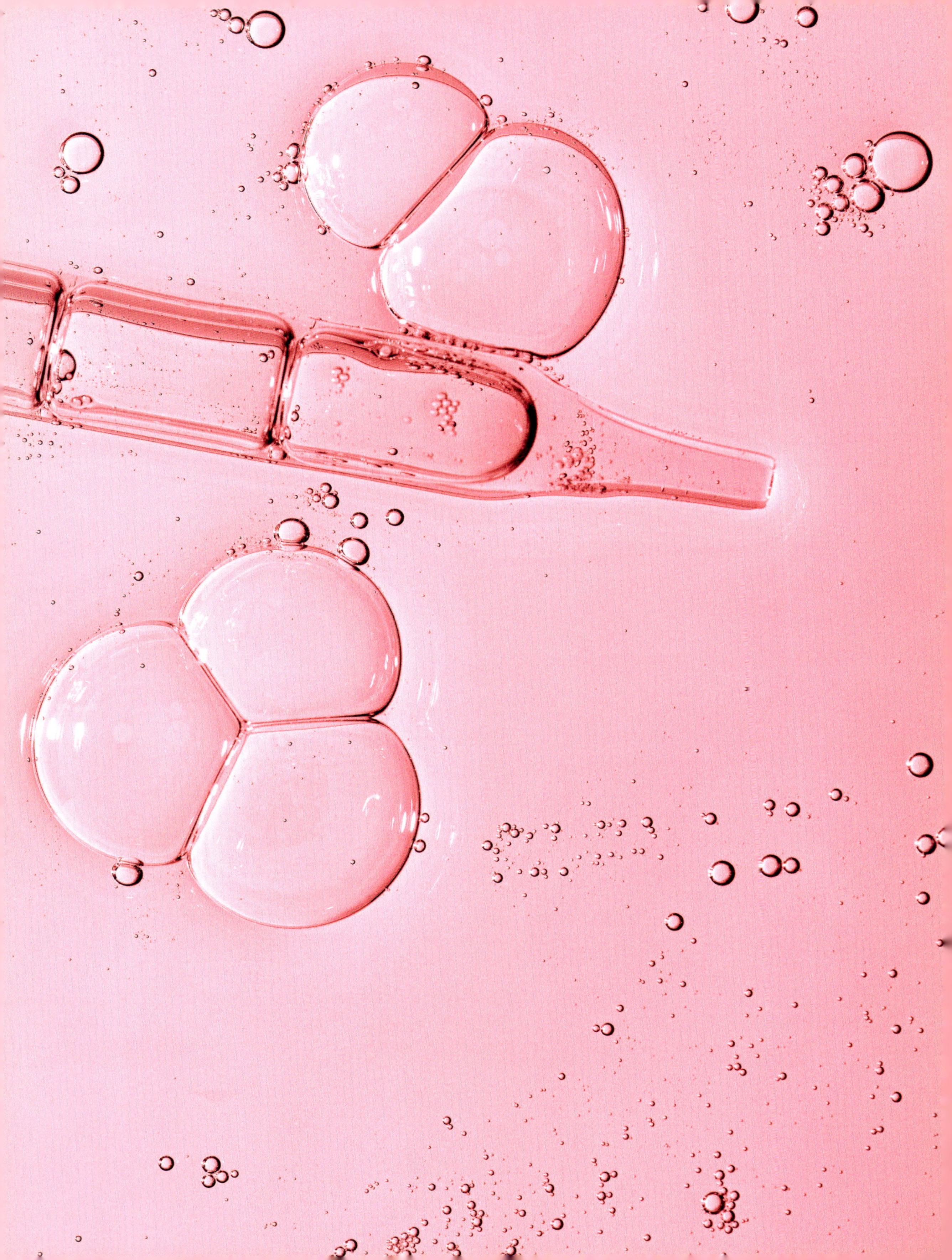

find your glow

DAS GLOW-UP

Wie du dein Bad zu deiner Wohlfühloase machst und die Geheimnisse der Neurokosmetik nutzt, um zu mehr Ruhe und Strahlkraft zu finden.

Neurokosmetik im Alltag: Für Ruhe und Strahlkraft

Du hast bereits erlebt, wie eng deine Haut mit deinem Nervensystem verbunden ist. Wenn dich Termine jagen, der Schlaf zu kurz kommt oder ein Konflikt nachhallt, spürt deine Haut das oft zuerst. Sie brennt, rötet sich, fühlt sich dünn an oder wirkt plötzlich stumpf. Genau hier setzen neurokosmetische Wirkstoffe an. Sie beruhigen überreizte Sensoren, dämpfen Entzündungen, stärken die Barriere und schaffen die Voraussetzungen dafür, dass deine Haut wieder leuchten kann.

ENTSTRESSEN MIT NEUROKOSMETIK

Wichtig dabei ist, dass Stress nicht als einzelne Emotion verstanden wird. Er ist eine regelrechte Kaskade *(siehe Seite 39)*. Herz und Atem werden schneller, die Muskulatur spannt an, die Hautbarriere verliert Wasser und der Spiegel entzündlicher Botenstoffe steigt an. Die Folge ist eine gestresste und vor allem eine empfindliche Haut.

Studien zeigen, dass Mind-Body-Therapien wie Achtsamkeit, Meditation, Atemtraining, Yoga und kognitive Verhaltenstherapie Stresshormone senken, Entzündungswege modulieren und somit die Lebensqualität und das Erscheinungsbild der Haut verbessern können. Das ist für chronische Hauterkrankungen wie Neurodermitis und Psoriasis besonders bedeutsam, wirkt aber auch bei empfindlicher und schnell gestresster Haut. Die optimale Pflege verbindet deshalb beides: Achtsamkeit entspannt und die richtige Neurokosmetik lässt deine Haut wieder strahlen. Dabei wirken neurokosmetische Wirkstoffe auf vier Ebenen:

- **Sie beruhigen die sensorischen Stressrezeptoren:** In unserer Haut gibt es winzige »Antennen«, sogenannte TRP-Kanäle (zum Beispiel TRPV1). Sie reagieren auf Hitze, Reibung oder scharfe Substanzen und lösen Empfindungen wie Brennen, Kribbeln oder Rötung aus. Wenn sie überaktiv sind, fühlt sich die Haut gereizt an. Wirkstoffe, die diese Rezeptoren beruhigen oder blockieren, helfen der Haut, wieder ins Gleichgewicht zu kommen.
- **Sie reduzieren neurogene Entzündungen:** Bei Stress schüttet die Haut Botenstoffe aus, zum Beispiel Sub-

stanz P, CGRP oder Interleukine, die Rötungen und Empfindlichkeit unserer Haut verstärken. Peptide oder Pflanzenextrakte können diese Signale abmildern, sodass die Haut weniger stark reagiert und die Entzündungsneigung sinkt.
- **Sie unterstützen die hormonelle Balance in der Haut:** Unsere Haut produziert und verarbeitet selbst Hormone wie Cortisol, vor allem bei Stress oder nachts während der Regeneration. Neurokosmetische Wirkstoffe helfen, diese hormonellen Signale auszugleichen, sodass die Haut ausgeruhter, gleichmäßiger und stabiler erscheint.
- **Sie stärken die Hautbarriere und schützen die Zellen:** Die Hautbarriere wirkt wie ein Schutzschild, denn sie bewahrt Feuchtigkeit und hält Reizstoffe draußen. Wenn sie stabil ist, verliert die Haut weniger Wasser, muss weniger »Alarm schlagen« und wird stressresistenter. Zusätzlich wirken Antioxidantien als Zellschutz, indem sie freie Radikale neutralisieren – aggressive Sauerstoffmoleküle, die Entzündungen fördern und die Hautalterung beschleunigen können.

Fazit: Neurokosmetische Wirkstoffe beruhigen die Haut, stärken ihre Schutzbarriere, unterstützen die hormonelle Balance und regulieren Stresssignale im Nervensystem. So verwandeln sie Pflege in ein ganzheitliches Ritual, das Haut, Körper und Geist beruhigt und ausgleicht. Dabei ist die Art und Weise, wie du deine Pflege anwendest, entscheidend und kann die Wirkung spürbar verstärken.

PFLEGE FÜR HAUT UND PSYCHE

Vielleicht hast du es schon einmal gespürt: Wenn du dir beim Auftragen einer Creme Zeit nimmst, bewusst atmest und dein Gesicht sanft massierst, fühlt sich nicht nur deine Haut anders an, sondern auch dein Inneres. Studien aus dem Jahr 2023 belegen diesen Effekt.
So zeigte eine Untersuchung mit 50 Frauen zwischen 40 und 60 Jahren, dass bereits eine 3-minütige tägliche Gesichtsmassage über 2 Wochen feine Linien und Zeichen von Müdigkeit sichtbar glättet, Ausstrahlung und Hautvolumen verbessert und gleichzeitig das subjektive Wohlbefinden steigert.
In einer weiteren sogenannten Pilotstudie (das ist eine kleine Vorstudie zur ersten Einschätzung von Wirkung und Machbarkeit) mit 62 Frauen fanden sich Hinweise darauf, dass eine ähnliche Routine die Schlafqualität verbessern, Tagesmüdigkeit verringern und das Wohlbefinden erhöhen kann. Eine andere Untersuchung zeigte, dass das achtsame Auftragen von Hautpflege in Kombination mit positiven Gedanken Selbstbild und Stimmung messbar verbessern kann.

Das Wirkstoff-Playbook

Eine Selbstmassage oder ein Self-Facial ist mehr als eine Technik. Sie ist eine Brücke zwischen Pflege, Entspannung und innerer Balance. Hier findest du einen Überblick über die zentralen Wirkstoffe, die diesen Dialog zwischen Haut, Zellen und Nerven unterstützen.

Niacinamid ist die leise, zuverlässige Basis. Diese Form von Vitamin B_3 versorgt die Zellen mit NAD^+, fördert die Bildung von Barrierelipiden und dämpft oxidative und entzündliche Signale. Du spürst das als nachlassendes Spannungsgefühl. Ein Serum mit etwa 5 Prozent passt morgens fast immer. 2 Tropfen zwischen den Fingerspitzen erwärmen und langsam von der Mitte nach außen verteilen.

Rhodosorus-marinus-Extrakt zielt auf TRPV1. Wenn du bei Wind, scharfen Speisen oder Temperaturwechseln schnell Brennen fühlst, kann ein solches Algen-Serum die Reaktion abmildern. Viele beschreiben ein kühleres Hautgefühl und weniger Prickeln. Punktuell auf Wangen oder Nasenflügel aufgetragen, wirkt es besonders angenehm.

Albatrellus-ovinus-Extrakt aus dem gleichnamigen Speisepilz in Produkten wie Defensil Soft beruhigt hitzebedingte Reizungen. Er eignet sich an warmen Tagen, nach dem Sport oder in trockener Heizungsluft. Dünn auf die gereizten Stellen auftragen und danach deine gewohnte Pflege darüberlegen.

Palmitoyl Tripeptide-8, häufig als Neutrazen bezeichnet, ist ein neurokosmetisches Peptid. Gib es abends nach der Reinigung auf die Zonen, die sich gern röten, und eine einfache Barrierelotion darüber. Das Peptid adressiert neurogene Rötung und Reizreaktionen nach Alltagsbelastungen wie Reinigung, Reibung oder Sonne.

Acetyl Dipeptide-1 Cetyl Ester, bekannt als Calmosensine, ist ein After-Shave-Helfer. Wenn die Haut nach Rasur oder Peeling kribbelt oder brennt, trägst du eine kleine Menge auf, presst die Hände sanft auf und lässt die Formulierung arbeiten. Nicht reiben, nicht rubbeln. Die leichte Berührung aktiviert die C-taktilen Fasern, die Signale von Ruhe und Zugehörigkeit senden.

Tephrosia-purpurea-Samenextrakt spricht die Wohlfühlschiene an. In Laborarbeiten zeigt er Effekte auf die lokale Cortisoldynamik der Hautzellen. Er eignet sich für Tage, an denen du schnell errötest wie vor einem Vortrag oder nach einer Pendelstrecke in stickiger Luft. Morgens dünn unter die Tagespflege, anschließend Sonnenschutz auftragen.

Cherimoya-Extrakt ist ein spannendes Bindeglied zwischen Haut und Gefühlslage. In einer Studie zu empfindlicher Haut verbesserten sich Hautbild, Schlafqualität und das subjektive Stressniveau. Sogar der Cortisolwert im Speichel ging zurück. Wenn dich mentale Belastung begleitet, kann eine Kur über einige Wochen lohnen.

Timutpfeffer, *Zanthoxylum armatum,* unterstützt die neuronale Aktivität der Haut und schützt Hautnerven Alterungsstress. In Phasen hoher Reizdichte morgens lokal einsetzen.

Pancratium maritimum, die Dünen-Trichternarzisse, hilft bei stressbedingten Pigmenträndern. Unter Stress steigt das Protein p53, bPOMC wird angeregt und Melanin verteilt sich großzügiger. Der Extrakt der Dünen-Trichternarzisse unterbricht diese Kette, Flecken werden mit konsequentem Sonnenschutz kleiner und heller. Trage ihn morgens dünn unter den Sonnenschutz auf und habe Geduld.

Pistacia lentiscus, auch Mastix, adressiert die Zellfitness. FOXO und KLOTHO sind Schutzprogramme, die mit Alter oder Dauerstress an Aktivität verlieren. Mastixextrakt kann diese Achse positiv beeinflussen. Deine Wangen wirken praller, Make-up rutscht weniger in Linien.

Antioxidantien sind die Schutzschirme deiner Zellen. Sie neutralisieren freie Radikale, die durch UV-Strahlung, Stress oder Umweltbelastung entstehen und Zellstrukturen angreifen können. Wirkstoffe wie Vitamin C, Vitamin E, Coenzym Q10 oder Polyphenole aus grünem Tee wirken wie ein inneres Reparaturteam, denn sie schützen Lipide, Kollagen und die DNA vor oxidativem Stress.

Ceramide, Glycerin und Panthenol bleiben die unspektakulären Helden. Sie reparieren die Barriere, halten Wasser in der Haut und machen alles andere leichter. Ohne solide Basis verpufft selbst der beste Wirkstoff. Wenn du unsicher bist, beginne hier.

DIE SPRACHE DER KOSMETIK

Hinter jedem Wirkstoff steckt nicht nur eine eigene Wirkung, sondern auch eine eigene Sprache. Wenn du auf die Rückseite eines Pflegeprodukts schaust, findest du dort eine Liste der Inhaltsstoffe, die oft ungewohnte Namen wie Aqua, Niacinamide oder Butyrospermum Parkii Butter enthält. Dies ist die sogenannte INCI-Nomenklatur (International Nomenclature of Cosmetic Ingredients). Sie ist ein international einheitliches System, das festlegt, wie Inhaltsstoffe auf Kosmetikverpackungen bezeichnet werden müssen. Diese Bezeichnungen dienen in erster Linie der Transparenz und Sicherheit. Durch die INCI-Namen können Experten und Laien weltweit erkennen, welche Stoffe in einem Produkt stecken – und das unabhängig von Sprache oder Marketingnamen. So wird zum Beispiel aus der »Sheabutter« offiziell »Butyrospermum Parkii Butter«, aus »Vitamin B_3« wird »Niacinamide«.

Für dich bedeutet das, dass die Namen zwar manchmal kompliziert aussehen, sie dir aber helfen können, Produkte zu vergleichen, Allergien zu vermeiden und gezielt nach Wirkstoffen zu suchen, die deiner Haut guttun. Timutpfeffer taucht als »Zanthoxylum Armatum Fruit Extract« auf und Cherimoya als »Annona Cherimola Fruit Extract« *(siehe Seite 74)*.

Übrigens gilt: Je weiter vorn ein Stoff in der Liste steht, desto mehr ist enthalten. Bei einer eher sensiblen Haut solltest du deshalb auf übersichtliche Listen und milde Konservierung achten.

DU MÖCHTEST DEINE SKINCARE-ROUTINE ANPASSEN? DANN LASS DIR ZEIT!

Bevor du den einen oder anderen Wirkstoff ausprobierst, bedenke, dass alle Veränderungen deiner Skincare-Routine immer auch Veränderungen deiner Haut mit sich bringen. So wie sich dein Lebensstil oder dein Stresslevel nicht von heute auf morgen wandelt, brauchen auch neue Skincare-Routinen und neue Wirkstoffe Zeit, um ihre volle Wirkung zu entfalten. Erwarte keine sofortige Wirkung, sondern betrachte deine neue Routine als einen Prozess, der deine Haut Schritt für Schritt unterstützt. Wenn du dranbleibst, wirst du spüren, wie sich dein Hautgefühl nach und nach verändert, zum Beispiel mit weniger Spannungsgefühlen, weniger Rötungen oder einem ruhigeren Teint.

Beginne einfach. Morgens eine sanfte Reinigung, dann etwas zur Stabilisierung deiner Hautbarriere, bei Bedarf ein beruhigender Wirkstoff, eine feuchtigkeitsspendende Creme und Sonnenschutz. Abends reduzierst du Reibung so weit wie möglich. Reinige deine Haut sanft, trockne sie ebenso achtsam, indem du das Handtuch nur auflegst und nicht rubbelst. Lass danach ein Peptid für die gereizten Zonen und eine Pflege folgen, die du in langsamen Strichen verteilst.

Diese Routinen sind mehr als Kosmetik. Die C-taktilen Fasern, spezielle Nervenzellen in der Haut, reagieren besonders auf sanfte, langsame Berührungen *(siehe Seite 46)*. Sie sind sozusagen die Sensoren für Zärtlichkeit und Wohlgefühl und lieben langsames, gleichmäßiges Streichen, weil das Gehirn diese Bewegung mit Wärme, Sicherheit und Ruhe verknüpft. So verbindet sich Sinnlichkeit mit Wissenschaft. Weitere Pflegetipps findest du in 28-Tage-Journey *(siehe Seite 161)*.

Es kann hilfreich sein, kleine »Reset-Momente« in deinen Tag zu setzen. Mal angenommen, du sitzt zwischen zwei Meetings und spürst, wie deine Wangen warm werden: Hände waschen, einen Tropfen beruhigendes Serum zwischen den Handflächen erwärmen, sanft über die Wangen pressen, 3-mal tief in den Bauch atmen. Das dauert keine Minute und hilft deinem Nervensystem, wieder herunterzufahren.

Denke an verschiedene Anlässe und unterstütze deine Haut entsprechend:

- Wenn du vor einer Präsentation zum Erröten neigst, integriere eine Woche vorher morgens Tephrosia-Extrakt und abends ein Peptid in deine Routine. Am Tag selbst atmest du vor dem Spiegel 4 Sekunden ein und 6 Sekunden aus, trägst eine hauchdünne Schicht Niacinamid auf und wartest 1 Minute, bevor du Sonnenschutz und gegebenenfalls Make-up auflegst.
- Nach dem Sport legst du ein feuchtes, kühles Tuch auf das Gesicht und trägst ein Produkt mit Albatrellus-ovinus-Extrakt auf die Wangen auf.
- Stecke auf Reisen eine kleine Tube mit Ceramidcreme ein und nutze sie im Flieger oder Zug, um sie sanft in deine Haut zu pressen (nicht reiben).

ACHTSAME PFLEGE

Achtsamkeit in der Hautpflege ist keine Esoterik, sondern angewandte Neurobiologie. Wenn du langsamer wirst, den Duft bewusst einatmest und die Textur spürst, beeinflusst du direkt dein Nervensystem. Studien zeigen, dass schon kurze tägliche Achtsamkeits- oder Meditationseinheiten messbar wirken können, indem sie Stresswerte senken, den Schlaf verbessern und sogar Juckreiz lindern können.

In einer großen deutschen Studie mit mehreren Kliniken führte ein strukturiertes Achtsamkeitsprogramm für Menschen mit Neurodermitis zu deutlichen Verbesserungen: Die Teilnehmenden hatten weniger ängstliche Gedanken zum Juckreiz, weniger soziale Unsicherheit, geringere Krankheitslast und sichtbar bessere Hautbefunde, die bis zu ein Jahr nach der Schulung anhielten.

Bei Psoriasis konnten mehrere Studien mildere Krankheitsverläufe und eine bessere Lebensqualität nachweisen. In einer Untersuchung zeigten sich Hinweise auf eine gesteigerte Zellregeneration.

Diese Ergebnisse zeigen, dass Achtsamkeit Hautpflege durch einen starken biologischen Hebel von innen ergänzt. Wichtig ist, dass du dir kleine Ziele setzt, zum Beispiel 10 bewusste Atemzüge morgens vor dem Serum, 1 Minute langsames Auftragen am Abend oder einen kurzen Bodyscan im Bett. Halte es einfach und wiederholbar. Dein Nervensystem liebt Rituale, nicht Perfektion.

WENN DEINE HAUT MEHR HILFE BRAUCHT

Bei Neurodermitis oder Schuppenflechte bleibt die medizinische Behandlung die wichtigste Grundlage. Therapien wie Biologika, JAK-Inhibitoren, Phototherapie oder bewährte, ärztlich verordnete Medikamente bilden das Fundament, auf dem du aufbauen kannst. Integrative

Atemübungen sind ein starker Hebel für ganzheitliche Hautgesundheit.

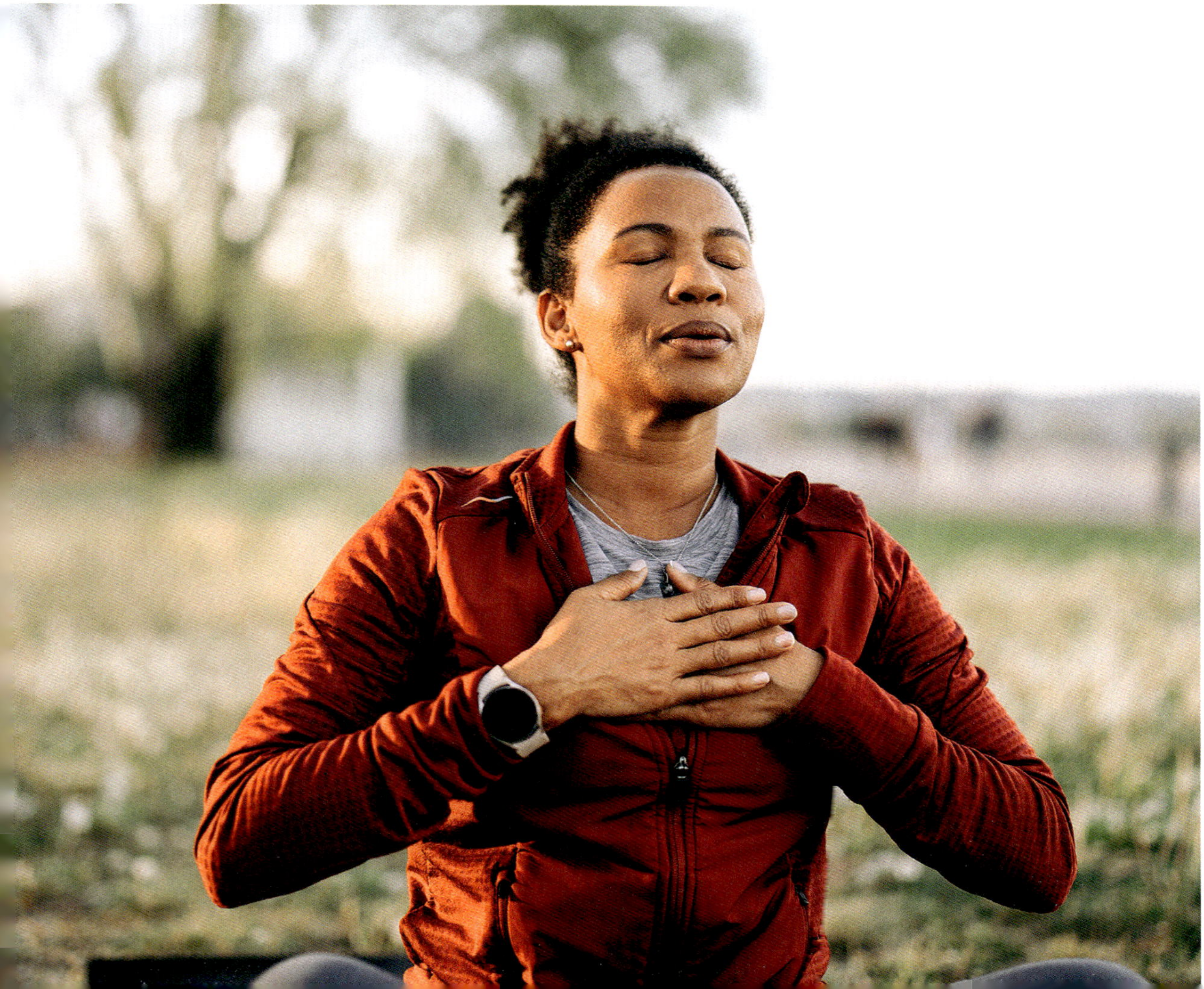

DEIN TAGESPLAN FÜR BALANCE UND GLOW

Morgens

- **Sanfte Reinigung:** Frisch starten, Wasser spüren, ruhig atmen.
- **Serum-Basis** (zum Beispiel Niacinamid): Pflege, die beruhigt, langsam verteilen, tief durchatmen.
- **Anti-Stress-Booster:** Gezielt stärken, einen Tropfen Serum in der Hand erwärmen, sanft aufpressen.
- **Pflege und Sonnenschutz:** Schützen und mit achtsamer Aufmerksamkeit lächeln und spüren, wie die Creme einzieht.

Mittags

- **Mini-Reset:** Drei tiefe Atemzüge zum Stress loslassen, Haut beruhigen.

Abends

- **Sanfte Reinigung:** Den Tag abwaschen, Hände auflegen, Atem beruhigen.
- **Zielpflege** (Peptide): Rötung besänftigen, sanft auftupfen, Gesicht massieren.
- **Regeneration:** Nachtkraft tanken, Pflege streichelnd auftragen, langsam atmen.
- **Achtsamkeit:** Licht dimmen, Handy weglegen.

Ansätze wie Anti-Stress-Wirkstoffe, Achtsamkeitsübungen oder beruhigende Pflegerituale, sollen diese Therapien nicht ersetzen, sondern unterstützen. Sie können helfen, den nächsten Krankheitsschub hinauszuzögern, die Hautbarriere zu stabilisieren und das emotionale Gleichgewicht zu fördern. Auch die aktuellen S3-Leitlinien der Dermatologie betonen, dass die konventionelle Behandlung nicht verzögert oder ersetzt, sondern durch solche zusätzlichen Maßnahmen sinnvoll ergänzt werden sollte. So entsteht ein ganzheitliches System, in dem jede Säule die andere stärkt.

Stelle dir abschließend deine Haut und dein Wohlbefinden wie einen See vor: An ruhigen Tagen liegt er spiegelglatt da, bei Wind kräuselt sich nur die Oberfläche. Genauso reagiert deine Haut auf Stress, Umweltreize und innere Anspannung. Neurokosmetik glättet die Oberfläche, Achtsamkeit sorgt dafür, dass der Grund des Sees – also dein Nervensystem – ruhig bleibt. Verbindest du beides miteinander, entsteht Neuroglow.

Haut im Winterstress

Wenn die Tage kürzer werden und der erste Frost die Fenster ziert, beginnt die Zeit, in der unsere Haut ganz eigene Bedürfnisse zeigt. Vielleicht spürst du schon morgens beim Zähneputzen ein leichtes Spannungsgefühl im Gesicht oder bemerkst, dass deine Hände selbst nach dem Eincremen rau bleiben. Doch woran liegt das? Ist unsere Haut im Winter wirklich trockener?

Die Antwort lautet: Ja. Bereits ab etwa 8 Grad Außentemperatur fährt der Körper die Produktion von Hautfetten, dem sogenannten Sebum, deutlich herunter. Das hat Folgen, denn die Hautbarriere besteht aus einem fein abgestimmten Gemisch aus Feuchtigkeit (Schweiß und Wasser) und Fetten, die sowohl aus der Epidermis als auch aus der Dermis stammen. Wenn die Talgdrüsen weniger Fett produzieren, verändert sich die Zusammensetzung dieser Schutzschicht (des Mörtels vom Ziegelstein-Mörtel-Aufbau der Haut, *(siehe Seite 10)*. Sie wird dünner und kann die Haut nicht mehr ausreichend vor Kälte, Trockenheit und Reizstoffen bewahren.

Messbarer Feuchtigkeitsverlust

Dieser Mangel ist messbar: Der transepidermale Wasserverlust (TEWL) steigt, die Haut verliert kontinuierlich Feuchtigkeit. Der ständige Wechsel zwischen kalter Außenluft und warmer, trockener Heizungsluft verstärkt den Effekt noch, denn diese gegensätzlichen Klimareize entziehen der Haut Wasser. So entsteht das typische Winterbild der rauen, gespannten Haut mit fahlem Teint und Schuppung.

Hautbarriere unter Druck

Fehlen Fett und Feuchtigkeit, haften die Hornzellen (Keratinozyten) stärker aneinander, wodurch sich die oberste Hautschicht nicht mehr gleichmäßig erneuern kann. Diese fehlerhafte Abschuppung führt zu rauen Stellen, die sich manchmal sogar leicht entzünden. Zugleich wird die Hautbarriere durchlässiger für Schadstoffe, Mikroorganismen und Allergene und reagiert empfindlicher auf Berührung, Temperatur oder Reibung. Wenn du dich im Winter häufiger am Arm kratzt oder Jucken verspürst, liegt das nicht an Einbildung, sondern an biochemischen Prozessen in deiner Haut. Dabei spielen auch Neurotransmitter und Neuropeptide eine zentrale Rolle. Die trockene, gestresste Haut schickt über feine Nervenendigungen Signale ans Gehirn, das sofort reagiert. Botenstoffe wie Substanz P oder Histamin werden freigesetzt, um das Empfinden von Juckreiz oder Brennen zu vermitteln. Der Drang zu kratzen ist also eine neurobiologische Reaktion. Doch Kratzen verschlimmert das Problem. Es verletzt die Hautbarriere, steigert den Wasserverlust und kann Entzündungen verursachen. Ein Teufelskreis aus Trockenheit, Juckreiz und Reizung beginnt.

Winterliche Stressfaktoren

Hinzu kommt die emotionale Ebene, denn Kälte, Lichtmangel und Alltagsstress beeinflussen über Neurotransmitter wie Serotonin und Noradrenalin auch dein vegetatives Nervensystem. Wenn du dich im Winter erschöpfter oder reizbarer fühlst, ist das kein Zufall. Dein Körper schüttet mehr Stresshormone wie Cortisol aus, was die Hautbarriere schwächt und Entzündungsprozesse fördert. Dein emotionaler Zustand spiegelt sich also buchstäblich auf deiner Haut wider. Äußere Faktoren tragen ebenfalls zur »Winterhaut« bei. Wind verstärkt den Feuchtigkeitsverlust, weil er die schützende Lipidschicht mechanisch abträgt. Heiße Bäder und lange Duschen, so wohltuend sie auch erscheinen, quellen die Hornschicht stark auf und spülen hauteigene Lipide aus. Aggressive Tenside in Badezusätzen oder in

NEUROGLOW-INSIGHT

UMWELT- UND ALLTAGSFAKTOREN: HAUT IM GLEICHGEWICHT

- **Achte auf dein Raumklima:** Die ideale Luftfeuchtigkeit liegt zwischen 45 und 55 Prozent. Miss sie mit einem Hygrometer und nutze bei Bedarf einen Luftbefeuchter, ganz besonders im Schlafzimmer.
- **Regelmäßig lüften:** Kurzes Stoßlüften bringt Sauerstoff und Feuchtigkeit zurück in den Raum.
- **Wasserbalance von innen:** Trinke ausreichend, auch wenn du im Winter weniger Durst hast. Deine Hautzellen brauchen Wasser für eine stabile Barriere.
- **Stress reduzieren:** Meditation, Atemübungen oder ein kurzer Spaziergang helfen, Cortisol zu senken. Das beruhigt auch die Haut.
- **Schütze dich vor Wind und Kälte:** Trage Handschuhe, eine Mütze und pflegende Lippenprodukte – besonders wenn du lange draußen bist.
- **Schlaf dich schön:** Während des Schlafs regeneriert die Haut am intensivsten. Ein ausgeglichenes Raumklima im Schlafzimmer unterstützt diesen Prozess.
- **Neuroglow-Tipp:** Deine Haut spiegelt dein inneres Gleichgewicht – wenn du dich warm, ruhig und gut versorgt fühlst, tut sie es auch.

Duschgels verstärken dies noch. Daher gilt im Winter: Kürzere, lauwarme Duschen und milde, rückfettende Reinigungsprodukte helfen, die Hautbarriere zu schonen. Ein oft unterschätzter Faktor ist das Raumklima. Gerade im Winter sinkt die Luftfeuchtigkeit in Innenräumen durch ständiges Heizen häufig auf unter 30 Prozent, deutlich unter dem Idealwert von etwa 45 bis 55 Prozent. Die trockene Luft entzieht der Haut zusätzlich Wasser und verstärkt den transepidermalen Feuchtigkeitsverlust. Besonders in Schlafräumen, in denen wir viele Stunden verbringen, spielt das Klima eine entscheidende Rolle für die nächtliche Regeneration der Haut. Ein einfaches Hygrometer hilft dir, die Luftfeuchtigkeit im Blick zu behalten. Wenn sie zu niedrig ist, können Luftbefeuchter oder das Aufstellen einer mit Wasser gefüllten Schale auf der Heizung helfen, das Raumklima zu verbessern. Ein kleiner Schritt mit großer Wirkung für deine Hautgesundheit.

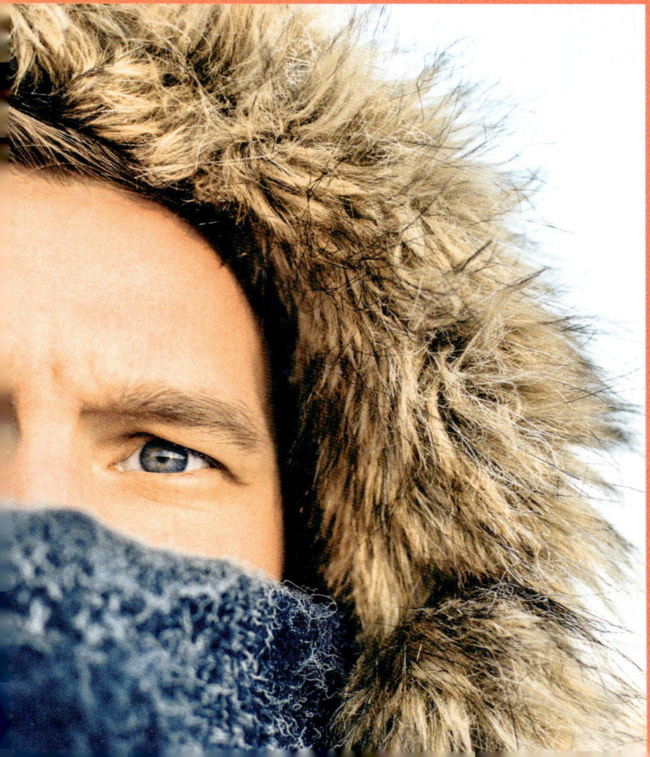

Gezielte Unterstützung

Wenn deine Haut im Winter trocken, empfindlich oder leicht irritiert reagiert, braucht sie gezielte Unterstützung. Reichhaltige Cremes auf Basis einer Wasser-in-Öl-Emulsion helfen, Fett und Feuchtigkeit zurückzuführen und die Barriere zu stabilisieren. Besonders geeignet sind sogenannte Emollientien, Wirkstoffe, die sich wie ein schützender Film auf die Haut legen, Feuchtigkeit speichern und die Schuppung lösen. Dazu gehören Ceramide oder Squalen, die die Haut glätten und ihre natürliche Struktur wiederherstellen. Ebenso wichtig sind die Humectants, Feuchthaltesubstanzen, die Wasser in der Haut binden. Klassiker wie Glycerin und Urea, beides Bestandteile des hauteigenen Natural Moisturizing Factors (NMF), durchtränken die Hornschicht mit Feuchtigkeit und fördern so ihre Elastizität. Hyaluronsäure, ein weiterer Bestandteil des NMF, wirkt dabei wie ein Wasserspeicher und

Kälte und Heizungsluft stressen deine Haut, die im Winter etwas mehr Zuwendung braucht.

HAUTPFLEGEHACKS FÜR DEN WINTER

- **Setze auf reichhaltige Pflege:** Verwende Cremes mit Wasser-in-Öl-Emulsionen. Sie bilden einen zarten Schutzfilm, der Fett und Feuchtigkeit einschließt.
- **Wähle Wirkstoffe mit Evidenz:** Ceramide, Glycerin, Urea, Hyaluronsäure, Niacinamid und Panthenol stärken die Barriere, speichern Feuchtigkeit und beruhigen gereizte Haut.
- **Pflege direkt nach dem Duschen:** Trage deine Creme auf, solange die Haut noch leicht feucht ist – so bindet sie die maximale Menge an Wasser.
- **Sanft statt heiß:** Kurze, lauwarme Duschen und milde, rückfettende Reinigungsprodukte schützen die Lipidschicht.
- **Peeling mit Gefühl:** Ein sanftes Enzympeeling 1- bis 2-mal pro Woche löst abgestorbene Hautzellen, ohne die Barriere zu reizen.
- **Sonnenschutz nicht vergessen:** Auch im Winter ist ein SPF 30 bis 50 sinnvoll, besonders bei Schnee oder in den Bergen.
- **Neuroglow-Tipp:** Hautpflege ist Selbstregulation. Nimm dir diesen Moment ganz bewusst, um Körper und Nervensystem gleichzeitig zu beruhigen.

schützt zugleich antioxidativ die empfindlichen Hautlipide. Neurokosmetische Wirkstoffe wie Niacinamid (Vitamin B_3, *Seite 74*) sind im Winter wertvolle Helfer. Studien zeigen, dass es den transepidermalen Wasserverlust reduziert, die Bildung epidermaler Lipide steigert und so die Barriere stärkt.

Sonnenschutz – auch im Winter

Doch selbst im Winter darf ein Aspekt nicht vergessen werden: Sonnenschutz. Gerade in den Bergen ist die UV-Belastung durch die Reflexion des Schnees erhöht. Ein täglicher Lichtschutzfaktor, idealerweise SPF 50, ist daher auch in der kalten Jahreszeit unverzichtbar, um die Haut vor Schädigung und frühzeitiger Alterung zu bewahren.

Schutz vor Winterstress

Bedenke immer, deine Haut ist ein sensibles, hochintelligentes Organ, das in ständiger Kommunikation mit deinem Nervensystem steht. Wenn sie im Winter spannt, juckt oder fahl wirkt, ist das ihr Weg, dir mitzuteilen, dass sie Schutz und Zuwendung braucht. Indem du ihr Fett, Feuchtigkeit und Ruhe schenkst und auch auf dein Raumklima achtest, unterstützt du nicht nur ihre äußere Hülle, sondern auch das fein abgestimmte Netzwerk aus Zellen, Nerven und Botenstoffen, das dich Tag für Tag im Gleichgewicht hält.

Sommer, Sonne, Sonnenbrand

Türkisfarbenes Meer, blauer Pool, warmer Sand zwischen den Zehen: Der Sommer ist für viele von uns die schönste Zeit des Jahres. Für die Haut aber bedeutet er puren Stress. Während du die Sonne genießt, kämpft sie auf Zellebene gegen Einflüsse, die sie austrocknen, reizen und langfristig schädigen können.

Vielleicht kennst du das Gefühl: Nach einem Tag am Strand spannt deine Haut leicht, sie fühlt sich rau an oder brennt sogar ein wenig. Das liegt nicht nur an der Sonne, sondern auch an Chlor- und Meerwasser und am häufigen Duschen. All das entzieht der Haut Feuchtigkeit und schwächt ihre Barriere. Das Ergebnis ist eine durstige, oft empfindliche und gestresste Sommerhaut, die nach Kühlung und Regeneration verlangt.

UV-Strahlen: Stress für die Haut

Die Sonne selbst ist dabei einer der größten Stressfaktoren. UV-B-Strahlen verursachen Sonnenbrand, also Entzündungsreaktionen in der Epidermis. Schon eine leichte Rötung am Abend ist ein Sonnenerythem und damit ein Zeichen für DNA-Schäden in den Hautzellen. Diese Schäden erhöhen langfristig das Risiko für Hautkrebs.

Zugleich schwächen UV-B-Strahlen das epidermale Immunsystem und zersetzen wichtige Lipide der Hautbarriere, weshalb die Haut nach zu viel Sonne empfindlicher und gereizter reagiert.

UV-A-Strahlen dringen noch tiefer, bis in die Dermis. Dort erzeugen sie freie Radikale, die Zellstrukturen, Kollagen und elastische Fasern angreifen. Diese Prozesse führen zu oxidativem Stress, einer Art biochemischem »Rost« der Haut. Sichtbar wird er in Form feiner Linien, Elastizitätsverlust und einer vorzeitigen Hautalterung. Zusätzlich aktivieren UV-Strahlen Enzyme wie die Matrix-Metalloproteinasen (MMPs), die die Stützmatrix der Haut abbauen *(siehe auch Seite 16)*. Dies ist als ein Mechanismus zu verstehen, der deine Haut von innen heraus schwächt.

Inzwischen ist wissenschaftlich belegt, dass nicht nur UV-Strahlen, sondern das gesamte Lichtspektrum,

HAUTPFLEGEHACKS FÜR DEN SOMMER

- **Schütze dich täglich: Verwende konsequent Sonnenschutz – ideal mit einem hohen SPF (30 bis 50) und breitem UV-A/UV-B-Schutz. Achte auf umweltfreundliche Filter ohne Nanopartikel.**
- **Boost durch Antioxidantien: Vitamin C und E neutralisieren freie Radikale, die durch UV- und Infrarotstrahlung entstehen, und schützen dich vor lichtbedingter Hautalterung.**
- **Setze auf moderne Schutzwirkstoffe: Ectoin ist dein Sommerheld. Es schützt Zellen vor Hitzestress, stabilisiert die Hautbarriere, bindet Feuchtigkeit und mildert UV-induzierten oxidativen Stress – ideal bei sensibler oder gereizter Sommerhaut.**
- **Feuchtigkeit ist Pflicht: Nach Sonne, Meer oder Pool immer Feuchtigkeit nachtanken, am besten mit Lotionen, die Panthenol oder Hyaluronsäure enthalten.**
- **After-Sun ist Neuropflege: Produkte mit Panthenol oder Aloe Vera beruhigen nicht nur die Haut, sondern senken auch die neurogene Reizung, das Haut-Nerven-System kommt wieder ins Gleichgewicht.**
- **Weniger ist mehr: Verzichte im Sommer auf zu viele Schichten oder fettige Texturen. Leichte Emulsionen und Feuchtigkeitsseren reichen oft völlig aus.**
- **Neuroglow-Tipp: Verwandle deine Pflegeroutine in ein Sommerritual – atme tief ein, spüre die kühle Textur auf deiner Haut und lass sie dich innerlich zur Ruhe bringen. Deine Haut folgt deinem Nervensystem.**

also auch sichtbares blaues Licht und Infrarot-A-Strahlung, freie Radikale erzeugt und Entzündungsprozesse verstärkt. Diese Strahlen wirken bis in die tieferen Hautschichten und beeinflussen dort die Expression von Genen, die Entzündung und Alterung steuern. Wenn du also nach einem heißen Tag müde bist, deine Haut fahl wirkt und deine Energie sinkt, ist das kein Zufall: Dein Nervensystem und deine Haut stehen unter oxidativem Stress. Übrigens ein Grund, weshalb neben Sonnenschutz die antioxidative Hautabwehr wichtig ist.

Wenn die Haut SOS funkt

Und hier kommt die Haut-Hirn-Achse ins Spiel. Wenn UV-Strahlung, Hitze oder Dehydrierung die Haut stressen, werden Neurotransmitter und Neuropeptide wie Substanz P, Calcitonin Gene-Related Peptide (CGRP) oder Corticotropin-Releasing-Hormon (CRH) freigesetzt. Diese Botenstoffe aktivieren Immunzellen, steigern die Durchblutung und lösen Entzündungen aus (*siehe Seite 38*). Auf diese Weise teilt die Haut dem Gehirn mit: »Ich bin überlastet. Hilf mir, mich zu schützen!«

»Sommerglücksgefühl«
Interessanterweise stimuliert moderate Sonnenexposition auch positive Botenstoffe wie Serotonin und Endorphine, daher das typische »Sommerglücksgefühl«. Doch zu viel Sonne kippt diese Balance. Dann dominieren entzündungsfördernde Neuropeptide und oxidative Stresssignale, und die Haut reagiert gereizt. Sommerhaut ist also ein sensibles Spiegelbild der Haut-Hirn-Achse und zeigt, wie eng psychisches und physisches Wohlbefinden miteinander verflochten sind. Um diese Balance zu bewahren, braucht die Haut deine gezielte Unterstützung, von innen wie außen. Sonnenschutz ist der wichtigste Schritt dabei. Wähle einen Lichtschutzfaktor, der zu deinem Hauttyp und dem aktuellen UV-Index passt. Helle Hauttypen mit geringer Eigenschutzzeit benötigen einen höheren SPF als dunklere Hauttypen.

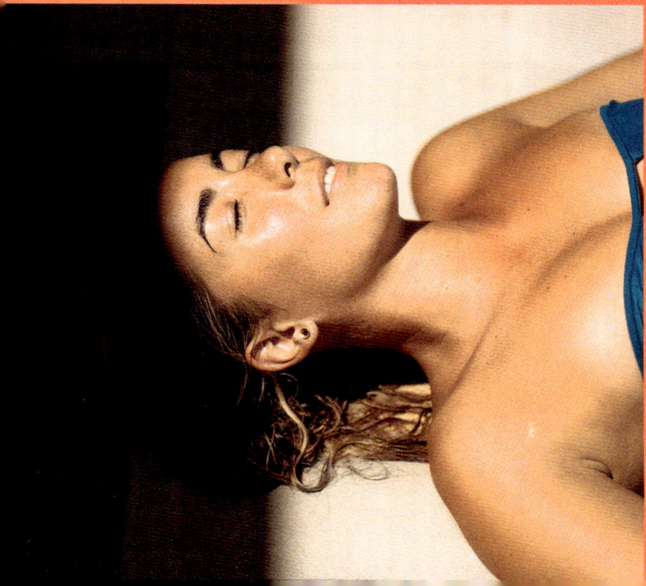

Doch selbst der beste Sonnenschutz schützt nur vor UV-Strahlung, nicht vor den negativen Effekten der Infrarotstrahlung oder des sichtbaren Lichts. Hier kommen Antioxidantien und neurokosmetische Wirkstoffe ins Spiel. Wirkstoffe wie Vitamin C und Vitamin E fangen freie Radikale ab, neutralisieren oxidativen Stress und schützen Lipide und Zellmembranen.
Ein toller Wirkstoff für den Sommer ist Ectoin. Er stammt aus Mikroorganismen, die selbst in den heißesten Wüsten und salzigsten Seen der Erde überleben. Ectoin legt sich wie ein unsichtbarer Schutzmantel um Hautzellen, stabilisiert deren Membranen, bindet Feuchtigkeit und reduziert nachweislich durch UV- und Infrarotstrahlung verursachten oxidativen Stress. Zudem moduliert es die Aktivität neurogener Entzündungsmediatoren, die über die Haut-Hirn-Achse an das Gehirn rückmelden, wenn die Haut überfordert ist. Es schützt also nicht nur physisch, sondern auch neurobiologisch, indem es die Stresskommunikation zwischen der Haut und dem Nervensystem beruhigt. Das Ergebnis ist eine Haut, die widerstandsfähiger, hydratisierter und weniger reaktiv auf äußere Reize reagiert, selbst unter starker Sonneneinstrahlung.

Mit gutem Sonnenschutz und der richtigen Pflege wird der Sommer auch für deine Haut zum ungetrübten Vergnügen.

NEUROGLOW-INSIGHT

ACTION-STEPS FÜR EINE SOMMERHAUT IN BALANCE

- **Genieße achtsam:** Meide die intensive Mittagssonne zwischen 11 und 15 Uhr und trage immer Hut, Sonnenbrille und leichte Kleidung aus Naturfasern.
- **Nach der Sonne ist vor der Pflege:** Reinige sanft mit lauwarmem Wasser, kein heißes Duschen, keine aggressiven Tenside. Danach Feuchtigkeitspflege auftragen, solange die Haut noch leicht feucht ist.
- **Trink dich schön:** Sommerhitze entzieht deinem Körper Wasser. Trinke regelmäßig, um auch deine Haut von innen zu hydrieren.
- **Cool Down fürs Nervensystem:** Entspannungsrituale wie Atemübungen oder ein kühles Fußbad senken die Cortisolwerte, das beruhigt auch deine Haut über die Haut-Hirn-Achse.
- **Achte auf deine Schlafqualität:** In heißen Nächten regeneriert sich die Haut langsamer. Sorge für ein gut belüftetes Schlafzimmer und eine angenehme Raumtemperatur unter 20 Grad.
- **Denke nachhaltig:** Wähle Reef-Safe-Produkte und achte auf Verpackungen aus recycelbaren Materialien. Du schützt nicht nur deine Haut, sondern auch das Ökosystem, das dich nährt.
- **Neuroglow-Tipp:** Deine Haut ist dein sensibelster Sensor. Wenn sie gestresst, warm oder trocken wirkt, ist das eine Einladung, auch innerlich abzukühlen, mit Ruhe, Wasser und Bewusstheit.

Sonnengestresste Haut braucht intensive Feuchtigkeit. Wirkstoffe wie Panthenol dringen tief in das *Stratum corneum* ein, binden Wasser und stärken nachweislich die Barrierefunktion.

Lass deine Haut atmen

Auch dein Verhalten im Alltag kann entscheidend sein. Nach dem Baden oder Duschen solltest du deine Haut stets sanft abtrocknen und unmittelbar danach eine feuchtigkeitsspendende Lotion auftragen. Trage luftige Kleidung, die die Haut atmen lässt, und vermeide alkoholhaltige Pflegeprodukte, die die Barriere zusätzlich austrocknen.

Im Sommer ist die Haut ein besonders sensibler Sensor. Sie reagiert auf Umweltfaktoren wie Hitze, Wind und Licht ebenso wie auf Stress und Schlafmangel. Über die Haut-Hirn-Achse interpretiert sie Reize und schickt Signale an das Nervensystem. Wenn du an einem heißen Tag spürst, dass sie prickelt oder gerötet ist, dann hör ihr zu. Sie spricht die Sprache der Balance und erinnert dich an Achtsamkeit.

Wohlfühloase Bad: Neurowellness zu Hause

Neurowellness ist kein leeres Schlagwort. Es beschreibt einen Ansatz, bei dem dein bewusstes Erleben – also das, was du siehst, riechst, fühlst und hörst – mit neurobiologischen Prinzipien verknüpft wird. Die Idee dahinter ist, dass du deine Umgebung so gestaltest, dass sie dein Nervensystem beruhigt, denn dann wirkt Pflege nicht nur äußerlich, sondern auch innerlich.

NEUROWELLNESS UND SELF-CARE

Gemäß einer Marktforschungsstudie ist Neurowellness einer der stärksten Trends im Bereich Beauty und Self-Care, da sich immer mehr Menschen Produkte und Rituale wünschen, die wissenschaftlich fundiert sind und gleichzeitig das Bedürfnis nach Entspannung, Achtsamkeit und Wohlbefinden erfüllen.

Während klassische Wellness vor allem den Körper anspricht, richtet Neurowellness den Fokus auch auf dein Nervensystem, deine Gedanken und Emotionen.

NEUROGLOW-WISSEN

SELF-CARE

Self-Care heißt, gut für dich selbst zu sorgen, und das sowohl körperlich als auch emotional und mental. Es bedeutet, dir bewusst Zeit zu nehmen, um deine Gesundheit zu stärken, Stress zu reduzieren und dich wieder ins Gleichgewicht zu bringen. Auch deine Haut profitiert davon, denn wenn du dich gut um dich selbst kümmerst, reagiert sie mit mehr Ruhe, Ausstrahlung und Widerstandskraft. Selbstfürsorge ist kein Luxus, sie ist eine wichtige Form von Gesundheitspflege.

Die enge Verbindung zwischen Haut und Gehirn – die Haut-Hirn-Achse – zeigt, dass Ausstrahlung im Inneren beginnt und sich äußerlich widerspiegelt. Pflege wird so zu einem Impuls, der Haut und Psyche zugleich unterstützt.

Self-Care gewinnt weltweit an Bedeutung. Laut der Global Self-Care Federation gilt sie zunehmend als wichtige Säule einer nachhaltigen Gesundheitsstrategie. Auch die Weltgesundheitsorganisation (World Health Organization, WHO) beschreibt Self-Care als die Fähigkeit, Gesundheit zu fördern und sich selbst zu stärken. Dieses Verständnis passt perfekt zur Haut: In einer Welt voller Stress suchen viele Menschen nach Ritualen, die sie beruhigen und regenerieren.

Dein Badezimmer kann ein idealer Ort dafür sein. Mit achtsamer Pflege, sanften Texturen und kleinen Momenten der Ruhe kannst du einen Raum erschaffen, in dem sich deine Haut und dein Nervensystem synchron entspannen.

DUFT – DER DIREKTE WEG ZU DEINEN EMOTIONEN

Der Geruchssinn ist dabei der gradlinigste Weg ins limbische System, das Zentrum deiner Emotionen. In diesem Bereich des Gehirns befinden sich Areale wie Amygdala und Hippocampus, die Stressreaktionen steuern und Erinnerungen speichern. Im Gegensatz zu anderen Sinnesmodalitäten nehmen Düfte kaum Umwege über den bewussten Verstand, sondern gelangen innerhalb von Sekundenbruchteilen dorthin, wo Gefühle entstehen. Neurowissenschaftliche Studien zeigen, dass schon der kurze Kontakt mit bestimmten Duftmolekülen Stresshormone wie Cortisol senken, Entspannung fördern und die Schlafqualität verbessern kann.

Lavendel und Bergamotte gelten als Klassiker unter den beruhigenden Düften. In klinischen Untersuchungen wurden sie mit gesenkten Cortisolwerten, weniger Unruhe und verbessertem Einschlafen in Verbindung gebracht. Zitrusnoten wie Grapefruit, Limette oder Orange wirken dagegen anregend, heben die Stimmung und können am Morgen helfen, wach und fokussiert zu werden.

Diese Effekte erklären, warum Aromatherapie seit Jahren in der Medizin und Psychodermatologie erprobt wird und warum Marken heute neurokosmetische Produkte mit gezielt eingesetzten Duftmolekülen entwickeln.

In deinem Alltag könnte das so aussehen: Du kommst nach einem langen Tag nach Hause, dein Kopf ist voll, dein Körper angespannt. Noch bevor du die Dusche anstellst, gibst du Lavendelöl in den Diffuser. Während du dich wäschst, atmest du tief durch, dein Puls wird ruhiger und deine Schultern senken sich. Du spürst: Ich komme wieder bei mir an. Oder morgens, wenn du noch müde bist, machst du helles Licht an, sprühst einen frischen Zitrusduft auf deine Haut und binnen Minuten fühlst du dich wacher. Solche kleinen Rituale senken nachweislich den Stresshormonspiegel.

NEUROGLOW-WISSEN

AMYGDALA UND HIPPOCAMPUS

Amygdala, das Alarmsystem
Die Amygdala ist der »Gefühlswächter« deines Gehirns. Sie erkennt blitzschnell, ob eine Situation gefährlich oder stressig ist, noch bevor du bewusst darüber nachdenkst. Wenn sie aktiviert wird, schüttet dein Körper Stresshormone wie Adrenalin und Cortisol aus. Deine Haut reagiert darauf mit Rötungen, Juckreiz oder Spannung.

Hippocampus, das Erinnerungszentrum
Der Hippocampus speichert Erfahrungen und hilft dir, sie einzuordnen. Er entscheidet, ob du dich an etwas ruhig oder ängstlich erinnerst. Bei Dauerstress kann er überlastet werden, was nicht nur dein Gedächtnis beeinflusst, sondern auch, wie stark dein Körper und deine Haut auf Stress reagieren.

Steuerung des Stresserlebens
Amygdala und Hippocampus sind wie zwei Partner: Die eine fühlt, der andere erinnert. Gemeinsam bestimmen sie, wie du auf Stress reagierst, und damit, wie sich dein innerer Zustand auf deiner Haut zeigt.

NEUROGLOW-INSIGHT

NEUROSENCE: DIE VERBINDUNG VON DUFT UND WOHLBEFINDEN

Morgens beleben
Gib Grapefruit, Zitrone oder Rosmarin in den Diffuser. Atme bewusst, starte frisch und klar.

Abends beruhigen
Lavendel oder Ylang-Ylang wirken nachweislich entspannend. Zünde eine entsprechende Duftkerze und atme tief durch.

Pflege intensivieren
Gib einen Tropfen ätherisches Öl auf ein warmes Tuch. Inhaliere den Duft beim Duschen, um Haut und Sinne zu erfrischen.

KLANG – AKTIVIERUNG DES PARASYMPATHIKUS

Auch Klang wirkt auf dein Nervensystem. Er ist wie eine sanfte Massage von innen. Neurowissenschaftliche Untersuchungen zeigen, dass Musik die Aktivität des Parasympathikus steigert, also jenes Teils deines Nervensystems, der für Ruhe, Regeneration und Verdauung zuständig ist. Gleichzeitig sinken der Spiegel der Stresshormone, Herzfrequenz und Blutdruck, Muskeln entspannen sich und die Stimmung hellt sich auf.
Besonders eindrucksvoll belegt dies bereits eine Studie aus dem Jahr 2013. Die Forschenden untersuchten, wie Musikhören vor einer Stresssituation auf das psychobiologische Stresssystem wirkt. Sie fanden heraus, dass Musik vor allem den autonomen Teil des Nervensystems beeinflusst, und stellten fest, dass sich Herzschlag und Atmung nach Stress deutlich schneller erholten. Auch das hormonelle Stresssystem und das subjektive Stressempfinden wurden positiv beeinflusst. Diese Ergebnisse helfen zu verstehen, warum Musik so kraftvoll auf Körper und Psyche wirkt und warum du diesen Effekt zur Selbstfürsorge nutzen kannst.
Du kannst diese Effekte ganz leicht in deinem Badezimmer erzielen. Lege dir eine Playlist mit ruhigen Instrumentalstücken, Naturgeräuschen oder binauralen Beats an. Meeresrauschen, Regen, Wald- oder Vogelklänge wirken besonders beruhigend und können, wie Studien zeigen, die Ausschüttung von Endorphinen steigern und den Cortisolspiegel senken. Nutze wasserdichte Lautsprecher oder stelle dein Handy außerhalb der Nasszone auf eine sichere Ablage, sodass du die Musik auch beim Duschen oder Baden hören kannst. Achte auf Lautstärke und Tempo und passe sie den Tageszeiten an. Langsame Rhythmen senken nachweislich den Puls, während schnelle Beats eher aktivieren. Ideal für den Start in den Tag!
In deinem Alltag könnte das so aussehen: Du hast abends kaum Zeit für einen Besuch im Spa, aber fünf Minuten für dich. Du schaltest leise Musik ein, dimmst das Licht und wäschst dein Gesicht bewusst langsam. Dein Atem passt sich der Musik an, deine Gedanken werden

ruhiger. Dein Nervensystem begreift, dass jetzt Zeit zum Entspannen ist. Oder morgens, wenn du schwer in die Gänge kommst, hörst du ein Stück mit leichtem, rhythmischem Beat, das dich aktiviert. Minuten später fühlst du dich wacher und dein Kreislauf kommt in Schwung.
Wenn du deine Pflegeroutine regelmäßig mit Musik kombinierst, entsteht eine Art konditionierter Reflex. Dein Gehirn verknüpft bestimmte Klänge mit Entspannung oder Energie und schon das Einschalten deiner Lieblingsplaylist kann dein Nervensystem in diesen Zustand zurückbringen. So wird Musik zu einem kraftvollen neurobiologischen Werkzeug für deine Self-Care, das einfach, kostenlos und sofort verfügbar ist.

NEUROGLOW-INSIGHT

MUSIK FÜR DEIN NERVENSYSTEM

Langsam und sanft
Ruhige Instrumentalmusik oder Naturklänge aktivieren den Erholungsnerv. Die Folge: Herzschlag und Atem beruhigen sich.

Eigene Playlist
Lege dir eine Bad-Routine-Playlist an. Leise Musik während Pflege oder Dusche senkt messbar den Spiegel der Stresshormone.

LICHT – TAKTGEBER DES LEBENS

Licht beeinflusst weit mehr als dein Sehen. Über Rezeptoren in der Netzhaut steuert es deine innere Uhr und damit Schlaf, Stimmung und Regeneration. Die Informationen gelangen direkt zum suprachiasmatischen Kern, dem zentralen Taktgeber, der Wachheit, Melatoninproduktion und Immunfunktionen reguliert. Neurowissenschaftliche Studien zeigen, dass Lichtfarben und Intensitäten messbar auf das Nervensystem wirken. Eine Untersuchung mit jungen Erwachsenen ergab, dass sowohl neutrales als auch sehr kühles Tageslicht Stress senken kann, wobei 6000 Kelvin einen kleinen Vorteil bei der Entspannung zeigten. Das verdeutlicht, wie stark Licht physiologische Stressmarker beeinflusst – oft stärker, als wir subjektiv wahrnehmen.
In deinem Alltag könnte das so aussehen: Du stehst früh auf, bist aber noch müde. Statt dich mit Kaffee zu überlisten, schaltest du im Bad helles, kühles Licht an und sprühst einen frischen Zitrusduft auf deine Haut. Innerhalb weniger Minuten fühlst du dich wacher. Abends dimmst du das Licht, zündest eine Kerze an und trägst deine Nachtpflege langsam auf. Dein Körper versteht: Es ist Ruhezeit.
Wenn du regelmäßig zu festen Zeiten helles Licht am Morgen und warmes Licht am Abend einsetzt, verknüpft dein Nervensystem diese Signale mit Wachwerden und Entspannen. Dies stabilisiert deine innere Uhr, verbessert deinen Schlaf und kann Entzündungsprozesse in der Haut abschwächen. Licht ist ein einfaches, aber wirkungsvolles Tool der Neurowellness.

NEUROGLOW-INSIGHT

CHOREOGRAFIE AUS LICHT

Morgens hell und kühl (ca. 6000 K)
Helles Tageslicht macht wach. Schalte kühles Licht ein, atme tief und starte klar in den Tag.

Abends warm und gedimmt
Warmweißes Licht signalisiert deinem Nervensystem Ruhe. Dimme das Licht, zünde eine Kerze an.

Licht- und Pflegeritual
Trage deine Pflege langsam und genüsslich auf, während das Licht zur Tageszeit passt. Dein Körper merkt sich diese Signale.

Taktgeber Tageslicht
Öffne die Fenster und lass das Tageslicht herein. Dies stabilisiert deine innere Uhr und verbessert deinen Schlaf.

BERÜHRUNG – UMARMUNG FÜR DAS NERVENSYSTEM

Ein aus kosmetikwissenschaftlicher Sicht oft unterschätzter Teil der Neurowellness ist die Selbstmassage oder das Self-Care-Facial. Dabei geht es nicht um komplizierte Techniken, sondern um achtsame, langsame Berührungen, die du dir selbst schenkst. Wissenschaftliche Daten zeigen, dass schon wenige Minuten täglich spürbare Effekte haben können. In einer Studie aus dem Jahr 2023 berichteten Teilnehmer, die regelmäßig eine Gesichtsselbstmassage durchführten, von einer deutlichen Verbesserung des Hautbilds und weniger sichtbaren Stresszeichen.

Self-Care-Facials können, regelmäßig wiederholt, das Hautbild verbessern und Stress abbauen. Gönn dir diese Zeit!

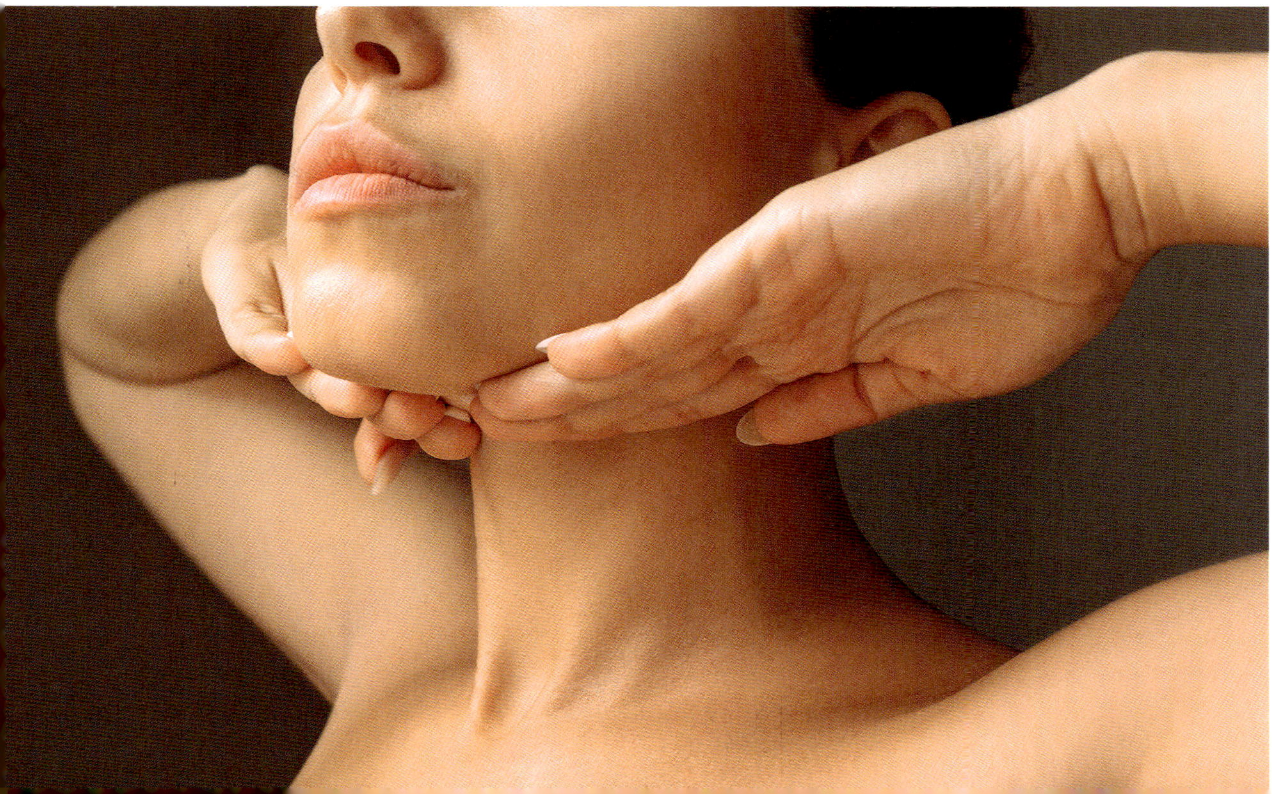

KLEINES SELF-CARE-FACIAL

- Gib nach der Reinigung ein paar Tropfen Gesichtsöl, deine Creme oder ein Serum (passend zu deinem Hautzustand) in die Handflächen und reibe sie leicht aneinander, damit das Produkt warm wird.
- Beginne dann mit kreisenden, streichenden Bewegungen von der Mitte des Gesichts nach außen. Sanfter Druck auf Druckpunkte an den Schläfen oder entlang des Kiefers löst Anspannung. Atme dabei tief und ruhig.
- Schon 3 bis 5 Minuten reichen, um deinem Gesicht und deinem Nervensystem eine kleine Pause zu gönnen.

Gerade abends kann dir diese kleine Routine helfen, den Tag loszulassen und besser zu schlafen. Du brauchst dafür keine speziellen Tools, nur deine Hände und ein wenig Zeit. Mit der Zeit verknüpft dein Gehirn diese Berührung mit Entspannung und sie wird zu einem schönen und vertrauten Ritual.

Gleichzeitig nahmen Gefühle von Wohlbefinden und innerer Ruhe messbar zu. Du kannst dir eine Selbstmassage wie eine kleine Umarmung für dein Nervensystem vorstellen. Wenn du deine Fingerspitzen sanft über Stirn, Wangen und Kiefer gleiten lässt, aktivierst du spezielle Berührungsrezeptoren, die beruhigende Signale von Geborgenheit und Entspannung an dein Gehirn senden. Die positive Folge davon ist: Dein Cortisolspiegel sinkt, die Gesichtsmuskeln lockern sich, die Haut wird besser durchblutet und wirkt rosiger.

Digital Wellness

Moderne Hautpflege verbindet Wissenschaft, Achtsamkeit und Technologie. Smarte Geräte, Wearables und Lichttherapie können Rituale vertiefen und die Selbstwahrnehmung stärken – nicht als Ersatz, sondern als Erweiterung. Bei Neurowellness wird Technik zum stillen Begleiter, der dir hilft, Haut, Körper und Geist in Einklang zu bringen – sichtbar an deiner Haut, spürbar in dir.

Wenn du beim Auftragen deiner Creme bewusst atmest und dein Gesicht sanft massierst, öffnest du eine Tür zwischen Hautpflege und innerer Beruhigung. Digitale Tools, Apps und smarte Geräte können diese Verbindung stabilisieren. Sie erinnern, leiten an und geben Feedback. So wird wissenschaftliche Erkenntnis in alltagstaugliche Rituale übersetzt, die nicht nur deiner Haut, sondern auch deinem Nervensystem guttun. Studien zeigen, dass gerade die Kombination aus Massage und mentaler Entspannung sichtbare und fühlbare Effekte bringt, von geglätteten Fältchen über besseren Schlaf bis zu gesteigertem Wohlbefinden.

Im Alltag kann das so aussehen: Du kommst nach einem langen Tag nach Hause, dein Smartphone erinnert dich sanft: »Jetzt 3 Minuten für dich.« Du nimmst dein Massagetool zur Hand, atmest tief und lässt dich von einer App durch eine kurze Meditation führen. Das Licht ist gedimmt, dein Lieblingsduft erfüllt den Raum und nach wenigen Minuten spürst du, wie Gesicht und Gedanken weicher werden *(siehe auch Seite 89)*. Technologie ist hier kein kaltes Gadget, sondern ein stiller Helfer, der dich an deine Rituale erinnert und sie spürbar vertieft.

SMARTE SELF-CARE-HELFER

Digitale Begleiter können Self-Care-Rituale strukturieren, erinnern und verstärken, besonders immer dann, wenn im hektischen Alltag der bewusste Moment verloren zu gehen droht. Studien zeigen, dass digitale Technologien wie Augmented Reality, künstliche Intelligenz oder smarte Pflegegeräte bereits heute verändern, wie wir Kosmetik erleben und anwenden. Je interaktiver und persönlicher diese Tools gestaltet sind, desto stärker empfinden wir ihren Nutzen.

Tragbare Hautsensoren (Wearables) sind längst Teil unseres Alltags geworden, ob als Smartwatch, Fitnessarmband oder spezielle Pflaster, die Hautparameter messen. Ihr Potenzial wächst rasant, weil die

Medizin sich zunehmend in Richtung individualisierte Betreuung und digitale Selbstbeobachtung entwickelt. Ziel ist es, die (Haut-)Gesundheit nicht nur in der Klinik, sondern auch zu Hause und im Alltag präzise zu begleiten.

HAUTGESUNDHEITSSENSOREN

Besonders bei Hauterkrankungen wie Neurodermitis oder Psoriasis könnten diese Technologien künftig eine große Rolle spielen. Forschende arbeiten an Geräten, die Juckreiz, Hautbarriere, Entzündungswerte oder Feuchtigkeitsverluste kontinuierlich erfassen können. Erste Studien zeigen, dass die Daten von Sensoren zur Messung von Kratzbewegungen eng mit dem Schweregrad der Erkrankung korrelieren und helfen könnten, Krankheitsschübe frühzeitig zu erkennen oder den Verlauf einer Therapie besser zu beurteilen.

UV-SENSOREN

Im Bereich der UV-Schutzforschung werden Wearables ebenfalls bereits in der Praxis getestet. Eine Studie untersuchte den Einsatz eines tragbaren UV-Sensors bei Jugendlichen während eines Open-Air-Festivals. Die Teilnehmenden erhielten Sensoren sowie kostenlosen Sonnenschutz. Das Ergebnis: Die Geräte erhöhten die Nutzung von Sonnencreme und Sonnenbrillen deutlich. Sie erinnerten die

NEUROGLOW-INSIGHT

WEARABLES

Moderne Hautsensoren können

- Feuchtigkeitsgehalt und transepidermalen Wasserverlust messen.
- Änderungen der Durchblutung erkennen.
- Kratz- oder Berührungsverhalten registrieren.
- Hauttemperatur als wichtigen Entzündungsindikator erfassen.
- zunehmend auch Entzündungs- oder Stressparameter (zum Beispiel Cortisol) beobachten.

In Zukunft werden diese Daten genutzt werden, um personalisierte Pflegeempfehlungen zu entwickeln – ein weiterer wichtiger Schritt auf dem individuellen Weg zum Neuroglow.

Jugendlichen zuverlässig an UV-Schutzmaßnahmen. Die Zahl der Sonnenbrände selbst sank jedoch nicht, insbesondere bei Teilnehmenden mit einer Vorgeschichte intensiver Sonnennutzung. Trotzdem zeigte sich eine hohe Akzeptanz und Zufriedenheit, denn viele empfanden die Sensoren als hilfreiche, motivierende Erinnerung, besser auf ihre Hautgesundheit zu achten.
Diese Entwicklungen zeigen, wie digitale Achtsamkeitstools helfen können, Verhaltensmuster zu verändern, und damit Teil von Prävention und Self-Care werden. Langfristig könnten Wearables in der Verbindung mit künstlicher Intelligenz individuelle Pflege- oder Schutzempfehlungen geben. Für deinen Self-Care-Moment bedeutet das, dass Technologie zum Spiegel deiner Haut wird, in dem sie sichtbar macht, was dein Körper längst weiß.

HOME-BEAUTY-DEVICES

Home-Beauty-Devices spielen heutzutage ebenfalls eine Rolle. Eine Auswertung von 18 klinischen Studien zeigt, dass Geräte zur Hautverjüngung feine Fältchen, Konturenverlust, Hautfestigkeit und Strahlkraft verbessern können. In den meisten Untersuchungen traten nur vorübergehende Rötungen oder leichte Schwellungen auf, ernsthafte Nebenwirkungen wurden unter dermatologischer Aufsicht nicht beobachtet. Nutzerinnen berichteten von moderater Zufriedenheit, was vor allem zeigt, wie wichtig ein gutes Anwendungserlebnis und realistische Erwartungen sind. Viele Studien waren klein und kurz, was bedeutet, dass es zwar erste Hinweise auf positive Effekte, aber noch keine Evidenz gibt. Behörden wie die chinesische Arzneimittelaufsicht arbeiten deshalb an strengeren Leitlinien und Sicherheitsstandards. Frühere Rückrufaktionen von Laser- oder IPL-Geräten zeigen, dass der unsachgemäße Einsatz Haut oder Augen schädigen kann.

NEUROGLOW-INSIGHT

CHECKLISTE FÜR SICHERE BEAUTY-TECH-ANWENDUNG

Darauf solltest du achten:

- CE- oder FDA-Zertifizierung
- Gebrauchsanweisung vollständig lesen
- Haut vorher reinigen, ohne Alkoholprodukte
- Anwendung nicht bei Entzündungen, Sonnenbrand oder Hautverletzungen
- Immer mit Schutzbrille bei Lichtanwendungen
- Nicht überdosieren, weniger ist oft mehr

Die sichere Anwendung erhält die Wirkung und schützt die neurokutane Balance deiner Haut.

LED-MASKEN

Ein aktueller Trend in der Hautpflege sind LED-Masken für den Hausgebrauch. Sie versprechen eine strahlendere Haut, weniger Unreinheiten und feinere Linien. Doch nicht alle Geräte halten, was sie versprechen. In dermatologischen Praxen wird Lichttherapie mit präzise definierten Wellenlängen und kontrollierter Intensität eingesetzt, deren Wirkung medizinisch geprüft ist. Heimgeräte dagegen sind meist kosmetischer Natur und arbeiten mit einer geringeren oder uneinheitlichen Lichtleistung. Daher fällt ihre Wirkung oft milder oder weniger zuverlässig aus.

Wer eine LED-Maske zu Hause nutzt, sollte auf geprüfte Geräte achten (etwa mit CE- oder FDA-Zertifizierung), stets Augenschutz tragen und die Anwendung langsam steigern. Bei empfindlicher Haut, Pigmentstörungen oder der Einnahme lichtsensibilisierender Medikamente empfiehlt sich ärztlicher Rat.

Im Sinne des Neuroglow-Konzepts kann schon das 10-minütige Tragen einer LED-Maske, ganz unabhängig von der Lichtwirkung, positiv sein. Wer sich bewusst Ruhe gönnt und die Augen schließt, aktiviert den Parasympathikus, sodass der Körper auf Entspannung schaltet.

MIKROSTROM

Während die Lichttherapie mit gezielten Wellenlängen vor allem die Energieproduktion und Regeneration der Hautzellen

10 MINUTEN LICHT UND RUHE

Variante 1: Mit LED-Maske

- Setze deine LED-Maske auf, lehne dich bequem zurück und schließe die Augen. Stelle einen Timer auf 10 Minuten für deinen kurzen Rückzug aus dem Tag.
- Atme tief ein und aus, spüre Wärme und Licht auf der Haut. Wiederhole innerlich: »Ich erlaube meiner Haut, sich zu regenerieren.«
- Bleibe mit deiner Aufmerksamkeit bei der Empfindung des Lichts – wie es dich umhüllt, ohne Anstrengung, ohne Ziel. Wenn Gedanken kommen, lass sie vorbeiziehen.
- Nimm nach 10 Minuten die Maske ab, trinke ein Glas Wasser und spüre, wie dein Gesicht weicher wirkt und dein Geist klarer ist.

Wissenschaftlich betrachtet aktiviert dieser Zustand den Parasympathikus, reduziert die Ausschüttung von Stresshormonen und verbessert die Mikrozirkulation der Haut.

Variante 2: Ohne LED-Maske

- Finde einen Ort, an dem du 10 Minuten ungestört bist. Dimme das Licht oder zünde eine Kerze an. Sanftes Licht beruhigt das Nervensystem.
- Lege beide Hände auf dein Gesicht, die Handflächen gewölbt, als würdest du dich mit Wärme umhüllen. Nimm die sanfte Dunkelheit hinter deinen geschlossenen Augenlidern achtsam wahr.
- Atme 4 Sekunden tief ein. Halte den Atem 2 Sekunden. Atme langsam 6 Sekunden aus. 10-mal wiederholen.
- Wenn du möchtest, massiere währenddessen mit kreisenden Bewegungen deine Schläfen oder Wangen.
- Flüstere innerlich: »Ich schenke meiner Haut Ruhe.« Öffne danach langsam die Augen, lass das Licht wieder auf deine Haut treffen – wie eine sanfte Begrüßung.

Schon wenige Minuten bewusster Dunkelheit und tiefer Atmung senken nachweislich die Aktivität des Sympathikus und fördern die Durchblutung. So entsteht schon nach kurzer Zeit ein natürlicher Neuroglow-Effekt, ganz ohne Technik.

unterstützt, geht Mikrostrom noch einen Schritt weiter. Feine elektrische Impulse regen die zelluläre Kommunikation, die Durchblutung und teilweise auch die Kollagensynthese an, ähnlich der traditionellen Akupunktur, bei der gezielte Reize das innere Gleichgewicht fördern sollen.
In deinem Neurowellness-Ritual kann auch diese Form der Stimulation Teil deiner Self-Care-Praxis werden. Denn ob Licht, Mikrostrom oder bewusste Berührung – entscheidend ist der Moment der Ruhe und Achtsamkeit, den du dir dabei schenkst. So aktivierst du den parasympathischen Nervenzweig: Der Stresshormonspiegel sinkt, die Mikrozirkulation verbessert sich und die Haut kann sichtbar mehr Balance zeigen.
Zusammenfassend lässt sich festhalten, dass smarte Beauty-Tools und Wearables deine Pflegeroutine sinnvoll bereichern können, wenn du sie regelmäßig, achtsam und nach Anleitung nutzt. Erwarte keine Wunder über Nacht, sondern allmähliche Veränderungen, die mit Kontinuität spürbar werden.

Feel the Future: Wie Hautpflege sich verändert

Die Kosmetik befindet sich im Wandel und dieser Wandel ist wissenschaftlicher, bewusster und persönlicher denn je. Aktuellen Marktforschungsdaten zufolge gehört die Zukunft der Kosmetik den Konzepten, die Gesundheit, Wohlbefinden, Technologie und Wissenschaft miteinander verbinden.

Hautpflege wird zunehmend als ein Teil der Gesundheitsvorsorge verstanden. Sie gilt nicht mehr nur als ästhetische Maßnahme, sondern als Unterstützung für das größte Organ des Menschen und seine Fähigkeit zur Regeneration.

Sehnsucht nach Transparenz

Diese Entwicklung folgt einem gesellschaftlichen Bedürfnis, denn immer mehr Menschen möchten verstehen, was ihre Haut wirklich braucht und wie Pflege wirkt. Der Zuwachs an Wissen über Inhaltsstoffe, Formulierungen und biologische Prozesse führt dazu, dass wir als Konsumentinnen und Konsumenten informierter entscheiden und höhere Ansprüche stellen. Wissenschaftliche Transparenz, klinische Studien und nachvollziehbare Wirksamkeit gewinnen deshalb weiter an Bedeutung. Gleichzeitig bleibt Kosmetik ein Spiegel ihrer Zeit. Trends verändern sich, von »Clean Beauty« über »Skinimalism« bis hin zu »Emotional Skincare«. Doch hinter all diesen Strömungen steht als gemeinsamer Gedanke die Suche nach Authentizität und Balance. Menschen wünschen sich Produkte, die sich in ihr Leben einfügen, wirksam und im Einklang mit Körper und Geist.

Im Dienst der (Haut-)Gesundheit

Parallel dazu hält die Technologie immer stärker Einzug in die Kosmetikwelt *(siehe Seite 94)*. Künstliche Intelligenz analysiert Hautbilder, Apps begleiten individuelle Pflegeroutinen und smarte Tools messen Feuchtigkeitsgehalt oder Hautzustand in Echtzeit. Diese Entwicklungen ermöglichen eine nie dagewesene Personalisierung und somit eine Hautpflege, die sich anpasst, lernt und mitdenkt.
Auch im Bereich der Formulierung sorgt digitale Forschung für Fort-

schritte. Biotechnologisch gewonnene Wirkstoffe, nachhaltige Alternativen und sensorisch optimierte Texturen zeigen, wie Hightech und Natur verschmelzen können.

Die Forschung reagiert auf das, was sich in Begriffen wie Neurokosmetik oder sensorische Pflege zeigt. Denn sie beschreiben ein neues Verständnis von Hautgesundheit, das physiologische, psychologische und emotionale Aspekte miteinander verknüpft. Auch der Einfluss von Umweltfaktoren, Schlaf, Stress oder Ernährung wird intensiver erforscht *(siehe Seite 14)*. Kosmetik ist nicht nur Pflege, sondern auch Schutz und Prävention und erfordert daher einen ganzheitlichen Ansatz. Das sogenannte Hautalterungsexposom bildet dabei einen zentralen Forschungsschwerpunkt.

Deine Pflege – so individuell wie du selbst

Die Zukunft der Kosmetik liegt damit nicht allein in neuen Formulierungen oder technischen Innovationen, sondern in einer bewussteren Haltung, die Pflege als Teil der persönlichen Gesundheitsstrategie, als Ausdruck von Selbstwahrnehmung und als Verbindung zwischen Wissenschaft und Alltag versteht.

Kosmetik wird weiterhin Trends folgen, doch ihr Fokus verlagert sich zunehmend auf Wissenschaft, Technologie und Individualität.

Und vielleicht liegt genau in dieser Entwicklung ihre neue Schönheit: in der Erkenntnis, dass Hautpflege nicht nur das Äußere verändert, sondern auch unser Verständnis davon, wie wir für uns selbst sorgen.

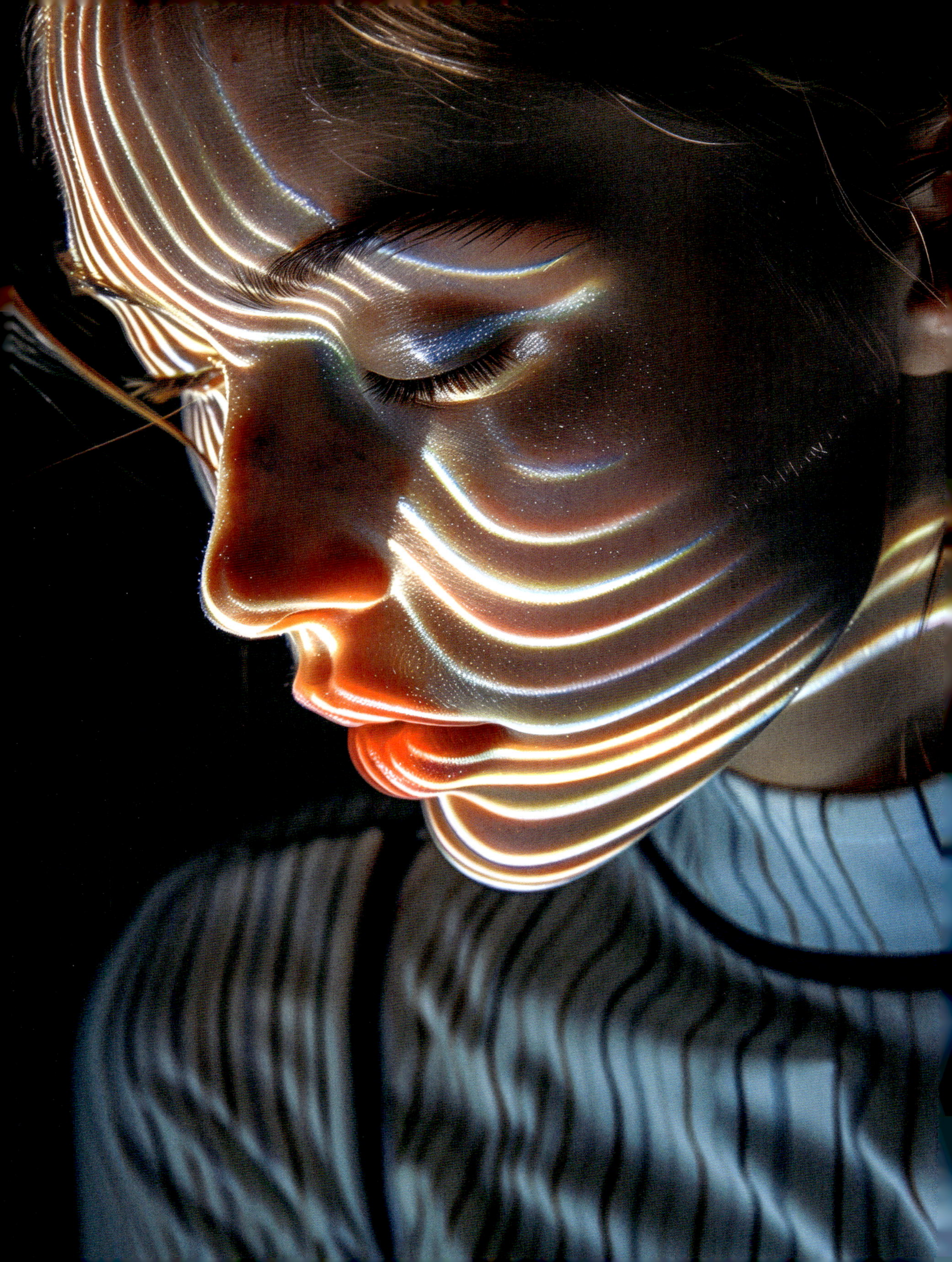

your inner glow

RUHIGER GEIST, SCHÖNE HAUT

Wie dein Nervensystem funktioniert, was dein Vagusnerv mit Wellness zu tun hat und wie du den Dialog zwischen Haut und Nervensystem nutzen kannst.

Die stille Macht des Nervensystems

In den letzten Jahren hat sich die Forschung neu verliebt – in ein System, das lange im Schatten stand: das Nervensystem. Immer mehr Wissenschaftler, Mediziner und Therapeuten richten ihren Blick auf dieses faszinierende Netzwerk aus Milliarden von Zellen, das unseren Körper, unsere Emotionen und unsere Gesundheit auf feinste Weise miteinander verwebt.

NETZWERK AUS HAUT, NERVEN, HORMONEN UND IMMUNZELLEN

Das Nervensystem gilt inzwischen als einer der wichtigsten Schlüssel zu Heilung und Regeneration – nicht nur bei Krankheiten wie Krebs, Herz-Kreislauf-Leiden oder neurodegenerativen Störungen, sondern auch in der Prävention und beim Erhalt der Hautgesundheit. Dadurch wird immer deutlicher: Nur wenn unser Nervensystem im Gleichgewicht ist, kann echte, stabile Gesundheit entstehen – und eine Haut, die lebendig wirkt, klar und leuchtend.
An diesem Punkt setzt die Neurokosmetik an. Sie verbindet, was lange als getrennt galt: die sichtbare Wirkung von außen mit der unsichtbaren Kraft von innen. Neurokosmetik versteht die Haut als Spiegel und zugleich als Sprachrohr unseres Nervensystems. Jede Berührung, jeder Wirkstoff, jeder Duft wird als Reiz nach innen bis tief in unser emotionales Zentrum weitergegeben. Und umgekehrt senden Gedanken, Gefühle und Hormone ihre Botschaften nach außen, wo sie auf der Haut sichtbar werden. Die Forschung beschreibt dieses Zusammenspiel als »neuroendokrinoimmunes Organ« – ein Netzwerk aus Haut, Nerven, Hormonen und Immunzellen, das in ständigem Dialog steht. Neurokosmetik nutzt diese Verbindung. Sie betrachtet die Haut nicht als Hülle, sondern als lebendiges Organ, das kommuniziert, spürt und sich selbst reguliert. Ein System, das Schönheit nicht nur zeigt, sondern spürbar macht.

DIE ARCHITEKTUR DER NERVEN DEINER HAUT

Um diese Verbindung zu verstehen, lohnt es sich, in die faszinierende Architektur der Nerven in deiner Haut einzutauchen – ein System, das äußere Reize, Emotionen und Botenstoffe zu einem harmonischen Ganzen verbindet:

- **Das zentrale Nervensystem (ZNS):** Das ZNS steht über die Haut-Hirn-Achse in ständigem Austausch mit deiner Haut. Jede Berührung, jede Temperaturveränderung wird an das Gehirn gemeldet. Umgekehrt reagiert deine Haut auf Hormone und Neurotransmitter wie Cortisol, Adrenalin oder Serotonin. Emotionen werden sichtbar, wenn Stress, Freude oder Erleichterung sich in deiner Haut widerspiegeln. Dieses Wechselspiel zeigt, wie eng Gefühl, Botenstoffe und Hautzustand verflochten sind *(siehe Seite 36)*.
- **Das periphere Nervensystem (PNS):** Das PNS ist das weit verzweigte Leitungsnetz zwischen Haut und Gehirn. In der Dermis, der mittleren Hautschicht, liegen unzählige sensorische Nervenendigungen – Rezeptoren für Druck, Temperatur und Schmerz, die zum somatischen Nervensystem gehören. Sie ermöglichen es, dass du Wärme, Kälte, Berührung oder Vibration wahrnimmst. Gleichzeitig senden sie chemische Signale – elektrische Impulse und Botenstoffe, die das Gehirn in Sekundenbruchteilen auswertet. So entsteht aus Reiz Empfindung, aus Empfindung Gefühl.
- **Das autonome (vegetative) Nervensystem:** Das autonome Nervensystem arbeitet leise im Hintergrund und hält dich im Gleichgewicht mit deiner Umwelt. Es steuert die Regulation der Temperatur über die Schweißdrüsen, ob sich Blutgefäße weiten oder verengen und sorgt für Gänsehaut, wenn dich etwas berührt – physisch oder emotional. Auch hier wirken Neurotransmitter wie Noradrenalin und Acetylcholin, die blitzschnell auf Veränderungen reagieren. Dieses System spürt, bevor du denkst, und es schützt dich, ohne dass du es bemerkst.
- **Das neuroendokrine System:** Hier entfaltet deine Haut ihre erstaunlichste Fähigkeit: Sie produziert selbst Hormone und Neurotransmitter. Sie bildet Serotonin, Dopamin und Cortisol, reagiert auf Sonne, Stress oder Pflegeprodukte und beeinflusst so direkt dein Wohlbefinden. Diese hormonelle Intelligenz macht sie zu einem eigenständigen Kommunikationsorgan, das Emotion, Wahrnehmung und Regeneration verknüpft.

Gemeinsam bilden diese Systeme ein fein abgestimmtes Orchester. Sie übersetzen Gedanken in körperliche Reaktionen, Gefühle in sichtbare Veränderungen und äußere Reize in innere Balance. Deine Haut ist dabei nicht nur Empfängerin – sie ist aktiver Teil des Dialogs zwischen Körper und Seele.

DEIN LEUCHTENDER HIGHTECHANZUG

All diese Systeme formen zusammen ein faszinierendes, lebendiges Netzwerk, gewissermaßen einen Hightechanzug, den du Tag und Nacht trägst. Stell dir vor, dein Nervensystem ist wie ein unsichtbares Gewand, das dich umhüllt und durchdringt, gewebt aus Millionen feinster Lichtfäden. Diese filigranen Stränge reichen bis in jede Zelle, verbinden deine Haut mit deinen Organen und deinem Gehirn und senden ununterbrochen Botschaften: elektrische Impulse, hormonelle Signale, chemische Botenstoffe. Dieses leuchtende Gewand hält deinen Körper in Kommunikation mit sich selbst und sorgt dafür, dass du im Fluss bleibst. In der Dermis, dieser pulsierenden Hautschicht, begegnen sich Gefäße, Drüsen, Nervenfasern und Rezeptoren wie auf einem vibrierenden Marktplatz des Lebens. Hier werden Empfindungen übersetzt, Reaktionen koordiniert und Heilungsprozesse in Gang gesetzt *(siehe Seite 102)*. Doch wie oft denkst du im Alltag daran, deinem »Hightechanzug« Pflege zu schenken? Wahrscheinlich selten. Wir cremen, massieren, reinigen – doch das Nervensystem darunter bleibt meist unbeachtet. Dabei ist es die unsichtbare Instanz, die entscheidet, ob Heilung, Regeneration und Balance überhaupt möglich sind.

Wenn du das Nervensystem in deiner Haut unterstützt, wenn du es nährst, beruhigst und stärkst, investierst du in wahre, tief verankerte Hautgesundheit. Pflege bedeutet hier mehr als ein Serum oder eine Creme – sie umfasst Wissen, Achtsamkeit, Atem, Bewegung und Berührung. Sie bedeutet, zu verstehen, dass dein Nervensystem immer danach strebt, in seine Balance zurückzufinden. Dieses Verständnis schenkt dir Selbstwirksamkeit. Neurokosmetik ist deshalb keine Modeerscheinung, sondern ein Bewusstseinswandel. Sie macht sichtbar, dass deine Haut nicht getrennt von deinem Inneren existiert, sondern dass beides in ständiger Resonanz steht. Sie lädt dich ein, dein Nervensystem als Quelle deiner Schönheit zu erkennen. Auf diesem Weg liegt ein besonderer Schlüssel: der Vagusnerv – die Verbindung zwischen Ruhe, Heilung und leuchtender Haut.

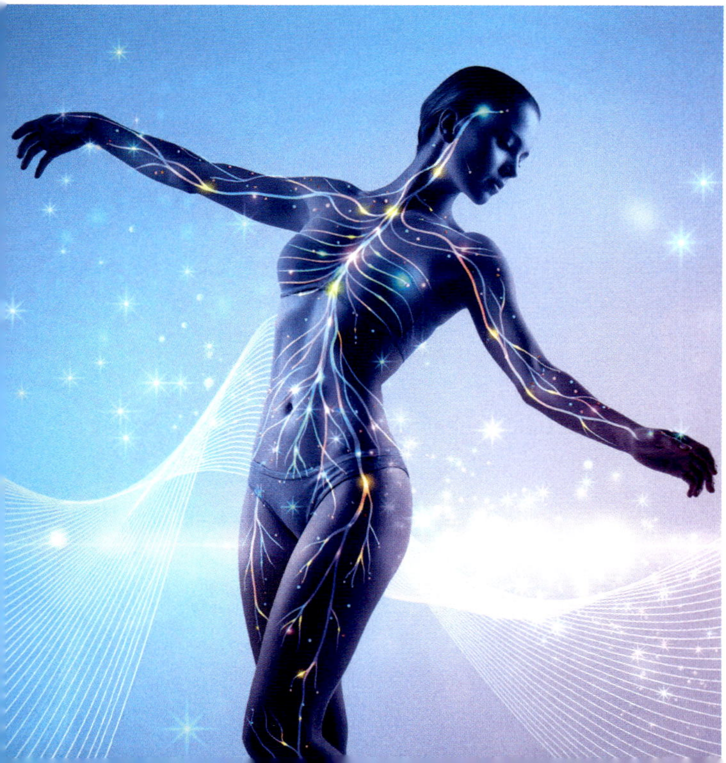

Dein Nervensystem umhüllt dich wie ein unsichtbares Gewand aus feinsten Lichtfäden.

VAGUS – DER WELLNESSNERV

Der Vagusnerv ist einer der faszinierendsten Nerven deines Körpers – ein stiller Regisseur, der Ruhe, Heilung und Balance leitet. Er gehört zum Parasympathikus, jenem Teil des autonomen Nervensystems, der für Erholung und Regeneration sorgt. Sein Name stammt vom Lateinischen *vagari*, was »umherschweifen« bedeutet – und genau das tut er: Er zieht sich wie ein Reisender durch deinen Körper, vom Gehirn über Hals und Brust bis tief in den Bauchraum. Auf seinem Weg verbindet er Herz, Lunge, Magen, Darm und auch die Haut. Kein anderer Nerv verkörpert so deutlich, dass alles miteinander verbunden ist.

DIE POLYVAGALTHEORIE

Lange galt das vegetative Nervensystem als ein einfaches Zwei-Kräfte-System aus aktivierendem Sympathikus und beruhigendem Parasympathikus. Doch die Forschung der letzten Jahrzehnte hat den Blick auf den Parasympathikus verändert. Der amerikanische Neurowissenschaftler Stephen Porges entwickelte im Jahr 1994 die Polyvagaltheorie – ein neues Verständnis, das zwei unterschiedliche Äste des Vagusnervs definiert: einen alten und einen neuen Zweig. Dieses Wissen verändert, wie wir Stress, Heilung und auch Hautgesundheit verstehen.

Der ältere Teil, der sogenannte dorsale Vagusnerv, ist entwicklungsgeschichtlich der Ursprung. Er kann den Körper in einen Zustand tiefer Ruhe oder eine Schutzstarre versetzen. In seiner gesunden Form erleben wir ihn als wohltuende Entspannung: wenn wir bei einer Massage abschalten, in Stille versinken oder uns bei einer Pflegeroutine in wohliger Geborgenheit verlieren. Der wichtigste Botenstoff in diesem Zustand ist Oxytocin, das Hormon der Nähe und des Vertrauens. Es schenkt uns Sicherheit, Zärtlichkeit und emotionale Weichheit. Doch dieser Modus kann auch kippen: Wenn wir uns nicht sicher fühlen, reagiert der alte Vagus mit Rückzug oder mit Erstarrung. Dann helfen körpereigene Endorphine, uns vor Überforderung zu schützen, doch sie können uns auch in eine Art emotionale Distanz führen, wie betäubt und abgeschnitten. Entscheidend ist also immer der Kontext, in dem dieser uralte Mechanismus aktiviert wird.

Der neue Teil, der ventrale Vagusnerv, ist der jüngere Zweig des Parasympathikus, eine evolutionäre Errungenschaft für soziale Offenheit und Verbindung. Wenn er aktiv ist, fühlst du dich sicher, präsent und neugierig. Du kannst lachen, singen, dich austauschen, gemeinsam essen, genießen. Dieser Zustand wird getragen von Botenstoffen wie dem »Glückshormon« Serotonin und GABA (Gamma-Aminobuttersäure), einem beruhigenden Neurotransmitter. Es ist der Zustand

von innerer Sicherheit, in dem Haut und Körper aufblühen: Vertrauen, Freude und Zugehörigkeit wirken wie Nahrung für deine Zellen.
Zwischen diesen beiden Polen liegt der Sympathikus, der Motor für Aktivität, Abenteuer und Lebenskraft. Wenn du Sport treibst, tanzt, konzentriert arbeitest oder voller Begeisterung sprichst, spürst du seine Energie. Dopamin und Cortisol sorgen dafür, dass du wach, fokussiert und angetrieben bist. Doch gerät dieses System in Übersteuerung, kippt die Aktivierung in Stress: Kampf, Flucht oder innere Anspannung. Dann übernehmen Adrenalin und Cortisol, Haut und Nervensystem verlieren ihr Gleichgewicht.

Rötungen, Irritationen oder Unreinheiten können sichtbare Zeichen dafür sein, dass dein Körper nach einem Ausgleich sucht. Der Vagusnerv ist damit weit mehr als ein abstrakter medizinischer Begriff – er ist die Brücke zwischen Ruhe und Lebendigkeit, zwischen innerem Frieden und äußerer Ausstrahlung.
Die Polyvagaltheorie von Porges beschreibt dieses Zusammenspiel wie eine Leiter. Ganz oben der neue Vagusnerv mit Sicherheit und sozialer Verbundenheit. Eine Stufe darunter der Sympathikus mit Energie und Aktivierung. Fällt diese zu stark aus, rutschen wir weiter ab. Ganz unten der alte Vagusnerv mit Immobilität und Rückzug. Und wie beim Hinabstei-

TALK WITH …

… DEINEM VAGUSNERV

Stell dir vor, dein Vagus erhebt die Stimme – leise, aber klar, wie ein vertrauter Begleiter. Lausche, was er dir zuflüstert.

Neuer Vagus
»Wann hast du zuletzt gelacht, gesungen oder dich mit jemandem verbunden gefühlt? Ich liebe es, wenn du Nähe zulässt, wenn du dich freust, gesehen und gehört zu werden. Schon ein freundlicher Blick, ein Matcha mit deiner besten Freundin oder ein kurzes Gespräch mit dem Gemüsehändler vom Markt gibt mir Kraft. Ich schenke dir dafür dann Leichtigkeit, Lebendigkeit und Strahlkraft.«

Alter Vagus
»Und ich schenke dir Ruhe. Wann hast du dir zuletzt erlaubt, einfach nichts zu tun – ohne schlechtes Gewissen? Spüre die Geborgenheit einer wärmenden Decke, die dich sanft umhüllt und Entspannung schenkt. Atme loslassend in diesem Moment und spüre meine wohltuende Seite. Ich helfe dir, tief zu entspannen, zu regenerieren.«

Dein Körper
»Merkst du, wie unterschiedlich sich das anfühlt? Der neue Vagus lebt von Verbindung, der alte von Rückzug und Geborgenheit. Beide brauchen Raum, beide dürfen wirken. Deine Haut spürt sofort, wenn wir im Einklang sind. Und dieser Einklang zeigt sich in deiner Haut – sie wird weich, klar und lebendig.«

Fragen zur Selbstreflexion
- Wo in meinem Alltag finde ich Momente der Verbindung und wo Momente der stillen Regeneration?
- Erlaube ich mir, Stress zu relativieren?
- Welche kleinen Gesten nähren meinen Vagusnerv: bewusstes Atmen, ein Lächeln, ein achtsames Ritual?

Dein Vagus erinnert dich daran: Aus Verbindung und Ruhe wächst Widerstandskraft und Schönheit mit Glow-Effekt.

gen gilt auch beim Hinaufsteigen: Schritt für Schritt, Sprosse für Sprosse. Aus einer Erstarrung finden wir nicht direkt zurück in soziale Offenheit, sondern müssen erst einen »Umweg« über die Aktivierung der Muskeln, das Lösen verspannter Faszien sowie sanfte oder auch schnellere Bewegungen nehmen.

Für die Haut bedeutet das: Jeder Zustand hinterlässt seine Spuren. Sicherheit und Verbundenheit fördern Regeneration, Strahlkraft und Balance. Aktivierung kann belebend wirken, solange sie nicht überhandnimmt. Rückzug bringt im besten Fall tiefe Erholung, im ungünstigen Fall aber Erstarrung, Blässe oder eine gestörte Hautbarriere. So zeigt sich, dass der Vagusnerv nicht nur ein Nervenstrang ist, sondern eine Schaltstelle für deine gesamte Balance und damit auch für deine Hautgesundheit. Damit der alte und der neue Vagus uns in unserem Alltag unterstützen können, braucht es ein Gefühl von Sicherheit. Erst wenn wir uns sicher fühlen, können die beiden Äste des Vagusnervs ihre positiven Wirkungen entfalten – von lebendiger Verbundenheit bis zu tiefer Entspannung. Dieses Fundament bildet unser inneres Sicherheitssystem.

DIE DREI BODYGUARDS DES KÖRPERS

Sicherheit ist eines der tiefsten Bedürfnisse unseres Organismus. Erst wenn wir uns sicher fühlen, kann der Körper loslassen. Er regeneriert, vertraut, heilt und beginnt zu strahlen. Dieses Gefühl von Sicherheit ist tief in unserem Nervensystem verankert und prägt unmittelbar die Gesundheit und Widerstandskraft unserer Haut. Drei Schaltkreise – Perzeption, Neurozeption und Propriozeption – bilden ein unsichtbares Sicherheitsnetz. Sie wirken wie fein abgestimmte Bodyguards, die Tag und Nacht darüber wachen, wie sicher wir uns in uns und in unserer Umgebung fühlen.

PERZEPTION

Perzeption ist die Ebene, die uns am vertrautesten ist. Hier geht es um bewusste Wahrnehmung: Wir prüfen mit offenen Sinnen, ob eine Situation angenehm, neutral oder bedrohlich wirkt. Das zentrale Nervensystem gleicht neue Eindrücke mit gespeicherten Erfahrungen ab, um zu entscheiden, ob wir bleiben, uns öffnen oder schützen sollten. Diese Form der Wahrnehmung ist hochsensibel, manchmal reicht schon ein unausgesprochenes Wort, ein Blick oder eine gespannte Atmosphäre, um uns innerlich auf Alarm zu schalten.

NEUROZEPTION

Tiefer – und für die Haut besonders bedeutend – wirkt die Neurozeption. Sie ist das stille Abtasten unserer Umgebung durch das autonome Nervensystem, ein

Radar jenseits des Bewusstseins. Es registriert in Sekundenbruchteilen, ob Menschen, Orte oder Situationen Sicherheit oder Gefahr ausstrahlen. Dieses System arbeitet über ein dichtes Netzwerk aus Nerven, Rezeptoren und Botenstoffen, das bis in die Haut hineinreicht. Schon feinste Spannungsfelder – eine unnatürliche Haltung, unterschwelliger Stress oder emotionale Disharmonie – werden wahrgenommen und ans Gehirn weitergeleitet. So erklärt sich, warum Verspannungen, Hautreizungen oder Schlafstörungen entstehen können, ohne dass wir die Ursache klar benennen können. Unser Sicherheitsnetz reagiert oft lange, bevor der Verstand begreift, was eigentlich los ist. Für die Haut bedeutet das: Wenn das System zu lange im Alarmmodus bleibt, zeigen sich Irritationen, Rötungen oder Entzündungen – sichtbare Spuren einer unsichtbaren Unruhe.

PROPRIOZEPTION

Die dritte Ebene, die Propriozeption, ist unser Körpergefühl im Raum. Sie sammelt ununterbrochen Rückmeldungen aus Muskeln, Faszien, Sehnen und Gelenken, also Informationen darüber, wo und wie wir uns bewegen. Dieses innere Navigationssystem sorgt dafür, dass wir elastisch, koordiniert und im Gleichgewicht bleiben. Für die Haut ist auch das von Bedeutung, denn Spannkraft, Elastizität und Haltung spiegeln sich unmittelbar in ihrem Erscheinungsbild wider. Wenn wir uns im Körper sicher und geerdet fühlen, reagiert auch die Haut mit Ausgeglichenheit.

Alle drei Schaltkreise greifen ineinander: flexibel, rhythmisch, lebendig. Sicherheit bedeutet nicht, dauerhaft in Ruhe zu verharren, sondern in Bewegung zu bleiben, ohne das Gleichgewicht zu verlieren.

Unser Nervensystem pendelt fortwährend zwischen Aktivierung (Sympathikus) und Erholung (Parasympathikus).

Dieser Wechsel ist kein Fehler, er ist der natürliche Puls des Lebens. Wenn wir uns dieser Dynamik bewusst werden, können wir lernen, den Rhythmus zu steuern: zu beschleunigen, wenn Energie gebraucht wird, und zu verlangsamen, wenn Ruhe ruft. So entsteht Resilienz – die Fähigkeit, auf Stress zu reagieren, ohne aus der Balance zu fallen. Das Nervensystem ist kein starres Gebilde, sondern ein interaktives Netzwerk. Es schützt, trägt und formt unsere Anpassungsfähigkeit und schenkt der Haut die Kraft, auch in stürmischen Zeiten gesund und strahlend zu bleiben.

VOM STRESS ZUR RESILIENZ

Das Leben hält uns nicht im Gleichgewicht, es bringt uns täglich aus der Balance. Ein voller Arbeitstag, ein Streit, die Überforderung beim Sport oder schlicht Erschöpfung: All das fordert unser Nervensystem heraus. Und das ist völlig normal. Entscheidend ist nicht, wie oft wir aus dem Gleichgewicht geraten, sondern ob wir die Fähigkeit entwickeln, immer wieder dorthin zurückzukehren.

RESILIENZ – DEINE INNERE STÄRKE

Genau darin liegt unsere innere Stärke. Wissenschaftlich nennt man sie Resilienz, im Alltag sagt man vielleicht einfach »Coolness«: die Fähigkeit, angemessen zu reagieren, nicht in starrer Ruhe, sondern in der Bewegung zwischen Anspannung und Entlastung, zwischen Herausforderung und Erholung.
Resilienz beschreibt die Fähigkeit, trotz Rückschlägen weiterzugehen, sich von Schwierigkeiten nicht dauerhaft beeinträchtigen zu lassen. Der Begriff stammt vom Lateinischen *resiliere*, »zurückspringen«. Genau das tun widerstandsfähige Menschen: Sie finden neue Perspektiven, schöpfen Kraft selbst aus belastenden Situationen und kehren zu ihrer Mitte zurück. In der Psychologie gilt die Annahme der Realität als erster Schritt zur Resilienz. Wer aufhört, gegen die Fakten des Lebens anzukämpfen, spart Energie und kann sie nutzen, um Haltung, Klarheit und Lösungen zu entwickeln.

WENN HAUT UND PSYCHE UNTER DRUCK STEHEN

Auch die Haut spiegelt diese innere Stärke. Unter Stress reagiert sie ebenfalls unmittelbar: Sie wird fahl, neigt zu Unreinheiten oder Irritationen. Denn das, was innen geschieht, zeigt sich nach außen. Die Weltgesundheitsorganisation (WHO) nennt Stress eine der größten Gesundheitsgefahren des 21. Jahrhunderts.
Aber kurzfristiger positiver Stress – sogenannter Eustress – kann sogar ein Booster sein: Er schärft die Sinne, fokussiert, setzt

Ein moderner Stressfaktor ist der Wunsch nach Perfektion und seine Folgen: ständige Vergleiche und die immer weitere Selbstoptimierung.

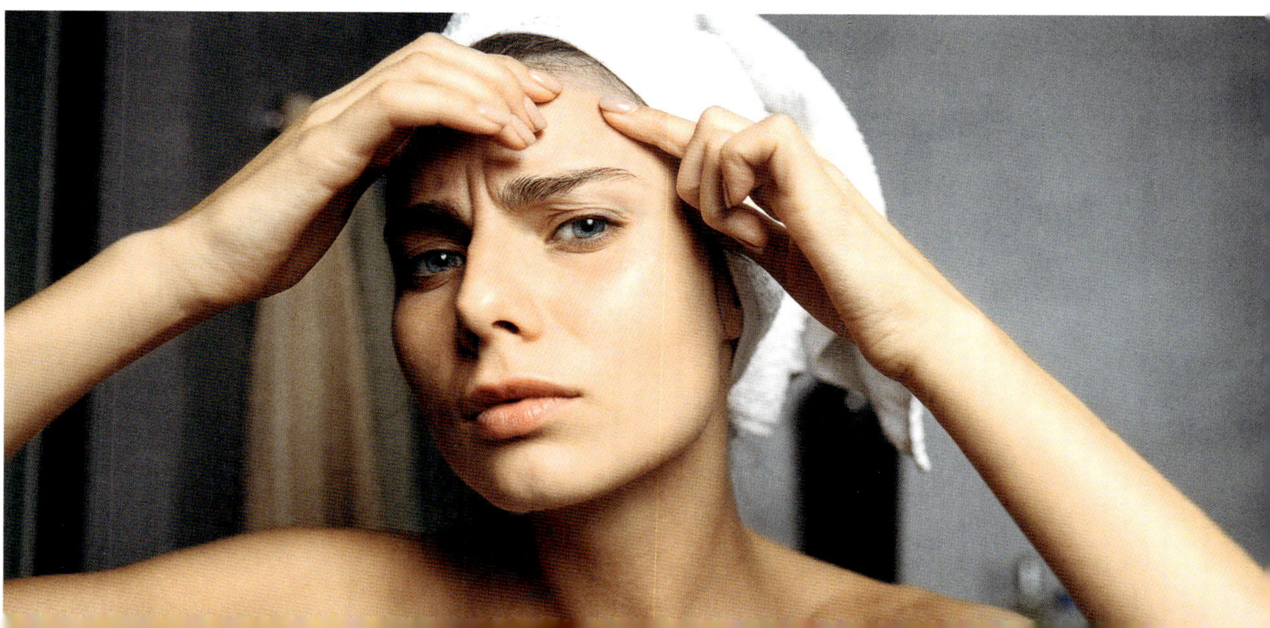

SKIN-WISDOM

WENN WERTE UNTER DIE HAUT GEHEN

Unser inneres Wertesystem

Wir alle tragen ein inneres Wertesystem in uns – es zeigt uns, was uns wirklich wichtig ist. Doch manchmal passt unser Handeln nicht dazu. Wir sagen Ja, obwohl wir Nein meinen. Wir schieben Dinge auf, obwohl Verlässlichkeit zu unseren größten Stärken zählen sollte. Oder wir greifen zur Schokolade (eine gesunde Alternative findest du auf *Seite 192*), obwohl wir uns bewusste Ernährung vorgenommen haben. Diese Spannung zwischen Wert und Verhalten erzeugt ein leises Unwohlsein, das die Psychologie kognitive Dissonanz nennt.

Abweichung erzeugt Stress

Unser Gehirn reagiert darauf sofort: Der vordere singuläre Kortex schlägt Alarm, Herzschlag und Muskelspannung steigen, die Haut wird feucht. Der präfrontale Kortex sucht nach Auswegen – mal in Form von schnellen Ausreden, mal durch ehrliche Reflexion: Was bedeutet Genuss für mich? Welche Qualität ist mir wirklich wichtig? Aus solchen Fragen entstehen Entscheidungen, die uns langfristig näher zu uns selbst bringen und die Haut entlasten.

Werte oder alte Glaubenssätze?

Denn nicht nur einzelne Situationen, auch unsere Werte selbst haben eine Geschichte. Sie wurzeln in Kindheit, Kultur und Erziehung. Werden sie nicht hinterfragt, wirken alte Glaubenssätze wie unsichtbare Filter, die Entwicklung blockieren. Wenn wir dauerhaft gegen unseren Wertekompass handeln, bleibt das innere Warnsystem aktiviert. Gereiztheit, Anspannung, Ängste – all das kann sich schließlich auch auf unserer Haut zeigen.

Klare Werte bringen innere Ruhe

Die Haut ist eben mehr als Hülle – sie ist Spiegel unserer inneren Balance. Irritationen, fahler Teint oder Stressreaktionen sind Botschaften, dass Körper und Psyche im Ungleichgewicht sind. Neurowissenschaftliche Studien zeigen: Wertkonflikte sind nicht nur spürbar, sondern messbar – im Gehirn, im Herzschlag, in der Haut. Die gute Nachricht: Je klarer wir unsere Werte kennen und unser Handeln danach ausrichten, desto mehr finden wir innere Ruhe. Und diese Ruhe strahlt nach außen – sichtbar in einer gesunden, lebendigen Haut. Denn echte Hautgesundheit beginnt tief unter der Oberfläche.

Die Kernfrage

Wo lebst du schon im Einklang mit deinen Werten und wo wartet deine Haut vielleicht noch auf mehr Stimmigkeit?

Glückshormone wie Serotonin frei und stärkt die Immunabwehr. Studien zeigen, dass er die Wundheilung beschleunigen und die Hautregeneration fördern kann. Langfristiger, ungelöster Stress – Distress – erschöpft Körper, Geist und Haut. Eine Zusammenfassung der verschiedenen Arten von Stress und ihren Folgen findest du auf *Seite 20*.

AUSGLEICH FÜR HAUT UND SEELE

Aber selbst längere Stressphasen müssen nicht zerstörerisch sein. Entscheidend ist, ob wir für Ausgleich sorgen. Schlaf, Regeneration und bewusste Pausen sind das Fundament, auf dem Haut und Seele wieder zu leuchten beginnen. Hinzu kommt, Stress ist heute selten der Tiger im Gebüsch. Viel häufiger lauert er in unserem eigenen Spiegelbild oder in sozialen Netzwerken. Wir vergleichen uns, optimieren uns, wollen immer glänzen. Doch gerade dieser Perfektionismus kann selbst zum Stressor werden und die Haut mit in »Geiselhaft« nehmen. Unter Druck verfallen wir leichter in ungesunde Gewohnheiten, essen Fast Food statt frischer Bowls, machen einen Serienmarathon statt Yoga. Die Haut erhält weniger Vitalstoffe, weniger Sauerstoff und verliert Strahlkraft – ein Kreislauf, der zehrt, statt zu nähren.

STRESSABBAU MIT DER POLYVAGALTHEORIE

Entscheidend ist jedoch immer unsere erste innere Bewertung – meist ein Reflex. Ob eine Situation stressig wirkt, hängt weniger von der Realität ab als von unserer Wahrnehmung. Zwei Menschen, ein Arbeitstag und doch zwei völlig unterschiedliche Erlebnisse. Hier öffnet sich die Tür zu Resilienz, Achtsamkeit und der Kraft des Vagusnervs.
Die Polyvagaltheorie zeigt, dass der Körper zuerst reagiert: Herzschlag, Muskelspannung, Cortisolausschüttung. Erst danach entstehen Emotionen, Gedanken und Handlungen – eine feine, aufeinanderfolgende Choreografie. Wer dieses Wissen nutzt, erkennt: Wir sind dem Stress nicht ausgeliefert. Im Gegenteil, wir können dort ansetzen, wo er entsteht: im Körper. Durch bewusste Atmung, Bewegung, Meditation oder sanfte Berührung lässt sich der Vagusnerv aktivieren (mehr dazu ab *Seite 116*). Er funktioniert wie ein Muskel, der uns Schritt für Schritt zurück in Sicherheit, Ruhe und Verbundenheit führt und damit auch in eine Haut, die widerstandsfähig, lebendig und ausgeglichen bleibt.
So wird Stressbewältigung zu einer Form von innerer Hautpflege. Rituale – die abendliche Skincare, ein tiefer Atemzug, ein offenes Gespräch – senken Cortisol, fördern Erholung und schenken deinem Nervensystem das wohltuende Gefühl von Geborgenheit. Sie nähren Körper und Seele zugleich, bringen Balance zurück und schenken jenen leisen, echten Glow, den keine Creme der Welt ersetzen kann, denn dieser Glow ist ein Ausdruck von innerer Ruhe.

Resilienz ist Typsache

Stress wirkt nicht nur im Kopf – er prägt auch deine Haut. Sie ist fahl, manchmal irritiert oder verliert ihre Strahlkraft. Doch so unterschiedlich, wie Stress wirken kann, so verschieden sind auch die Strategien, wie wir damit umgehen können. Die Psychologie bietet unterschiedliche Ansätze. Wir haben vier praktische Strategien zu einem hilfreichen Kompass zusammengefasst. Er verrät dir, wie du deine Haut und dein Nervensystem gezielt stärken kannst.

Typ 1 – Die Problemlöserin
Du gehst Stress rational an. Planung, Struktur und Priorisierung helfen dir, das Chaos zu ordnen. Du stellst dich den Ursachen direkt. Deine Haut profitiert davon, wenn Klarheit auch in deinem Alltag Raum bekommt.

Skin-Moves
Prioritäten setzen: Reduziere To-do-Listen radikal. Deine Haut liebt es, wenn du Raum für Pausen schaffst.
Mikropausen: Plane kleine Unterbrechungen ein, um das Nervensystem herunterzufahren.
Erdung: Nutze Bewegung oder Yoga, um Stress zu lösen, den Kreislauf in Schwung zu bringen und die Haut zu durchbluten.

Typ 2 – Die Emotionale
Deine Aufmerksamkeit liegt auf Gefühlen. Meditation, Achtsamkeit oder Gespräche helfen dir, Stress zu verarbeiten. Deine Haut dankt es dir, wenn du Emotionen nicht staust, sondern in Fluss bringst.

Skin-Moves
Journaling und Atem: Schreibe, atme tief – so beruhigst du dein Nervensystem und damit auch deine Haut.
Me-Time: Nimm dir Momente nur für dich – ohne äußere Einflüsse, nur du für dich allein.
Kreativer Ausdruck: Tanze, male oder singe – lass Energie fließen und schenke deinem Gesicht ein Lächeln.

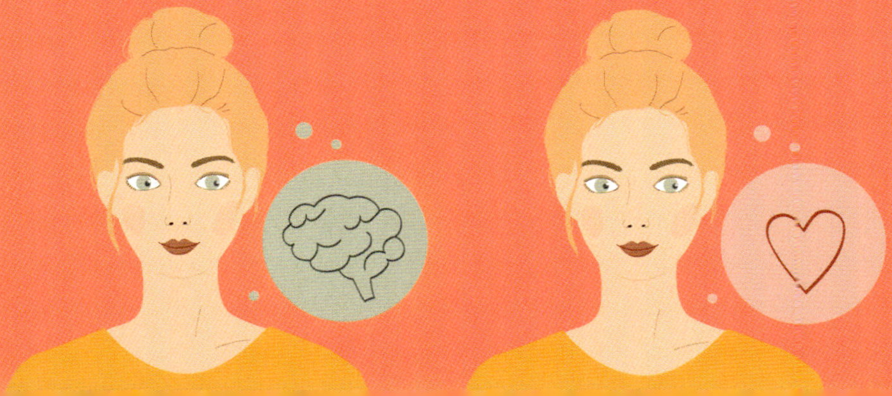

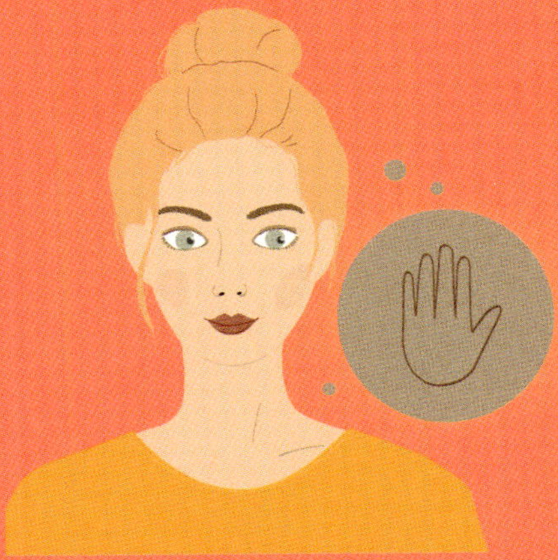

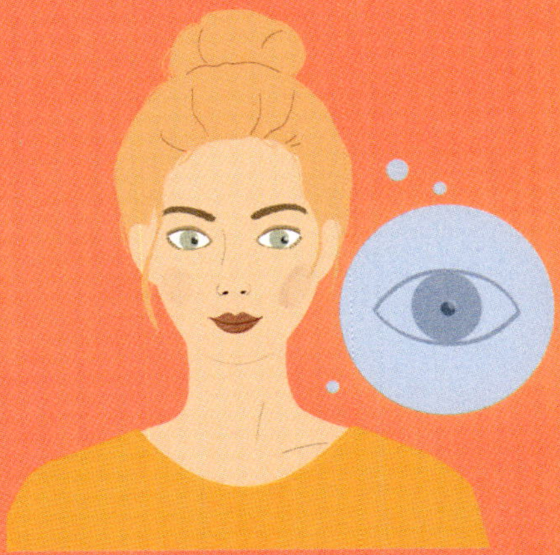

Typ 3 – Die Vermeiderin
Du neigst dazu, Stress aus dem Weg zu gehen. Ablenkung kann schützen, aber dauerhafte Flucht kostet Energie. Deine Haut reagiert sensibel darauf, wenn du Spannungen zu lange verdrängst.

Skin-Moves

Baby-Steps: Nimm Herausforderungen in kleinen Schritten an. Auch Hautregeneration passiert Schritt für Schritt.

Realistische Ziele: Setze dir erreichbare Etappen und belohne dich bewusst. Kleine Siege schenken dir dein Strahlen.

Achtsamkeit: Beobachte deine Ängste, ohne sofort wegzulaufen. Vertrauen wächst, genau wie die innere Ruhe, die deine Haut beruhigt.

Typ 4 – Die Suchende
Du hast deine persönliche Stressstrategie noch nicht gefunden. Stress überrollt dich eher, als dass du ihn steuerst. Gerade das birgt deine Chance, völlig neue Wege zu entdecken. Deine Haut wird sich mit dir wandeln.

Skin-Moves

Ressourcen aktivieren: Erinnere dich an kleine Dinge, die dir Halt geben. Haut liebt verlässliche Routinen.

Selbstwirksamkeit stärken: Starte dosiert. Jeder einzelne Schritt stärkt dein Vertrauen und deine Haut strahlt es aus.

Unterstützung annehmen: Ob Freundinnen, Familie oder Profis – Hilfe suchen ist Stärke. Deine Haut atmet auf, wenn Druck geteilt wird.

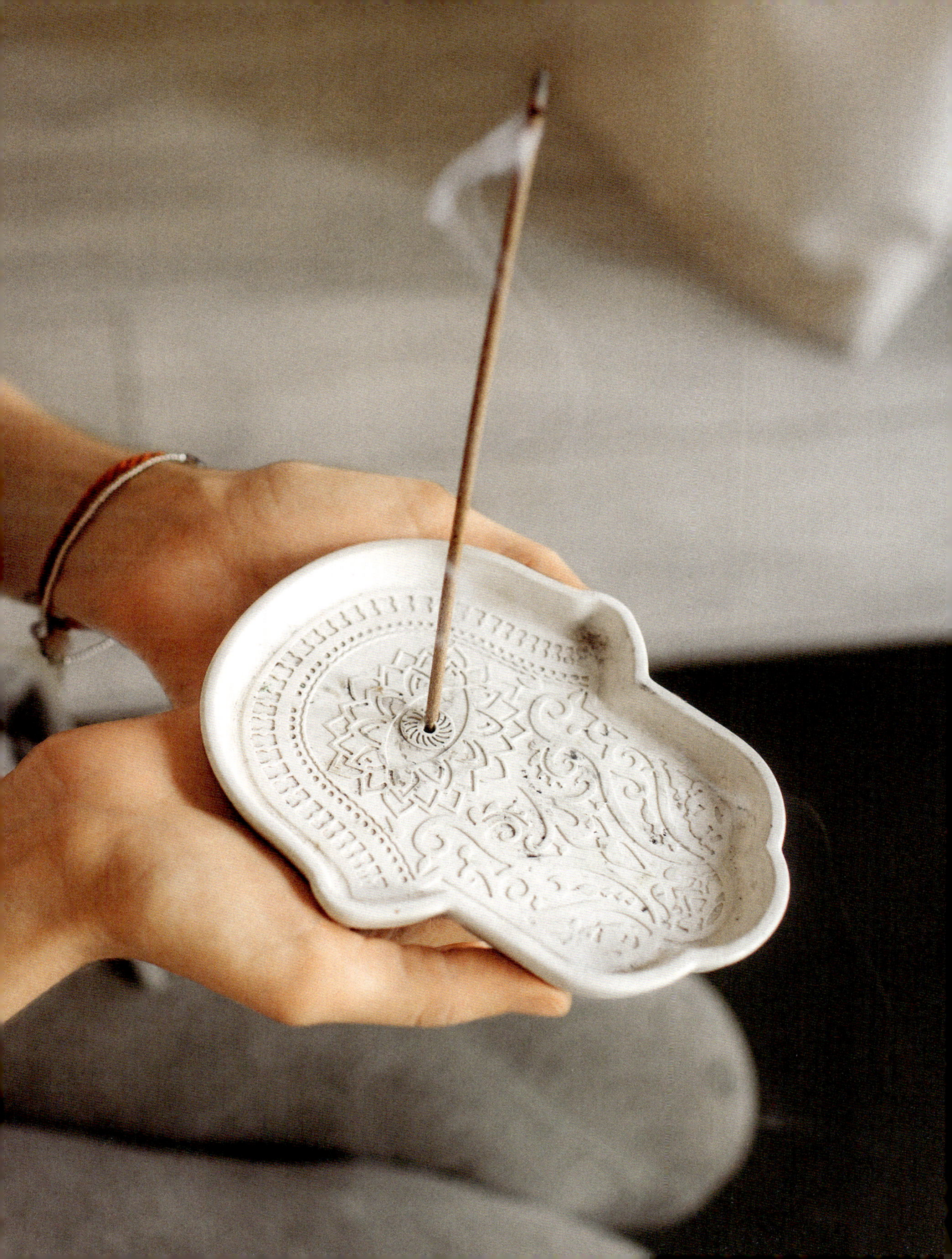

rituals of glow

FÜR EINE STRAHLENDE HAUT

Was Achtsamkeit bedeutet,
warum dein Atem ein
Beauty-Elixier ist,
Bewegung echte Skin-Power
schenkt und Meditation auch
die Haut beruhigt.

Achtsamkeit: Zwischen Atemzug und Augenblick

Die Uhr an deinem Handgelenk kennt nur Chronos. Chronos ist das griechische Wort für »Zeit« und der Name des griechischen Zeitgotts. Chronos zählt Sekunden, Minuten, Stunden – die lineare Zeit, die unser Leben strukturiert. Er schenkt Ordnung und treibt uns an. Wir hetzen von Termin zu Termin, reagieren schneller, als wir bewusst fühlen, und der Körper bleibt ungehört. Chronos aktiviert den Sympathikus – jenen Teil des Nervensystems, der uns leistungsfähig macht. Das ist hilfreich, wenn wir funktionieren müssen.

Dem gegenüber steht Kairos, der griechische Gott des günstigen Zeitpunkts. Kairos ist nicht messbar, nicht planbar. Es ist der Moment, der sich intensiv anfühlt, weil wir mit allen Sinnen präsent sind: im Gespräch, beim Spaziergang, bei einer Berührung. Kairos ist erlebte Zeit, das Eintauchen ins Hier und Jetzt. Dies sind Momente, die deine Haut nähren: Wenn du innehältst, atmest und präsent bist.

ACHTSAMKEIT: STETS PRÄSENT IM HIER UND JETZT

Die Praxis der Achtsamkeit öffnet die Tür zu Kairos. Die Idee der Achtsamkeit stammt ursprünglich aus dem Buddhismus, wo sie als Meditation geübt wird – als Pflege und Kultivierung des Geistes. Im Sanskrit heißt sie *bhavana* – ein Begriff, der sich auch auf die Haut übertragen lässt. Wenn wir unseren Geist pflegen, pflegen wir zugleich die Haut. Beide reagieren auf Stress, beide blühen auf, wenn wir in Bewusstheit und Fürsorge gehen. Während Seren und Cremes von außen wirken (Wirkstofftipps findest du ab *Seite 74*), beginnt ganzheitliche Schönheit innen, wo Geist, Nervensystem und Haut in Harmonie schwingen.

Auch die Philosophie des Yoga erinnert uns daran, wie entscheidend unsere Wahrnehmung ist. Sie unterscheidet zwischen *pramana*, der klaren Wahrnehmung, und *viparyaya*, der verzerrten Wahrnehmung. Im dauerhaften Stressmodus sehen wir uns oft durch den Schleier der Kritik: nicht gut genug, voller Makel, im Zweifel mit uns selbst. Achtsamkeit schenkt uns die Fähigkeit, innezuhalten, zu prüfen, was wirklich wahr ist, und uns mit Güte zu begegnen.

Die moderne Psychologie bestätigt die alten Einsichten. Sie beschreibt drei Säulen, auf denen Achtsamkeit ruht: Intention, Aufmerksamkeit und eine wohlwollende Haltung. Wenn du dir vornimmst, achtsam zu sein, deine Aufmerksamkeit auf Empfindungen richtest und dir liebevoll begegnest, verändert sich dein Nervensystem. Der Körper schaltet in den Zustand von Sicherheit und Regeneration, der Vagusnerv wird aktiviert und deine Haut darf durchatmen. Die Ausschüttung der Stresshormone klingt ab, Entzündungen gehen zurück, der Teint wirkt ruhiger, klarer, lebendiger. Seelische Balance zeigt sichtbare Wirkung auf der Haut. Chronos bleibt notwendig, gibt Struktur. Kairos schenkt Tiefe und Präsenz. Achtsamkeit verbindet sie und lässt dich Momente kreieren, in denen du nicht nur funktionierst, sondern bewusst erlebst.

AUGENBLICKE DER GELASSENHEIT, KLARHEIT UND AKZEPTANZ

Oft klingt Achtsamkeit nach etwas Großem, beinahe Unerreichbarem. Als bräuchte es Kerzen, Räucherstäbchen und eine Stunde ungestörter Stille. Doch ihre Wirkung ist viel simpler. Sie beginnt in kleinen Augenblicken, in denen du innehältst, atmest und da bist. Genau diese Mikroauszeiten öffnen den Raum für Kairos: Zeit, die sich weitet, weil du sie innerlich erfährst.

Die Forschung zeigt klar, wie heilsam dies für uns ist: Achtsamkeit beruhigt das Nervensystem, stärkt Immunsystem und Haut. Gleichzeitig wirkt sie auf die Psyche: Bei Erschöpfung, Stimmungsschwankungen oder Sorgen hilft sie, klarer wahrzunehmen und Emotionen zu regulieren. Gelassenheit wächst und spiegelt sich in Gesicht und Haut. Doch sie ist mehr als Beruhigung. Achtsamkeit schärft die Konzentration, bringt Klarheit und stärkt die Selbstwahrnehmung. Mit jedem bewussten Moment wächst das Verständnis für deine Bedürfnisse. Du lernst, dich anzunehmen. Dieses Gefühl verändert, wie du dich erlebst, und schenkt dir eine besondere Ausstrahlung. Wer achtsam lebt, hört anders zu, reagiert geduldiger und akzeptiert leichter, was nicht veränderbar ist. So wie deine Haut ein wenig Geduld braucht, um zu heilen, so hilft auch im Alltag diese sanfte Akzeptanz. Der Zen-Buddhismus spricht hier vom »Anfängergeist« – jener offenen Haltung, mit der du jeder Situation begegnest, als wäre sie neu.

ACHTSAMKEIT, DIE BLEIBT

Das Wunderbare ist: Du kannst sofort mit dem Üben beginnen. Achtsamkeit braucht keine großen Rituale. Sie zeigt sich in kleinen Momenten: ein tiefer Atemzug zwischen zwei Terminen, das bewusste Spüren, wenn du deine Pflege aufträgst, ein Spaziergang, bei dem du wahrnimmst,

MIRROR-MOMENT

DEINE INNEREN DIALOGE

Dein Denken bestimmt, wie du dich fühlst

Stell dir vor, du hältst kurz inne und hörst dir selbst zu. Welche Sätze tauchen in deinem Kopf auf, wenn du in den Spiegel schaust? »Schon wieder ein Pickel.« Oder: »Meine Haut sieht furchtbar aus.« Oder ganz leise: »Ich bin nicht gut genug.«

Diese Sätze wirken unscheinbar, doch sie haben Macht. Jeder Gedanke hinterlässt Spuren im Gehirn. Wiederholt er sich, werden Nervenbahnen stärker – wie Trampelpfade, die sich mit jedem Schritt vertiefen. So werden Worte zu Gewohnheiten. Und diese Gewohnheiten prägen Stimmung und Verhalten. Sie bestimmen, wie du dich fühlst, bewegst, wahrnimmst.

Ein liebevoller innerer Dialog

Wenn du dich innerlich klein machst, steigt dein Stressniveau. Cortisol wird ausgeschüttet, die Haut schlechter durchblutet, Entzündungen nehmen zu. Du wirkst müder, blasser, angespannter. Doch wenn du deine innere Stimme wandelst, freundlich und ermutigend sprichst, geschieht das Gegenteil. Dein Nervensystem reagiert: Oxytocin, Serotonin und Endorphine werden freigesetzt. Sie senken Anspannung, fördern Regeneration und schenken Ruhe und Leichtigkeit. Dein Inneres antwortet darauf mit Klarheit, Weichheit und einer neuen Lebendigkeit.

Spiegelübung

Schau in den Spiegel und frage dich: Welche Worte lassen dich aufatmen?

wie der Boden dich trägt. All das sind Einladungen, Achtsamkeit sanft, unkompliziert, wirksam in dein Leben zu holen. Diese sogenannten »informellen Übungen« begleiten dich wie ein roter Faden durch den Tag. Sie verlangen nichts Zusätzliches von dir, sondern werten auf, was ohnehin geschieht: Zähneputzen, Waschen, Eincremen. Der Unterschied liegt in deiner Haltung. Nicht das, was wir tun, sondern wie wir es tun, macht Routinen zu Ritualen.

Die sogenannten »formellen Übungen«, die du in diesem Buch ab *Seite 162* kennenlernen wirst, sind deine bewussten Trainingszeiten. Sie schaffen Räume, die nur dir gehören: wenn du still sitzt und deinem Atem folgst, achtsam Yoga übst oder dein Gesicht massierst. Hier schulst du deine Präsenz – tiefer, konzentrierter und nachhaltiger.

Lass uns gemeinsam beginnen: Atme tief ein. Atme langsam aus. Willkommen in deinem Hier-und-jetzt-Moment.

Breathe: Atem als Beauty-Elixier

Manchmal verrät dein Atem deinen Zustand, noch bevor du es selbst bemerkst. Er zieht sich zurück, wenn Angst aufkommt, er stolpert, wenn Hektik dich packt, er wird ruhig, wenn Vertrauen Platz findet. Atem ist die unmittelbarste Form von Kommunikation, die dein Körper kennt. Er spricht unaufhörlich mit deinem Nervensystem und deine Haut hört jedes Wort mit. Zusammen formen Atem und Haut ein Zwiegespräch, das der Welt erzählt, wie es dir geht.

AUTONOMIE UND BEWUSSTSEIN

Besonders bemerkenswert ist die Doppelrolle des Atems. Er ist aktiv, ohne dein Zutun, und gleichzeitig kannst du ihn bewusst lenken. An dieser Schnittstelle zwischen Autonomie und Bewusstsein liegt sein Wirkpotenzial. Anders als Herz oder Verdauung kannst du den Atem willentlich verändern und damit Prozesse beeinflussen, die tief in deine Homöostase, dein Gleichgewicht, eingreifen. So ist er Spiegel deiner Verfassung und zugleich ein Werkzeug, um sie zu wandeln. Atmen ist ein leises Instrument gegen Stress – und eines der wirksamsten.

Doch der Atem unserer Zeit ist oft gehetzt. Schnell, flach, unruhig. Er folgt dem Rhythmus von Terminen, Reizen, Erwartungen. Damit sendet er fortwährend ein Signal der Anspannung: Der Sympathikus wird aktiviert, Stresshormone wie Cortisol fluten dein System. Deine Haut trägt die Konsequenzen: Sie wird fahler, neigt zu Unreinheiten, verliert an Strahlkraft. Erst wenn der Atem wieder langsam und ruhig wird, beruhigt sich dein Inneres, und deine Haut kann sich regenerieren. Schon alte Yogatraditionen wussten um diese Verbindung. Sie zählten das Leben nicht in Jahren, sondern in Atemzügen. Ihre Vorstellung: Je schneller wir atmen, desto rascher verfliegt unser Kontingent. Je langsamer der Atem, desto länger und erfüllter unser Leben. »Weniger ist mehr«, das gilt nicht nur für Lebenszeit, sondern auch für Hautgesundheit: Ein verlangsamter Atemrhythmus senkt den Stresshormonspiegel, hebt den Spiegel des beruhigenden Neurotransmitters GABA (Gamma-Aminobuttersäure) an, stärkt die innere Regeneration und verbessert die Durchblutung und Nährstoffversorgung des Gewebes. Bereits wenige Minuten, in denen du abwechselnd 4 Sekunden einatmest und 6 Sekunden ausatmest, reichen aus, um Blutdruck und Stressniveau spürbar zu senken.

ZWERCHFELLATMUNG: IN DER TIEFE LIEGT DIE KRAFT

Von entscheidender Bedeutung bei der Atmung ist das kuppelförmige Zwerchfell, dein wichtigster Atemmuskel. Viele Menschen nutzen es heute nur noch zu einem Bruchteil seiner Kraft. Das Ergebnis ist eine Atmung, die kaum mehr an ihre ursprüngliche Tiefe erinnert: Der Atem bleibt im Brustkorb stecken, wird flacher, die Sauerstoffversorgung schwächer, die Nackenmuskulatur verspannt. Weil die Lungenspitzen bis unter die Schlüsselbeine reichen, verändert sich durch diese eingeschränkte Atmung sogar die Haltung deines Kopfes. Die Halswirbelsäule gerät in eine ungünstige Position – mit Folgen bis in die Haut, die dadurch schneller ermüdet, abgespannt wirkt und am Hals früher Falten zeigt

Ob du wirklich mit dem Zwerchfell atmest, kannst du leicht prüfen: Lege beide Hände seitlich an den unteren Brustkorb. Heben sich beim Einatmen die seitlichen Rippenbögen sanft an und sinken sie beim Ausatmen wieder ab, nutzt du deine volle Atemkraft. Bleibt diese Bewegung aus, atmest du zu oberflächlich. Sobald du deinen Atem ruhig und gleichmäßig in die Tiefe führst, reagiert dein Nervensystem: Es wechselt in den Ruhe-

Beim Ausatmen (links) wölbt sich das Zwerchfell entspannt nach oben, beim Einatmen (rechts) spannt es sich an.

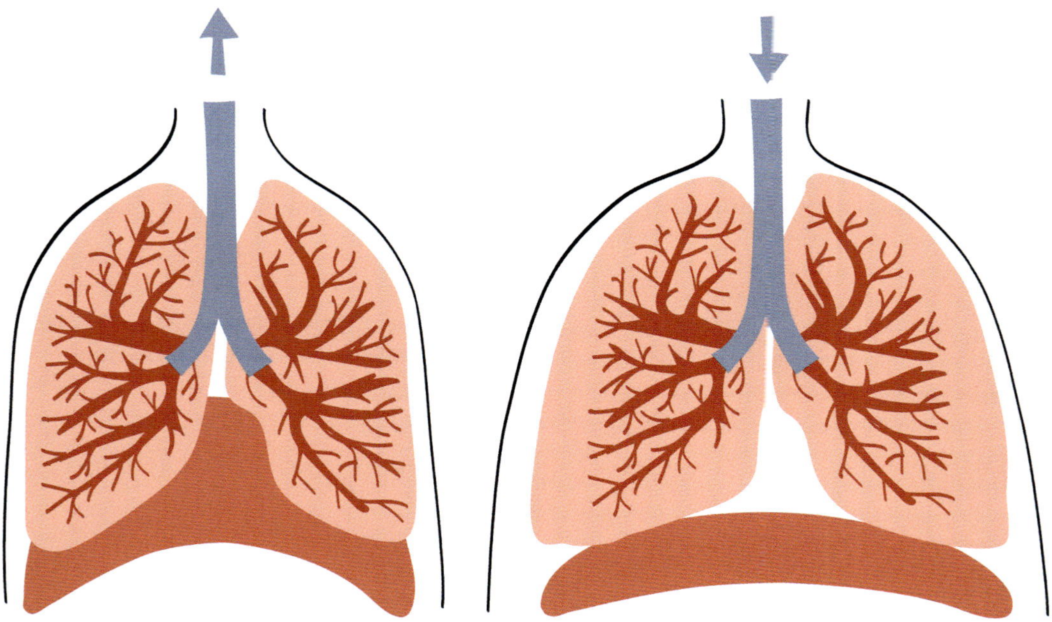

modus, Spannung fällt ab und dein Körper findet zurück in die Balance. Das Zwerchfell reagiert dabei auch sensibel auf deine Emotionen – von der sprichwörtlich vor Schreck angehaltenen Luft bis hin zum befreienden Ausatmen nach einem langen Tag.
Wichtig: Das Zwerchfell arbeitet eng mit der Bauchdecke zusammen. Beide stehen in einem feinen Wechselspiel: Beim Einatmen spannt sich das Zwerchfell an und senkt sich ab – in diesem Moment darf die Bauchdecke weich werden und sich nach außen wölben. Die Lungen füllen sich mit frischer Luft. Beim Ausatmen geschieht das Gegenteil: Das Zwerchfell entspannt sich, die Bauchdecke zieht sich sanft nach innen und unterstützt den Atemstrom nach außen. Sind jedoch Zwerchfell und Bauchdecke gleichzeitig angespannt wie in Stresssituationen, wenn das sympathische Nervensystem dominiert und der Körper auf Kampf oder Flucht vorbereitet ist, wird die Atmung zwangsläufig flacher. Dann verliert sie ihren natürlichen Rhythmus und mit ihm schwindet auch die innere Ruhe.
Erst in der Entspannung entfaltet sich die volle Kraft der Zwerchfellatmung. Dabei entsteht ein weiterer entscheidender Effekt: Durch die rhythmische Bewegung massiert das Zwerchfell die Bauchorgane – Magen, Darm und Leber. Diese natürliche Massage unterstützt das lymphatische System, das wie ein inneres Reinigungsteam Abfallstoffe und überschüssige Flüssigkeiten abtransportiert. Damit trägt die Zwerchfellatmung nicht nur zu Ruhe und Stabilität bei, sondern fördert auch die Reinigung deiner Haut, die klarer, frischer und vitaler wirkt. Atmung ist weit mehr als Luft und Bewegung – sie ist ein Schlüssel zu Regeneration, innerem Gleichgewicht und einer Schönheit, die von innen nach außen strahlt. Vor allem aber öffnet sie das Tor zu einem stillen, mächtigen Verbündeten: dem Vagusnerv, der über deine Erholung wacht und dich in eine tiefe Ruhe führt.

MIRROR-MOMENT

DIE SPRACHE DEINES ATEMS

Ein einfacher Indikator deiner Verfassung ist die Atemfrequenz. Wer unter Druck steht, atmet schnell. Wer gelassen ist, atmet langsam:

- Stelle dir einen Wecker auf 1 Minute und zähle deine Atemzüge. Ideal sind 6 bis 12 Atemzüge pro Minute – weniger ist in diesem Fall gesünder. Miss einmal abends im Bett, wenn du zur Ruhe kommst, und ein anderes Mal, wenn du in Eile bist. Notiere die Ergebnisse.
- Spüre auch, wie unterschiedlich dein Atem in Gelassenheit und in Hektik klingt. Wenn du deinen Atem kaum hörst, ist er wahrscheinlich besonders ruhig und gleichmäßig, so wie er im Idealfall sein sollte. Sei dir bewusst: Allein dadurch, dass du deinen Atem beobachtest, verändert sich sein Rhythmus.
- Wiederhole diesen Self-Check regelmäßig. Wie du deinen Blutdruck misst, kannst du auch deine Atemfrequenz im Blick behalten. Mit der Zeit wirst du merken: Je vertrauter dir dein Atemrhythmus wird, desto leichter wirst du ihn steuern können.

SYMPATHIKUS ODER PARASYMPATHIKUS: DIE ATMUNG ENTSCHEIDET MIT

Der Vagus liebt das Ausatmen. Wenn die Luft langsam den Körper verlässt, wenn eine kleine Pause entsteht, bevor die nächste Einatmung beginnt, wird er aktiv. Langsame, ruhige Atemzüge, die sich bis in die unteren Lungenbereiche erstrecken, sind sein Ideal. Dort verläuft er wie ein unsichtbarer Faden, der Herz, Lunge, Darm und Haut verbindet.

Der Sympathikus dagegen wird durch schnelle, flache Atemzüge angeregt. So entsteht ein Kreislauf: Stress beschleunigt den Atem, die Atmung verstärkt den Stress – und doch zeigt sich darin auch die Weisheit deines Körpers. Er reagiert mit Energie und Wachheit, wenn du sie brauchst. Erst wenn dieser Zustand zu lange anhält, wird er zur Belastung.

Doch auch das Gegenteil ist möglich. Jeder ruhige Atemzug stärkt den Vagus, jeder gleichmäßige Rhythmus lenkt dein System in Richtung Entspannung. Dies wirkt unmittelbar auf deine Haut durch bessere Durchblutung, eine harmonische Gesichtsfarbe und weniger starke muskuläre Anspannung.

Ein feines, oft übersehenes Zeichen parasympathischer Aktivierung ist übrigens der Speichelfluss. Mehr Speichel weist darauf hin, dass dein System in den Ruhemodus schaltet. Solche subtilen Rückmeldungen lassen dich erkennen, wie dein Nervensystem gerade getaktet ist. Dein Körper kennt beide Zustände – du triffst die Entscheidung!

NICHT NUR DER SAUERSTOFF ZÄHLT …

Doch nun zu einem verblüffenden Paradox: Wir glauben, je mehr Sauerstoff wir einatmen, desto besser ist es. Doch die Wahrheit ist komplexer. Sauerstoff allein genügt nicht. Er muss von den roten Blutkörperchen, genauer vom Hämoglobin, an die Zellen abgegeben werden. Und das geschieht nur, wenn ausreichend Kohlendioxid vorhanden ist.

WERTVOLLES KOHLENDIOXID

Kohlendioxid ist kein bloßes »Abfallprodukt«, sondern der Schlüssel, der das Hämoglobin dazu bringt, den Sauerstoff freizugeben. Wer überatmet, verliert zu viel Kohlendioxid. Das Hämoglobin hält den Sauerstoff fest, die Gewebe bleiben unterversorgt, obwohl der Körper scheinbar »mehr« geatmet hat. Der Stoffwechsel verlangsamt sich, Organe und Haut bekommen weniger Nährstoffe, weniger Energie. Die Folge davon ist, dass die Strahlkraft schwindet. Kohlendioxid hingegen wirkt wie ein stilles Vitamin: Es entspannt Gefäße, öffnet Atemwege und reduziert Entzündungen – ein unsichtbarer Verbündeter für Gesundheit und Hautbild.

Für uns bedeutet das: Nicht hastiges Ein- und Ausatmen führt zu Vitalität, sondern ruhiges, tiefes Atmen in die unteren Lungenbereiche. Und manchmal auch das Aushalten jener kleinen Momente, in denen der Körper nach der Ausatmung sofort nach Luft verlangt. Kultivierst du diese Pause, trainierst du, Kohlendioxid länger zu halten, und ermöglichst so eine effektivere Sauerstoffversorgung.
Eine einfache, aber wirkungsvolle Übung, um den Atem zu verlängern, ist die sogenannte Lippenbremse. Du atmest sanft durch die Nase ein, dann durch die locker geschlossenen Lippen langsam und gleichmäßig wieder aus, sodass der Atemstrom leicht vibrierend entweicht. Dabei entsteht ein feines Geräusch, ähnlich dem sanften Schnauben eines Pferdes. Diese verlängerte Ausatmung wirkt wie ein innerer Reset: Sie verringert Stress, beruhigt dein Nervensystem, setzt mehr Sauerstoff frei, entspannt deine Oberlippe und schenkt deinem Gesicht dadurch sichtbare Frische.

GEFÄSSERWEITERNDES STICKSTOFFMONOXID

Ein weiteres Gas spielt eine entscheidende Rolle in deinem Körper: Stickstoffmonoxid, kurz NO. Es ist unsichtbar, wirkt aber mächtig. Nur wenn du durch die Nase atmest, wird es in den Nebenhöhlen gebildet. NO erweitert die Blutgefäße, verbessert die Durchblutung, unterstützt wie Kohlendioxid die Sauerstoffabgabe aus dem Blut und stärkt so jede einzelne Zelle, auch in deiner Haut. Wer durch den Mund atmet, verschenkt diesen Effekt und damit wichtigen Schutz.
Zusätzlich geht bei der Mundatmung bis

TALK WITH ...

... DEINER LUNGE

»Höre mir zu, ich habe drei Wünsche an dich:

- **Ich sehne mich nach Ruhe in deinem Atem.** Wenn du zu schnell und zu viel atmest, verliere ich nicht nur Kohlendioxid, sondern dein ganzer Körper gerät aus dem Gleichgewicht. Die Nieren versuchen, dich zu schützen, indem sie Mineralstoffe abgeben – Magnesium, Kalium, Phosphor. Doch dieser Vorrat ist nicht unendlich. Mit der Zeit müssen dann auch deine Knochen einspringen. Sie geben Mineralien frei, um den Mangel auszugleichen. So werden sie schwächer, auch in deinem Gesicht. Deine Konturen verändern sich leise. Bitte atme langsamer, es ist ein Geschenk an deine Knochen und an dein Aussehen.
- **Ich wünsche mir, dass du mich tiefer und tiefer erreichst.** In meinen unteren Lungenlappen liegen Nerven, die mit deinem Parasympathikus verbunden sind, der Entspannung, Verdauung und Regeneration steuert. Wenn deine Atemzüge tief und sanft dorthin fließen, beruhigt sich dein Herz, dein Körper findet Frieden. Doch wenn deine Atemluft nur in die oberen Lappen stürmt, rufst du den Sympathikus, dein Alarmsystem. Dann reagiert dein Körper, als sei er bedroht. Tiefe Atemzüge sind mein Weg, dich in die Gelassenheit zu führen.
- **Ich brauche deine Unterstützung bei meiner Reinigung.** Wenn du tief und langsam atmest, erreichst du alle meine Lungenlappen. Dann aktiviere ich den Vagusnerv, der mich anregt, reinigenden Schleim zu bilden. Er spült Belastungen fort und wirkt wie ein Schutz vor Entzündungen. Mit jedem ruhigen Atemzug halte ich mich sauber und schenke dir Stärke.

Wenn du mich beachtest, begleite ich dich verlässlich. Zusammen sind wir ein gutes Team.«

SKIN-WISDOM

DIE VERBOGENE ZAHNSPANGE

Wie atmest du – durch Mund oder Nase?
Vielleicht hast du noch nie darüber nachgedacht, wie du atmest: durch die Nase oder durch den Mund. Doch dieser kleine Unterschied kann dein Gesicht über Jahre prägen. Mundatmung wirkt nicht nur auf deine Gesundheit, sondern verändert auch deine Gesichtskonturen. Sie kann die Kieferform verschieben, die Zähne eng werden lassen, das Kinn optisch zurücktreten lassen und sogar für einen sogenannten Truthahnhals sorgen.

Die Zunge – deine natürliche Zahnspange
Warum? Weil die Zunge ihre wichtigste Aufgabe verliert. Normalerweise liegt sie entspannt am Gaumen. Beim Schlucken sollte sie jedoch kräftig gegen den Gaumen drücken und so dem Oberkiefer regelmäßig einen wichtigen Impuls geben. Nur dann bleibt er in Form und mit ihm auch die Zähne. Die Zunge ist im Grunde eine natürliche Zahnspange. Etwa 2000-mal pro Tag schlucken wir, und jedes Mal drückt die Zunge dabei kraftvoll gegen den Oberkiefer – ein Impuls, der die Knochenstruktur stabil hält, die Backenknochen trägt und deinem ganzen Gesicht eine natürliche Harmonie schenkt.
Wird jedoch vorwiegend durch den Mund geatmet, bleibt die Zunge unten im Mundraum liegen. Sie erschlafft, der wichtige Druck auf den Gaumen fehlt und die Balance gerät ins Rutschen. Der Kiefer verformt sich, die Zähne verschieben sich, die Atemwege werden enger und genau das führt zurück zur Mundatmung: Es ist ein unsichtbarer Teufelskreis.

Stelle um auf Nasenatmung
Die gute Nachricht: Du kannst jederzeit neu beginnen. Atme bewusst durch die Nase und spüre, wie sich deine Zunge sanft an den Gaumen legt. Dort gehört sie hin – zu zwei Dritteln ruhend, wie ein natürliches Fundament. So unterstützt du nicht nur deine Gesundheit, sondern stärkst auch die Architektur deines Gesichts. Dein Atem wird zum Beauty-Tool, das Tag für Tag, Atemzug für Atemzug still und beständig wirkt.

zu 40 Prozent mehr Wasser verloren. Die Haut trocknet leichter aus, ebenso die Schleimhäute, und auch der Schlaf leidet. Nasenatmung dagegen reinigt, befeuchtet und erwärmt die Luft. Gleichzeitig sorgt sie für tiefere Erholung in der Nacht, verringert Schnarchen und unterstützt die Ausschüttung von Hormonen wie Vasopressin, das Wasser in den Zellen bindet und so die Haut von innen versorgt. Auch deine Konzentration profitiert: Die Mundatmung signalisiert Stress und Alarmbereitschaft, die Nasenatmung Ruhe und Klarheit.

RUHIGE ATMUNG, STRAHLENDE HAUT

Was die Atmung für die Haut bewirkt, ist vielschichtig: Sie verbessert die Sauerstoffversorgung und die Durchblutung, sie optimiert die Nährstoffzufuhr und sie reduziert Entzündungen in den Geweben. Mit jedem ruhigen Atemzug stärkst du damit nicht nur dein Inneres, sondern auch deine äußere Strahlkraft.
Wie lässt sich das umsetzen? Entscheidend ist zunächst, wie du Tag für Tag atmest. Fünf einfache Prinzipien helfen

dir, deine Atmung zu verfeinern und Atemzug für Atemzug gesünder, klarer und entspannter zu leben. Deine Haut sagt schon einmal Danke! Und so gelingt die Umstellung:

- Atme durch die Nase – in Ruhe, beim Schlafen und möglichst auch im Alltag. Nur wenn deine Nase verstopft ist oder die Ausatmung besonders kraftvoll sein soll, darf der Mund mithelfen. Manche Atemübungen im Yoga nutzen genau das: eine bewusste Ausatmung über den Mund, um Druck abzulassen und innerlich loszulassen. Diese Technik kannst du auch zwischendurch einsetzen. Ein Seufzen über den Mund wirkt oft wie ein Ventil. Doch grundsätzlich gilt für die Atmung im Alltag stets: Nase ein, Nase aus.
- Atme mühelos und leise. Dein Atem darf fließen, ohne Druck, ohne Hast, fast lautlos. Je entspannter er klingt, desto mehr bist du in Balance.
- Nutze die Zwerchfellatmung, sie ist die natürlichste und gesündeste Form des Atmens. Dein Zwerchfell, dein wichtigster Atemmuskel, bewegt sich dabei sanft auf und ab, massiert die inneren Organe und schenkt deinem Nervensystem Ruhe und Stabilität.
- Atme langsam. 6 bis 12 Atemzüge pro Minute sind in Ruhe ein gesundes Maß. Schau gern nochmal auf *Seite 121* nach, wie du üben kannst, deine Atemfrequenz auf dieses gesunde Maß zu bringen.
- Dein Zwerchfell liebt es, wenn du lachst, wenn du gähnst und wenn du brummst – dein Vagusnerv liebt es ebenso. Lachen bedeutet dabei nicht nur das herzliche, befreiende Lachen, sondern auch das stille Lächeln, das du dir selbst schenkst. Beides wirkt wie eine kleine Massage für Körper und Seele. Und auch das Gähnen ist ein Geschenk: Gönn es dir, sooft es geht. Herzhaftes Gähnen entspannt, verbindet dich mit deinem Atem und stärkt dein vegetatives Gleichgewicht.

Darüber hinaus kannst du mit ausgewählten Atemübungen deine Atemkraft vertiefen und zugleich neue Energie schöpfen. Die praktischen Übungen findest du im Kapitel »28 Days of Glow« ab *Seite 162* – vielleicht magst du dort gleich mal vorbeischauen.

Move: Bewegung als Skin-Power

Gerade haben wir uns die Atmung angesehen. Sie ist ein Schlüssel zu gesunder Haut, einem stabilen Nervensystem und einem rundum guten Lebensgefühl. Doch selbst der tiefste Atem braucht Raum, um frei fließen zu können, und dieser Raum entsteht durch Bewegung. Denn unser Körper ist ein Netzwerk aus Muskeln, Faszien und Lymphbahnen. Drei Systeme, die in einem ständigen Dialog miteinander stehen.

Diese drei Systeme bestimmen, wie wir uns halten, wie wir uns bewegen und wie vital wir uns fühlen. Bewegung ist damit weit mehr als Training – sie ist eine Form der inneren Kommunikation. Jede Dehnung, jeder Schritt, jedes Strecken wirkt nach innen, bis in die Hautzellen hinein. Deshalb beginnen wir mit den Muskeln, widmen uns im Anschluss den Faszien und schließlich dem Lymphfluss. Schritt für Schritt öffnet sich so ein Verständnis dafür, dass Bewegung, Haltung und Hautgesundheit untrennbar miteinander verbunden sind und wie du diese Verbindung bewusst für dich nutzen kannst.

MUSKELN: EIN SPIEL AUS ANSPANNUNG UND ENTSPANNUNG

Richten wir uns auf, entsteht Raum für Zwerchfell und Lunge. Krümmen wir uns, wird der Atem enger. So wird uns klar: Haltung und Atmung sind zwei Seiten derselben Medaille und Haltung bedeutet zum großen Teil Muskulatur. Jeder Atemzug, jede Bewegung entsteht durch das Zusammenspiel vieler Muskeln. Löst sich Spannung, vertieft sich die Atmung. Bleibt Spannung bestehen, wird der Atem flacher. Muskeln, Nervensystem, Atmung und Haut stehen in einem ständigen Austausch. Alles hängt zusammen, nichts arbeitet isoliert.

STRESS UND DEINE MUSKULATUR

Bei Stress zeigt sich diese Verbindung besonders deutlich. Unter Anspannung schüttet unser Körper Adrenalin aus. Dieses Hormon dockt direkt an Rezeptoren in den Muskeln an, verstärkt die Kontraktion der Muskelfasern und bereitet uns auf Kampf oder Flucht vor. Der Körper zieht sich zusammen, oft unbewusst. Die Haltung erinnert an eine schützende Embryoposition: Brustkorb

und Bauch ziehen sich ein, die Körpermitte wird eng und fest. Schutz wird wichtiger als Offenheit. Besonders betroffen sind der große Lendenmuskel, die Nacken- und Schultermuskeln sowie die Kiefermuskulatur. Diese Muskeln gehören zur quergestreiften Muskulatur, die wir für jede bewusste Bewegung nutzen. Sie unterstehen dem somatischen Nervensystem (also dem Teil, der die willkürlichen Bewegungen des Körpers steuert) und reagieren direkt auf Stress.
Doch es sind nicht nur die quergestreiften Muskeln, die wir willentlich bewegen, auch die glatte Muskulatur reagiert. Sie gehört zum autonomen Nervensystem, wird vom Sympathikus in Alarmbereitschaft versetzt und steuert Organe wie Magen, Darm, Blutgefäße und Atemwege. Das Gefühl, nicht frei atmen zu können, Druckgefühle im Bauch oder Verdauungsbeschwerden entstehen genau hier.
Diese Muskulatur entzieht sich unserem direkten Zugriff. Wir können sie nicht bewusst entspannen, nur indirekt – über Nervensystem, Bewegung und innere Balance, aber auch die Art und Weise, wie wir essen. Denn nicht nur das, was wir essen, beeinflusst diese Prozesse (mehr dazu ab *Seite 143*).

TALK WITH …

… DEINEN GESICHTSMUSKELN

»Ich bin deine mimische Muskulatur. Anders als die restliche Muskulatur deines Körpers verbinde ich keine Knochen. Ich liege direkt unter deiner Haut. Jede meiner Bewegungen wird sichtbar. In Bruchteilen von Sekunden zeige ich deine Gefühle: Freude, Überraschung, Traurigkeit, Zweifel. Ohne mich gäbe es keinen Gesichtsausdruck, keine nonverbale Sprache, keine feinen Zwischentöne, die dich so einzigartig machen.

Nimm deine Mimik achtsam wahr

Doch was du mir angewöhnst, trage ich nach außen. Runzelst du oft die Stirn, presst deine Lippen oder ziehst die Augenbrauen zusammen, bleiben diese Muster als eingefahrene Spuren zurück. Manche Linien sind kostbare Erinnerungen, andere entstehen aus unbewusster Anspannung. Mit Achtsamkeit – durch Face Yoga oder Momente des Innehaltens – kannst du lernen, mich bewusster wahrzunehmen. Dann werde ich weich, klar und lebendig.

Achte auf deine Körperhaltung

Vergiss auch deine Haltung nicht. Ich bin eng verbunden mit Nacken und Hals. Verharrst du eingesunken oder ziehst die Schultern nach oben, dann trage ich die Last. Dein Gesicht wirkt schwer, Linien ziehen nach unten. Richtest du dich dagegen auf, stellst dir einen unsichtbaren Faden am Hinterkopf vor, der dich sanft nach oben zieht, dann entlaste ich mich sofort. Ich kann atmen, glänzen, strahlen.

Stelle Verbundenheit her

Und noch etwas: Wenn du mir Raum gibst, öffnet sich dein schönster Ausdruck. In der Wissenschaft spricht man hier vom *social engagement system*, der feinen Abstimmung von Mimik, Stimme und Körperhaltung, die Nähe schafft. Mit weicher Mimik, gelöster Haltung und warmer Stimme vermittelst du Sicherheit, Offenheit, Vertrauen. Andere fühlen sich dann umso wohler in deiner Gegenwart. Verbindung entsteht und ich schenke dir charismatische Ausstrahlung.

Bleibe im Dialog

Also bitte, rede mit mir. Beobachte mich. Und vor allem, fühle mich. Spüre, was in deinem Gesicht geschieht, wenn du lachst, wenn du loslässt, wenn du offen bist. Je mehr du mich fühlst, desto natürlicher werde ich dir antworten – mit Lebendigkeit, Wärme und einem Gesicht, das deine innere Schönheit sichtbar macht.«

So zeigt sich, dass sowohl glatte als auch quergestreifte Muskeln verspannen und Signale an die Neurozeption, unser körpereigenes Sicherheitssystem, senden können *(siehe Seite 107)*. Sie interpretiert Anspannung als Gefahr und schaltet den Körper in erhöhte Alarmbereitschaft. Stress erzeugt Anspannung, Anspannung verstärkt Stress – ein Kreislauf, den wir nur durchbrechen können, wenn wir Bewegung zulassen.

DYNAMIK SCHAFFT BALANCE

Bewegung setzt genau hier an. Sie löst Spannungen in der quergestreiften Muskulatur, richtet die Haltung auf und schickt dem Nervensystem das Signal von Sicherheit. Gleichzeitig profitiert die glatte Muskulatur, weil das autonome Nervensystem Beruhigung erfährt. Bewegung ist der kraftvollste Weg, Stress abzubauen. Sie bringt angestaute Energie in Fluss und verwandelt sie in Lebendigkeit. Dein Körper findet zurück in die Balance und du spürst, wie Ruhe und Lebendigkeit zunehmen. Wenn du diese Wirkung direkt erfahren möchtest, findest du ab *Seite 162* passende Übungen.
Wesentlich ist dabei die innere Haltung, mit der du deinem Körper begegnest. Respekt, Freude und Dankbarkeit lassen ihn unmittelbar reagieren. Er spürt, ob du ihn antreibst oder ob du ihm erlaubst, sich frei zu entfalten. Leistungsdruck oder Wettbewerb halten das System im Stress, während achtsame, freudige Bewegung den Vagusnerv aktiviert. Dein Körper richtet sich auf, deine Grundstimmung hebt sich und selbst deine Haut profitiert: Bewegung stimuliert die Kollagenproduktion, Sauerstoff und Nährstoffe fluten die Zellen, gestaute Lymphe kommt in Fluss und manchmal lässt Schweiß deine Haut sogar leicht glitzern – ein inneres Aufleben, das sich nach außen zeigt.

AKTIVE ENTSPANNUNG

Ebenso entscheidend ist, Bewegungen als eine Art aktive Entspannung zu erleben. Es geht nicht um höher, schneller, weiter, sondern darum, dich in Bewegung zu spüren. Schwingen, Schütteln, Tanzen im Wohnzimmer, Putzen mit Musik oder ein Spaziergang ohne Ziel – kleine Impulse mit großer Wirkung. Sie öffnen Räume, in denen dein Nervensystem aus dem Stressmodus tritt und dein Körper Vertrauen fasst. Jede Bewegung trägt dabei deine Botschaft: »Ich bin für dich da.«
Auch dein Gehirn antwortet auf diesen Impuls. Schon eine einzige Bewegungseinheit verändert die Aktivität von Botenstoffen. Dopaminrezeptoren werden angeregt, Wachstumshormone ausgeschüttet. Dein System erneuert sich, wird widerstandsfähiger, lebendiger. Bewegung verbindet Muskeln, Nervenzellen und Gehirn. Sie lässt dich spüren, dass Körper und Geist ein Team sind, das gemeinsam stärker wird. Damit dieser Teamgeist im Alltag

MIRROR-MOMENT

BEWEGUNG BEGINNT IM KOPF

Schließe für einen Moment die Augen und stelle dir vor, wie du eine Bewegung ausführst. Vielleicht ein Dehnen, vielleicht eine Übung, die dir hier im Buch begegnet. Du bewegst dich nicht und doch trainierst du. Denn dein Gehirn macht keinen großen Unterschied zwischen dem, was du dir ganz intensiv vorstellst, und dem, was du tatsächlich tust.

Mentales Training

Sportler nutzen dieses Prinzip: Schwimmerinnen gehen im Kopf jede Armbewegung durch, Radfahrer sehen sich schon auf der Strecke, bevor sie starten. Warum? Weil sie in der Vorstellung Bewegungen perfekt ablaufen lassen können – ohne Umwege, ohne Fehler. Dein Gehirn legt dabei neue neuronale Bahnen an, entsprechende Nervenzellen vernetzen sich stärker, deine Koordination verbessert sich. Dieser Prozess wird als Neuroplastizität bezeichnet: die Fähigkeit deines Gehirns, sich immer wieder neu zu vernetzen.

Muster neu anlegen und optimieren

Das Spannende ist, wenn du eine Bewegung nur wiederholst, ohne sie dir bewusst vorzustellen, trainierst du zwar, aber eben nur das, was ohnehin schon da ist. Die Folge: Ungünstige Muster verfestigen sich. Stellst du dir die Bewegung hingegen innerlich vor, wirkt das wie ein Reset. Dein Körper erhält die Chance, ein klareres und effizienteres Programm zu entwickeln. Bewegungen werden dadurch geschmeidiger, bewusster, harmonischer und du kommst in Einklang mit dir selbst.
Vielleicht magst du es gleich ausprobieren: Wähle eine Bewegung, die du kennst, und spiele sie in Gedanken so durch, als wärst du die eleganteste, kraftvollste Version deiner selbst. Achte darauf, wie sich allein durch die Vorstellung ein neues Körpergefühl einstellt und du damit schon Stress loslassen kannst.

spürbar bleibt, reicht Bewegung nicht aus. Erst Pausen geben den Impulsen Zeit, sich zu setzen und nachzuwirken. Drei smarte Pausenstrategien helfen dir, Bewegung achtsam zu integrieren:

- **Mikropausen:** Gönn dir einige Sekunden bis einige Minuten für eine kurze Bewegungseinheit, statt auf Social Media zu scrollen: Arme schwingen, Schultern kreisen, Körper strecken oder tief in die Hocke gehen wie auf *Seite 168*.
- **Kleine Pausen:** Nimm dir etwa alle 90 Minuten 5 bis 10 Minuten, um Spannung abfließen zu lassen und Klarheit zu gewinnen: Geh ein paar Schritte oder schüttle Spannungen ab mit dem Holzhacker von *Seite 167*.
- **Lange Pausen:** Plane 30 bis 60 Minuten am Tag, in denen du dich bewegst – sei es durch Tanzen, Yogaflows oder einen bewussten Spaziergang nur für dich.

Jede Pause schenkt deinem Körper und deinem Nervensystem die Chance, aufzutanken. Lass uns eintauchen und ausprobieren, welche Bewegungen dir Freude bereiten, dich schwingen und schütteln lassen, Muskeln befreien, Haltung stärken und dir das Gefühl geben, deinem Körper nah zu sein. Bewegung ist ein Geschenk – lebendig, heilsam, immer wieder neu.

Hautbewusstsein

Unsere Haut erzählt Geschichten – von Stress, Anspannung und manchmal auch von innerem Lächeln. Gerade Gesicht und Augen verraten, wie es uns geht. Stundenlanges Starren auf Bildschirme, unausgeschlafene Nächte oder unterdrückte Emotionen prägen sich in unsere Mimik ein. Die Folge: verspannte Muskeln und Faszien, beeinträchtigte Mikrozirkulation und eine Haut, die nicht strahlen kann. Mit diesen Übungen kannst du das jederzeit ändern.

Palming:
Wärme für das Nervensystem

Beim Palming nutzt du die Wärme deiner Hände, um die überanstrengte Augenmuskulatur zu entlasten. Reibe die Handflächen kräftig aneinander, bis spürbare Hitze entsteht, und lege sie dann sanft gewölbt über die geschlossenen Augen. Wärme und Dunkelheit aktivieren den Parasympathikus – den Teil deines autonomen Nervensystems, der für Regeneration zuständig ist. So können sich die Muskeln rund um die Augen entspannen, die Durchblutung verbessert sich und deine Augen gewinnen schnell neue Frische.

Augen-Akupressur:
Aktivierung des Energieflusses

Am inneren Augenwinkel, direkt unter dem Anfang der Augenbrauen, liegt ein Punkt, der in der Traditionellen Chinesischen Medizin dem Blasenmeridian zugeordnet wird. Sanfter Druck an dieser Stelle für etwa 30 Sekunden stimuliert die Mikrozirkulation, kann Stauungen reduzieren und den Energiefluss harmonisieren. Gleichzeitig wirkt die mechanische Stimulation über Nervenbahnen auf das vegetative Nervensystem und unterstützt so das Gleichgewicht von Spannung und Entspannung. Wiederhole die Übung 4- bis 6-mal, um den Effekt zu vertiefen.

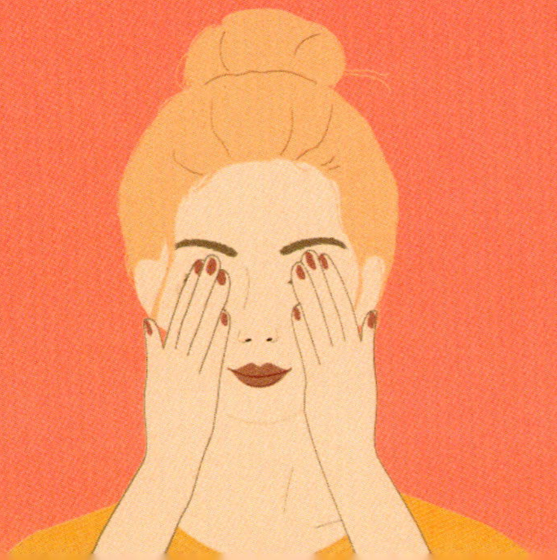

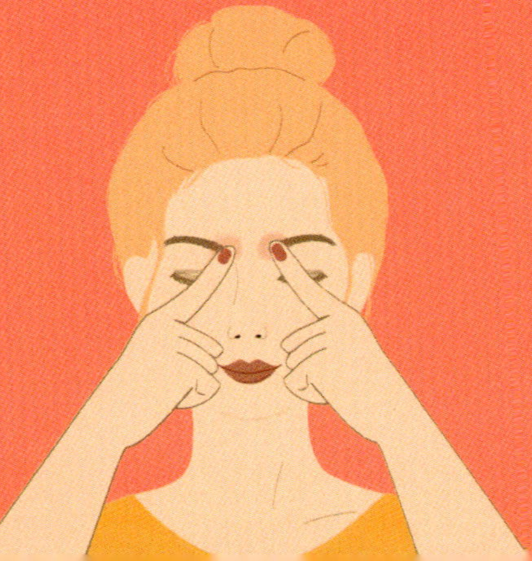

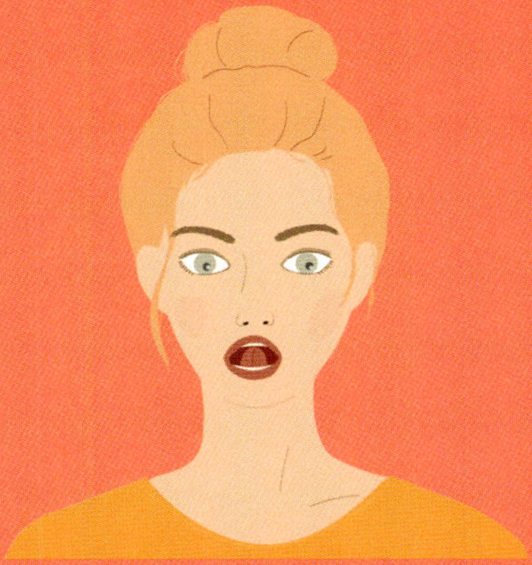

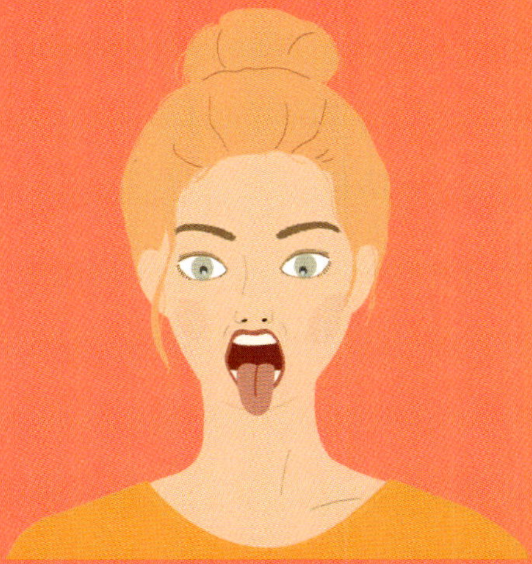

Zungenstretching:
Entspannung bis ins Innenohr

Die Zunge ist über feine Muskel-, Faszien- und Nervenverbindungen eng mit dem Kiefer, dem Hals und sogar dem Innenohr verbunden. Wenn du sie nach vorn schiebst, dann nach oben einrollst und kräftig gegen den Gaumen drückst, dehnst du dieses gesamte System. Die Spannung löst sich oft bis in den Hals und Nacken hinein. Gleichzeitig stimulierst du den Vagusnerv, die zentrale Schaltstelle für Ruhe und tiefe Erholung.

Der Löwe:
Loslassen mit Kraft

Öffne die Augen weit, strecke die Zunge so weit wie möglich heraus und atme mit einem kräftigen Fauchen aus. Diese Übung wirkt über die bewusste Muskelaktivierung wie ein Reset: Kiefer- und Halsverspannungen lösen sich, die Gesichtsmuskeln und Faszien werden besser durchblutet, und dein gesamter Ausdruck wird weicher. Der Löwe ist ein Ventil, das dich Stress buchstäblich aus dem Körper hinausatmen lässt. Du wirst überrascht sein, wie leicht und befreit sich dein Gesicht danach anfühlt.

FASZIEN: DEIN SECHSTER SINN FÜR WOHLBEFINDEN

Bewegung bezieht sich nicht nur auf die Muskulatur. Auch deine Faszien verdienen Aufmerksamkeit – dieses faszinierende Netz, das früher schlicht Binde- oder Stützgewebe genannt wurde. Heute wissen wir: Faszien sind weit mehr als eine Hülle. Sie reagieren auf deine Gefühle, spannen sich bei Stress an und entspannen, wenn du zur Ruhe kommst. Zusammen mit deinen Muskeln bilden sie eine Einheit, die bestimmt, wie kraftvoll, schnell, ausdauernd und koordiniert du dich bewegst oder entspannst.
Genau hier wird es interessant für Haut, Haltung und Ausstrahlung. Faszien sind nicht nur funktional, sie sind auch die Formgeber deines Körpers. Je elastischer und straffer dein Fasziennetz ist, desto wohlgeformter wirkt deine Figur, desto weniger treten weiche Dellen oder schlaffe Konturen auf. Straffe Faszien geben deinem Körper Halt und schenken deiner Haut von innen heraus eine jugendliche Spannkraft.

AUFBAU DES FASZIALEN NETZWERKS

Das fasziale Netzwerk durchzieht deinen ganzen Körper in mehreren Schichten. Zwei davon sind besonders wichtig: Direkt im Unterhautfettgewebe liegt die sogenannte Oberflächenfaszie. Stell sie dir wie ein feines, elastisches Netz vor, das deinen gesamten Rumpf umhüllt. Sie sorgt für geschmeidige Bewegungen und unterstützt deine Körperwahrnehmung. Darunter liegt die tiefere, festere Körperfaszie. Sie hält alles zusammen wie ein flexibler Taucheranzug und verleiht dir Stabilität bei jeder Bewegung.

UNSER »SECHSTER SINN«

Noch erstaunlicher wird es, wenn du dir vorstellst, wie viele Nervenendigungen in den Faszien sitzen. Nach der Haut ist es das Gewebe mit den meisten sensorischen Nervenzellen. Faszien sind also deine Antennen – sie nehmen wahr, wie du dich bewegst, welche Haltung du einnimmst, wie stark Druck oder Spannung sind. Sie senden diese Informationen ständig an dein Gehirn. Wenn deine Faszien gut versorgt und beweglich sind, fühlst du dich im wahrsten Sinne wohl in deiner Haut. Neuere Forschungen zeigen sogar, dass die Arbeit mit den Faszien unsere Stimmung positiv beeinflussen kann. Nach einer Selbstmassage oder nach einer bewussten Dehnung spüren viele Menschen ein Gefühl von Ruhe und innerer Weite. Kein Zufall: Das fasziale System steht in enger Verbindung mit dem vegetativen Nervensystem. Über unzählige Signale kommunizieren die Faszien ständig mit unserem Gehirn und informieren über Spannungszustände, Bewegungen oder Druckreize. Manche Wissenschaftler sprechen deshalb von den Faszien als unserem »sechsten Sinn«.

Diese Verbindung zum vegetativen Nervensystem erklärt auch, warum Faszien so stark auf Stress reagieren. Steht unser Körper unter Spannung, ziehen sie sich zusammen und werden fest. Bei Entspannung lösen sie sich, was wiederum den Parasympathikus stimuliert und das Nervensystem beruhigt. Mit gezielten Übungen für die Faszien können wir also nicht nur Beweglichkeit und Körperhaltung verbessern, sondern auch das Gleichgewicht zwischen Anspannung und Entspannung im Nervensystem unterstützen.

FASZIEN LIEBEN WASSER UND BEWEGUNG

Faszien sind noch viel mehr als nur Vermittler zwischen Bewegung und Nervensystem. Du kannst sie dir wie ein feines, lebendiges Netz vorstellen, das deinen ganzen Körper durchzieht, bis in dein Gesicht. Dieses Netz besteht nicht nur aus Fasern, sondern auch aus einer gelartigen Grundsubstanz. Sie besteht vor allem aus Wasser – ganze 70 Prozent – und aus besonderen Verbindungsproteinen wie Hyaluron. Dieses Milieu ist Transportweg, Schutzschild und Kommunikationszentrale zugleich: Nährstoffe fließen hindurch, Abfallstoffe werden abtransportiert, sogar Signale des Nervensystems wirken über diesen Kanal. Ist die Grundsubstanz frisch und beweglich, bleibt dein Körper regenerationsfähig. Wird sie jedoch zäh oder übersäuert, verliert das Gewebe seine Leichtigkeit. Damit dieses lebendige Netz geschmeidig bleibt, ist es wichtig, stilles Wasser zu trinken.

Doch allein durch Trinken erreichst du noch keine optimale Hydration der Faszien. Wenn sie dehydriert, verklebt oder »verfilzt« sind, läuft das Wasser oft einfach durch den Körper hindurch, ohne dass die Faszien davon profitieren. Erst wenn sie regelmäßig bewegt, gedehnt und trainiert werden, kommt ein aktiver Austausch zwischen Gewebsflüssigkeit und frischem Wasser in Gang. Dann nehmen die Faszien es dankbar auf. Mehr zum Thema Trinken findest du auf *Seite 159.*

Dieses faziale Netz lebt nicht nur von seiner Flüssigkeit, sondern auch von seinen Fasern. Diese Fasern – Kollagen und Elastin – geben Struktur und Form. Kollagen sorgt für Stabilität, Elastin für Flexibilität. In den geschmeidigen Bereichen des Gewebes ist besonders viel Elastin enthalten, das Wasser bindet und Beweglichkeit schenkt. Mit den Jahren kann sich dieses feine System verändern: Faszien verkleben, die Ordnung der Fasern gerät durcheinander, Wasser und Nährstoffe zirkulieren schlechter. Dies zeigt sich an der Haut: Sie verliert an Spannkraft, Linien glätten sich nicht mehr wie früher, Falten graben sich tiefer ein.

Wenn du deine Faszien liebevoll pflegst, durch bewusste Bewegung, tiefe Atmung,

nährstoffreiche Ernährung und kleine Rituale der Selbstfürsorge, stärkst du nicht nur dein Inneres, sondern auch das, was du im Spiegel siehst.
Dein fasziales Ökosystem ist wie ein Fluss: klar, frisch und voller Leben, wenn du es im Fließen hältst. Und genau das kannst du erleben: Ab *Seite 200* findest du einfache, aber wirkungsvolle Übungen, mit denen du deine Faszien in Bewegung bringst, ihre Spannkraft förderst und deinem Körper diese jugendliche Leichtigkeit zurückschenkst. Nimm dir diesen Moment, er gehört ganz dir.

LYMPHE: DEIN EFFEKTIVES DETOXSYSTEM

Schwere Beine nach einem langen Tag. Geschwollene Knöchel nach einem Flug. Oder feine Schwellungen im Gesicht, die sich morgens um die Augen zeigen und die Konturen verschwimmen lassen. Fast jeder von uns kennt diese Momente. Sie sind Anzeichen dafür, dass sich Flüssigkeit im Gewebe staut und die Lymphe nicht frei fließen kann. Ein aktiver Lymphstrom dagegen ist wie ein unsichtbarer Schönheitstrick: Er schenkt klare Gesichtszüge, strahlende Haut und dieses Gefühl von Leichtigkeit. Das lymphatische System wirkt dabei unauffällig im Hintergrund. Es transportiert überschüssige Flüssigkeit, Stoffwechselreste und entzündungsfördernde Substanzen ab – alles, was deine Haut beschwert und stumpf wirken lässt.
Ihr Name verrät ihre Essenz: Das Wort Lymphe leitet sich von dem lateinischen Wort *lympha* her, was »klares Wasser« oder »Quellwasser« bedeutet. In der römischen Mythologie war Lympha eine Gottheit des Frischwassers, die Pflanzen mit Feuchtigkeit versorgte. Wahrscheinlich leitet sich der Begriff ursprünglich von den griechischen Nymphen ab – weiblichen Naturgottheiten, die Quellen, Flüsse und Bäche bewohnten. Ein poetisches Bild, das perfekt passt: Wie diese mythischen Wesen die Natur nährten, so umspült die Lymphe unsere Zellen, hält sie lebendig und verleiht dem Körper seine Fähigkeit zur Selbstheilung.

ALLES FLIESST

Mit zunehmendem Alter verändert sich diese stille Reinigungsinstanz. Lymphgefäße werden weniger, ihre Wände durchlässiger. Abfallstoffe verbleiben länger in der Haut, die Flüssigkeit verliert an Klarheit, das Gewebe wirkt fahler. Zugleich entstehen kleine, kaum spürbare Entzündungen, die Kollagen und Elastin abbauen. Dies beschleunigt die Faltenbildung. Neueste Forschungsergebnisse weisen zudem darauf hin, dass die Lymphgefäße auch eine Schlüsselrolle für die Stammzellen in unserer Haut spielen. Diese Zellen sind das regenerative Herzstück. Sie erneuern Gewebe und halten die Haut jugendlich. Wird der Lymphfluss gehemmt, leiden die Stammzellen unter einem weniger optimalen Milieu. Das bedeutet nicht nur eine langsamere Regeneration, sondern langfristig auch eine beschleunigte Alterung.

Wenn der Fluss ins Stocken gerät, spürt man das auf vielen Ebenen: sichtbar durch geschwollene Augen, Cellulite oder dicke Hände, spürbar durch bleierne Müdigkeit, Konzentrationsschwierigkeiten oder Kopfschmerzen. Auch Hautprobleme wie Akne oder Rosazea können damit zusammenhängen *(siehe Seite 50 und 54)*. Ein Lymphstau schwächt das Immunsystem, erschwert die Entgiftung und macht anfälliger für Infekte.

Die Lymphe ist zudem eng mit dem Darm verbunden, aber auch mit dem Nervensystem: Über das autonome Nervensystem reagiert sie unmittelbar auf Stress. Während der Parasympathikus, unser Ruhemodus, den Fluss fördert, kann der Sympathikus ihn hemmen. Das somatische Nervensystem – also die Muskeln – aktiviert die Lymphe wiederum durch Bewegung. Alles greift ineinander wie ein sensibles Netzwerk, das Schönheit, Gesundheit und Wohlbefinden verbindet.

Im Unterschied zum Blutkreislauf gibt es hier keine zentrale Pumpe. Die Lymphe ist auf deine Unterstützung angewiesen. Muskeln, Atmung, Bewegung – sie alle wirken wie kleine Pumpen, die den Fluss vorantreiben. Jede tiefe Einatmung, jeder Schritt, jede Dehnung erzeugt Sog im Gewebe, drückt die Gefäße sanft zusammen. So bewegt sich die Flüssigkeit Stück für Stück, wie eine Welle, die sich langsam über den Strand zurückzieht.

Und noch etwas macht die Lymphe besonders: Sie fließt langsam. Während dein Blut in einer Minute den gesamten Körper durchströmt, bewegen sich pro Tag rund 3 Liter Flüssigkeit durch die Lymphbahnen. Diese Langsamkeit erklärt, warum Druck und Gewalt hier völlig fehl am Platz sind. Stell dir einen ruhigen Fluss vor, der gelassen dahinzieht. Wenn du plötzlich mit voller Kraft hineinpresst, wirbelst du nur »Schlamm« auf. Die Lymphe liebt Sanftheit. Streichelnde, rhythmische Bewegungen unterstützen sie am besten. Kein Pressen, kein Schubsen, eher ein Begleiten.

SANFTE BERÜHRUNG, FLIESSENDE BEWEGUNG

So wirken auch die kleinen Rituale für dein Gesicht: Ein gekühlter Gua-Sha-Stein, sanft über die Wangen geführt; Fingerspitzen, die vom inneren Augenwinkel über die Schläfen ausstreichen; zarte Striche entlang der Kieferlinie, bis zu den Ohrläppchen, fast wie eine Geste, die Spannung löst. Anschließend ein leichtes Ausstreichen vom Ohr über den Hals nach unten, damit alles, was gelöst wurde, auch abfließen kann. Selbst zartes rhythmisches Kneten entlang des Unterkiefers kann Spannungen lösen und den Stoffwechsel der Haut aktivieren. Eine detaillierte Anleitung für eine wohltuende Lymphmassage findest du auf *Seite 196.* Sie unterstützt dich dabei, diesen natürlichen Fluss zu aktivieren.

Bewegung verstärkt diesen Effekt im ganzen Körper, ob Spaziergänge, Seilspringen oder lockeres Hüpfen auf dem Trampolin. Jede rhythmische Aktivität bringt den Lymphfluss in Gang. Besonders wirksam sind langsame, fließende Yogasequenzen, verbunden mit tiefer, bewusster Atmung. Jede Einatmung weitet den Brustkorb, jede Ausatmung massiert den Lymphfluss von innen. Auf diese Weise wirkt die Atmung wie eine innere Pumpe – sanft, kontinuierlich, im Einklang mit deinem individuellen Rhythmus.

Das Besondere an der Lymphe ist ihre stille Vielseitigkeit Sie ist Teil des Immunsystems mit den Lymphknoten als Kontrollstationen, die Krankheitserreger und Fremdstoffe herausfiltern. Sie ist Teil des Detoxsystems, das Abfallprodukte aus dem Körper leitet. Und sie ist Teil der Hautgesundheit, weil sie das Milieu im Gewebe sauber und klar hält. Fehlt dieser Fluss, verliert die Haut nicht nur an Strahlkraft, sondern auch an Widerstandsfähigkeit. Funktioniert er, erhält sie Frische, Spannkraft und diese besondere Leuchtkraft, die wir alle mit jugendlicher Haut verbinden.

Eine angenehme Möglichkeit, den Lymphfluss im Gesicht anzuregen, sind sanfte, streichelnde Bewegungen mit einem Gua-Sha-Stein.

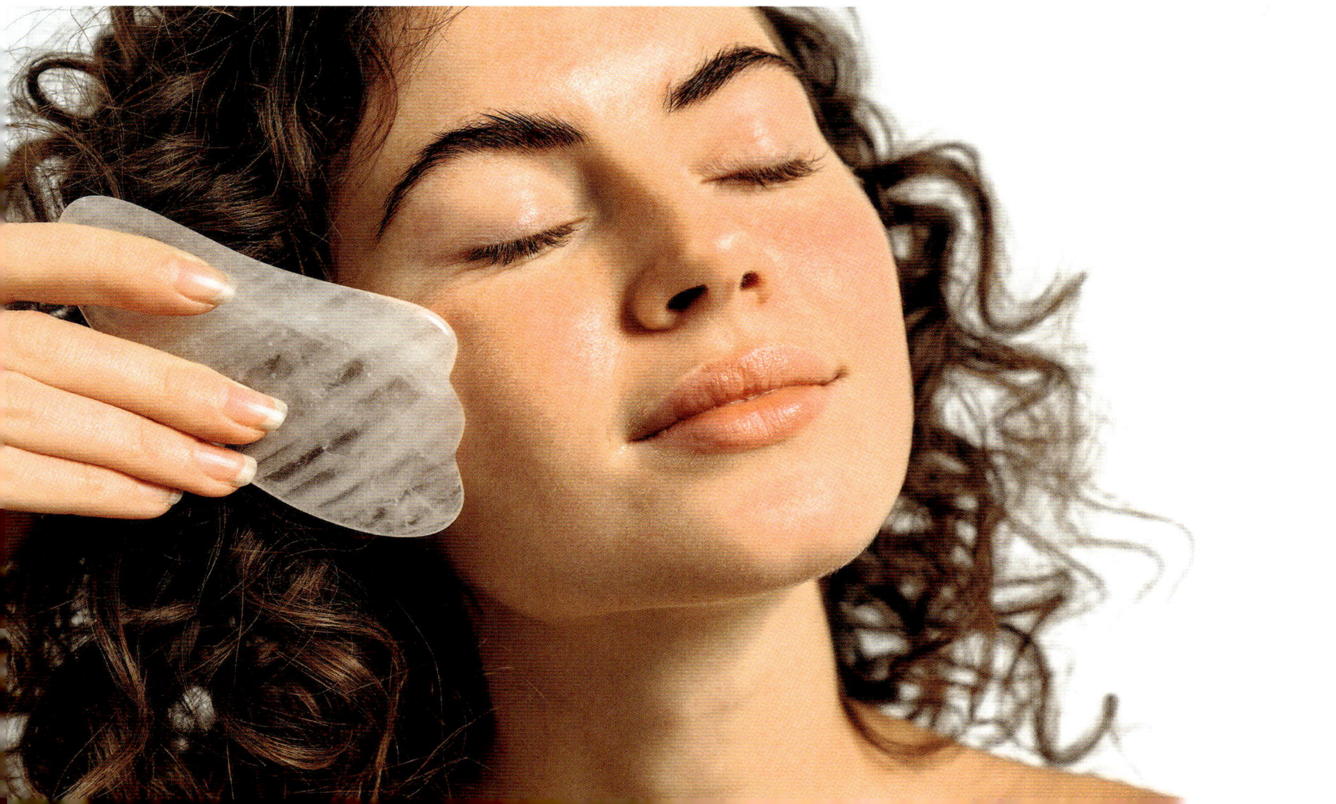

Meditate: Meditation als Self-Care

Hat dir deine Dermatologin schon einmal geraten, bei Hautproblemen zu meditieren? Wahrscheinlich nicht. Aber vielleicht wird genau das in Zukunft Teil einer Behandlung sein. Denn was lange belächelt wurde, rückt zunehmend ins Zentrum der Forschung: Meditation verändert nicht nur den Geist, sie wirkt auf den gesamten Körper und damit auch auf unser größtes Organ: die Haut.

ZURÜCK ZU DIR

Dass Meditation den Blutdruck senken kann, Schmerzen lindert, das Immunsystem stärkt und sogar das Altern beeinflusst, ist inzwischen belegt. Die Wissenschaft spricht davon, dass die Meditation die Telomere, die Schutzkappen unserer Chromosomen, stabil hält – ein entscheidender Langlebigkeitsfaktor.

Vor allem aber beeinflusst Meditation unser vegetatives Nervensystem: Sie aktiviert den Parasympathikus, den beruhigenden Nerv, der uns aus dem Dauerstressmodus holt. Darin liegt der Schlüssel – auch für unsere Haut, die so eng mit dem Nervensystem verwoben ist, dass jede Anspannung, jeder Druck, jede Unruhe sichtbare Spuren hinterlassen kann.

Doch was ist Meditation eigentlich? Meditation heißt, aufmerksam zu sein und das Ziel dieser Aufmerksamkeit zu kennen. Klingt einfach, ist aber alles andere als leicht. Denn wenn wir unseren Geist nicht führen, führt er uns. Gedanken rasen, Fragen nagen: Wie wirke ich auf andere? Mögen sie mich? Was denken sie über mich? Solche Gedanken begleiten uns bewusst und unbewusst. Sie lassen uns selten los. Und weil wir selten klare Rückmeldungen bekommen, leben wir im Dauerzustand der Vermutung.

Dieses permanente Suchen nach Anerkennung, dieses »So tun, als ob« bringt uns weg von uns selbst. Irgendwann wissen wir gar nicht mehr, wer wir eigentlich sind. Wir fühlen uns nicht mehr in unserer Mitte, nicht mehr bei uns – nicht mehr zu Hause in unserer eigenen Haut. Genau hier setzt Meditation an. Sie führt zurück. Sie lehrt uns, die Aufmerksamkeit nicht zu zerstreuen, sondern zu bündeln. Aufmerksamkeit ist eine Kraft. Sie kann uns nähren oder auslaugen. Wir entscheiden, wohin wir sie richten: auf Menschen, die uns schaden, oder auf solche, die uns stärken. Auf Serienmarathons oder auf Erlebnisse, die uns erfüllen. Doch oft entscheiden wir gar nicht bewusst. Unser Geist springt, unser Fokus zerrinnt. Am Ende fühlen wir uns dann ausgelaugt, ohne genau zu wissen, warum.

FOKUSSIERTE AUFMERKSAMKEIT STATT GEDANKENKARUSSELL

Neurowissenschaftlich ist dieser Zustand gut erforscht. In unserem Gehirn gibt es ein Netzwerk, das sogenannte Default Mode Network, kurz DMN. Es ist der Schauplatz unseres ewigen Gedankenkreisens. Es schaltet ein, wenn wir keine konkrete Aufgabe bearbeiten, und lässt uns in Selbstreflexion, Sorgen und Zukunftsprojekte abschweifen. Multitasking, soziale Medien, ständige Reize, all das feuert das DMN an, während unser präfrontaler Cortex, der Dirigent unserer Aufmerksamkeit, unter Druck gerät. Meditation reduziert die DMN-Aktivität, stärkt die kognitive Kontrolle und aktiviert die zentrale Exekutive, die für fokussierte Aufmerksamkeit verantwortlich ist.

Wenn wir regelmäßig meditieren, erhöhen wir die graue Substanz im Präfrontalcortex, verbessern Selbstkontrolle, mentale Leistungsfähigkeit und reduzieren Stressreaktionen der Amygdala *(siehe Seite 89)*. Das bedeutet, dass äußere Stressoren uns nicht mehr so stark überwältigen. Wir lernen, im Auge des Sturms zu stehen – dort, wo es still ist.

SKIN-WISDOM

DAS MASS DER LUST

Nicht alle Belohnungen sind gleich

Unser Gehirn liebt Belohnungen, doch nicht jede Belohnung ist gleich. Digitale Reize, Social Media oder Streamingdienste verführen uns mit kleinen, schnellen Dopaminkicks. Sie fühlen sich an wie bunte Funken, die kurz blenden und sofort verlöschen. Die Folge: Wir sehnen uns nach immer mehr, während das eigentliche Gefühl der Befriedigung ausbleibt.

Demgegenüber stehen die echten Belohnungen. Sie folgen einem Wechselspiel, das in der Wissenschaft intermediäre Belohnung heißt. Mal erfüllt ein Treffen mit Freunden, ein Essen oder Musik unsere Erwartungen, mal bleibt es unscheinbar, und genau dieser Rhythmus schützt uns davor, abzustumpfen. Freude, die schwankt, bleibt frisch.

Meditation stärkt die Selbstregulation

Meditation ist ein solches Training im echten Belohnen. Wer sich hinsetzt und still wird, erlebt nicht immer sofort Frieden. Oft steigen Unruhe und Gedankenflut zuerst an. Dies ist der Moment, in dem viele abbrechen, auf der Suche nach dem schnellen Kick. Doch wer bleibt, erlebt etwas Tieferes: Die Erfahrung, dass Ruhe nicht erzwungen wird, sondern aus dem Wechsel entsteht. Heute vielleicht unruhig, morgen klar, übermorgen banal und dann plötzlich still. Dieser natürliche Rhythmus stärkt unser Nervensystem. Die Amygdala, das Stresszentrum, beruhigt sich, während Bereiche für Fokus und Selbstkontrolle wachsen. Die Belohnung liegt nicht im sofortigen Hochgefühl, sondern in der allmählichen Fähigkeit, sich selbst regulieren zu können.

Gleichgewicht macht widerstandsfähig

Das Geheimnis? Belohnung darf nicht permanent sein. Wer zulässt, dass etwas auch mal langweilig, unvollkommen oder »zu wenig« wirkt, erhält die Chance, seine Freude frisch zu halten. Meditation lehrt uns genau das: Vertrauen in die Weisheit unseres Belohnungssystems. Das Ergebnis ist keine Dauereuphorie, sondern ein Gleichgewicht, das uns widerstandsfähig macht – ein innerer Ton, der Haut und Seele sanft im Takt hält.

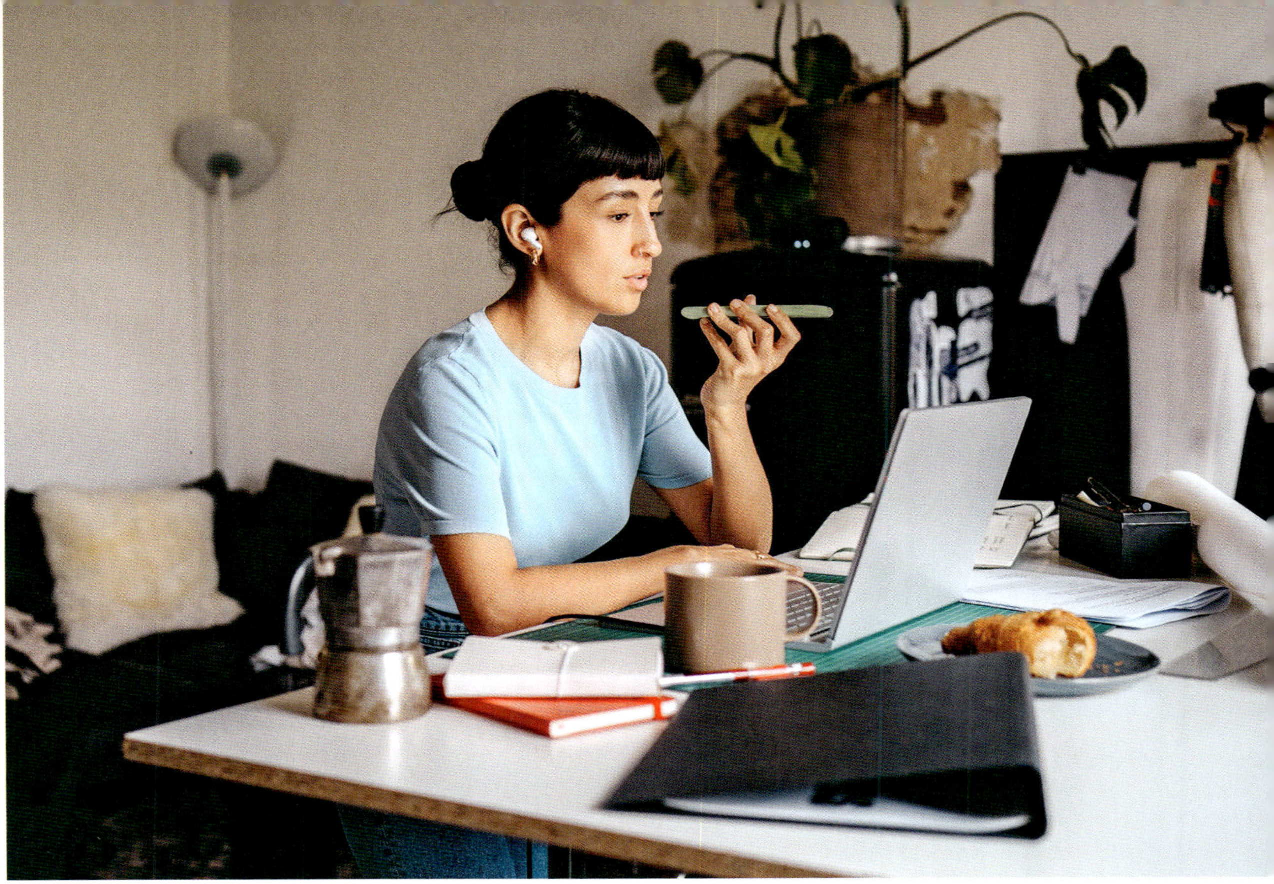

Wusstest du, dass es gar kein Multitasking gibt? Wir springen geistig lediglich blitzschnell zwischen verschiedenen Aufgaben hin und her. Das kostet Konzentration und Kraft.

KLASSISCHE MEDITATION STATT SCHNELLER DOPAMINKICKS

Doch warum fällt es so schwer, Meditation in unser Leben zu bringen? Weil unser westlich geprägter Geist ein rastloser Geist ist. Digitale Medien haben uns regelrecht darauf trainiert, in Sekundenbruchteilen zwischen Reizen zu springen. Netflix, Instagram, WhatsApp, TikTok. Unser Gehirn wird mit Mini-Belohnungen gefüttert, Dopaminkicks, die uns immer kürzer fesseln. Das Multitasking, von dem wir so gern sprechen, gibt es in Wahrheit nicht. Unser Gehirn springt nur schnell von Aufgabe zu Aufgabe. Das kostet Kraft und führt zu kognitiver Erschöpfung.
Stress, digitale Reize und die ständige Suche nach Ablenkung bilden so einen Teufelskreis. Wir verlieren die Fähigkeit, unsere Aufmerksamkeit bewusst zu lenken. Und genau das erschwert uns dann den Zugang zur Meditation. Wer still wird, spürt erst einmal das Chaos, das darunter

liegt, und gibt dann mitunter sehr leicht wieder auf.

Kein Wunder, dass Apps boomen, die Meditation leichter machen wollen. Mit Musik, Affirmationen oder Visualisierungen versprechen sie schnelle Entspannung und liefern oft auch den gewünschten Dopaminkick. Kurzfristig fühlen wir uns besser. Doch langfristig ersetzen diese Apps nicht, was die klassische Meditation uns schenkt: die tiefgreifenden Veränderungen im Gehirn, die uns befähigen, uns selbst zu regulieren.

Das ist vielleicht die unbequeme Wahrheit: Meditation fühlt sich am Anfang selten gut an. Sie bringt Unruhe nach oben, bevor sie Stille schenkt. Aber genau darin liegt ihre Kraft. Denn der Weg, den Geist zu schulen, braucht Zeit und Geduld.

Und wie beginnt man? Wie können wir uns Meditation so zugänglich machen, dass wir nicht gleich scheitern, sondern tatsächlich dabeibleiben? Nun, wie wäre es hiermit?

MAKING MEDITATION EASY

Meditation muss nicht kompliziert sein. Sie ist ein besonderer Moment, in dem du ankommst – bei dir, in deinem Körper, in deiner Haut. Und ja, am Anfang wirst du wahrscheinlich Unruhe spüren, werden deine Gedanken rasen, wird dein Geist hin- und herspringen. Perfekt. Genau hier fängt die Übung an!

- **Deinen Platz finden:** Ein Ort, der nur dir gehört, wirkt wie ein kleiner Anker. Eine Matte, ein Kissen, die Bettkante – du entscheidest. Füge ein Detail hinzu, das dich inspiriert: eine Kerze, eine Muschel, eine Pflanze. Dein visueller Anker sagt deinem Gehirn: Hier passiert etwas Besonderes. Dein persönliches Retreat, mitten im Alltag.
- **Die Zeit bestimmen:** Starte klein mit 5 Minuten, steigere danach auf 10 Minuten, vielleicht 15 Minuten. Der Trick dabei ist folgender: Definiere eine Kernzeit, die du jeden Tag einhältst. So entsteht eine Gewohnheit ohne Druck. Morgens, um den Tag zu starten, oder abends, um den Kopf zu leeren. Finde deinen persönlichen Flow.
- **Beginn und Ende markieren:** Hier hilft ein kleines Ritual: Hände zusammenlegen, kurz verneigen, tief durchatmen, ein Glockenschlag. Diese Mini-Zeremonien verankern die Praxis, machen sie fühlbar. Dadurch merkt dein Körper: Jetzt beginnt etwas anderes.
- **Ablenkungen ausblenden:** Schalte dein Handy aus, schaffe Ruhe. Doch das Leben passiert auch, wenn Waschmaschinen laufen oder die Nachbarn bohren. Nimm es als Soundtrack wahr, nicht als Störung. So lernt dein Geist: Ich bleibe, ich beobachte, ich komme zurück.

- **Mini-Meditationen im Alltag:** Meditation hört nicht auf, wenn du vom Kissen aufstehst. Atme bewusst beim Aufwachen, spüre deine Haut, deine Hände, den Boden unter dir. Frage dich: Wie fühle ich mich gerade? Welche Gedanken ziehen vorbei? Sprich innerlich mit dir wie mit einem geliebten Menschen – ohne Urteil, nur Beobachtung.

Du wirst erleben, mit jedem Atemzug wird die Praxis leichter. Dein Nervensystem entspannt, dein Geist sortiert sich und du landest mehr und mehr in deiner eigenen Mitte, wo Klarheit, Ruhe und Selbstwahrnehmung beginnen. Auf den *Seiten 174, 191, 207 und 221* findest du im Rahmen des 28-Tage-Programms ausgewählte Meditationen – kurze, wirkungsvolle Sequenzen, die dich sanft anleiten, in Verbindung mit dir selbst zu kommen. Sie sind intuitiv aufgebaut, lassen sich mühelos in deinen Alltag integrieren und führen dich Schritt für Schritt in einen Zustand von Präsenz und Leichtigkeit. Also lass uns beginnen …

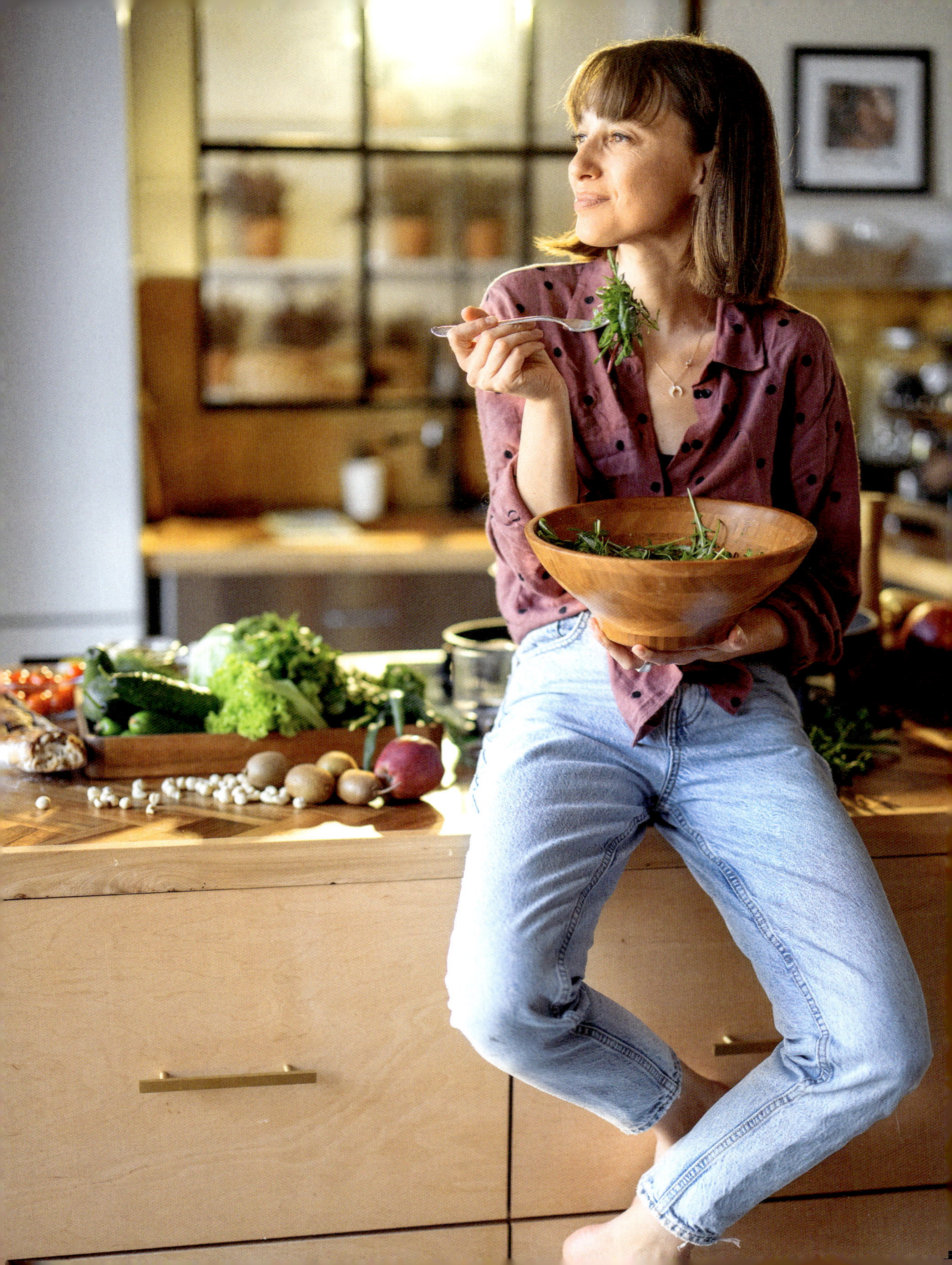

food for glow

ERNÄHRUNG, DIE NÄHRT

Was der Vagusnerv mit der Verdauung zu tun hat, welche Rolle Darm und Mikrobiom spielen und wie eine hautgesunde Ernährung aussehen kann.

Der Vagusnerv, Dirigent der Verdauung

Beginnen wir mit dem Vagusnerv. Er ist der leise Taktgeber, der deinen Körper von Stress und Anspannung in Ruhe und Entspannung führt. Sein Weg erstreckt sich durch Kehlkopf, Speiseröhre, Magen, Leber, Bauchspeicheldrüse, Dünn- und Dickdarm – fast jede Station der Nahrungsverarbeitung liegt auf seiner Route ***(siehe Seite 103)*****.**

VERDAUUNG BRAUCHT RUHE

Nur in innerem Frieden entfaltet sich Verdauung so, wie sie gedacht ist. Nicht umsonst trägt der Vagusnerv den Beinamen Rest-and-digest-Nerv, also »zur Ruhe kommen und verdauen«. Wenn du dich in dieser Ruhe befindest, verlangsamen sich Puls und Atmung, deine Organe im Bauchraum werden besser durchblutet, Enzyme beginnen zu fließen und dein Darm bewegt sich in sanften Wellen. So kann dein Stoffwechsel das Wesentliche tun: Nahrung aufnehmen, sie in ihre Bausteine zerlegen und dorthin bringen, wo sie dein Körper und deine Haut am besten verwerten können.

Im Gegensatz dazu steht der Sympathikus. Seine Aktivität versetzt dich in Stand-by. Dein Blut bleibt in den Muskeln, hält dich bereit für Leistung, Kampf oder Flucht. Für die Verdauung ist das jedoch ein Nachteil. Denn was eigentlich in deine Zellen und bis in deine Haut transportiert werden soll, bleibt dadurch auf der Strecke. Ohne den Blutzustrom ins Bauchzentrum werden selbst die besten Mahlzeiten nur unvollständig genutzt. Dein Körper verarbeitet nicht vollständig und bleibt hungrig, obwohl der Teller längst leer ist. Wenn du in diesem Modus isst, bedeutet das zusätzlichen Stress. Dies zeigt sich auch auf deiner Haut: Sie bekommt schlicht nicht das, was sie braucht, um strahlen zu können.

Faszinierend ist die Richtung, in die der Vagus seine Botschaften trägt. Rund 90 Prozent seiner Signale laufen von unten nach oben, vom Verdauungssystem ins Gehirn. Der Vagus nutzt dafür die sogenannte Darm-Hirn-Achse, einen direkten Kommunikationsweg zwischen Bauch und Kopf. Du kannst ihn dir wie einen Boten vorstellen, der unermüdlich Nachrichten weiterleitet, Nachrichten direkt aus deinem Bauch. Sie stammen aus dem sogenannten »Bauchhirn«, dem enterischen Nervensystem, einem eigenständigen Geflecht aus über 100 Millionen Nervenzellen. Diese Impulse gelangen über die Darm-Hirn-Achse ins Gehirn und beeinflussen dort, wie du dich fühlst. Dein Bauchhirn prüft dabei ununterbrochen, welche Nährstoffe ankommen, welche Hormone ausgeschüttet werden und ob dein Körper in Balance ist.

PSYCHOBIOTISCHE ERNÄHRUNG

Hier zeigt sich einmal mehr, wie entscheidend deine Ernährung ist. Was im Darm ankommt, bestimmt, welche Botschaften der Vagus nach oben trägt. Eine sogenannte psychobiotische Ernährung kann dein Nervensystem beruhigen, deine Psyche stabilisieren und dein Wohlbefinden spürbar stärken.
Gleichzeitig unterstützt sie auch die Produktion von Serotonin, jenem körpereigenen Glückshormon, das zu rund 90 Prozent im Darm gebildet wird. Damit diese Produktion gelingt, braucht es ein stabiles, vielfältiges Mikrobiom. Ist es im Gleichgewicht, entsteht auch ausreichend Serotonin, was sich positiv auf deine Stimmung auswirkt. Gerät es ins Wanken, zeigt sich das nicht selten in innerer Unruhe oder gedrückter Stimmung.
Zu einer solchen psychobiotischen Ernährung gehören präbiotische Lebensmittel wie Artischocken, Chicorée, Brokkoli, Zwiebeln oder Knoblauch, die deine hilfreichen Darmbakterien – vor allem die Laktobazillen und Bifidobakterien – nähren. Ergänzt durch probiotische, also fermentierte Lebensmittel wie Sauerkraut, Kimchi oder Kefir, bleibt dein Mikrobiom vielfältig und stark. So entsteht ein perfekter Kreislauf nach oben. Deine Stimmung hellt sich auf, Stress reduziert sich, du fühlst dich stabiler – und das zeigt sich auch in deiner Haut.

ESS-ACHTSAMKEIT – WENN RUHE NAHRUNG VERWANDELT

Essen ist weit mehr als Nährstoffaufnahme. Es ist ein Dialog mit deinem Körper. Wer sich also »erlaubt«, achtsam zu essen, aktiviert den Vagusnerv, öffnet die inneren Systeme und sorgt dafür, dass Nahrung mehr ist als Kalorienzufuhr. Es braucht keinen großen Aufwand: Schon 10 bis 20 Minuten ohne Bildschirm, ohne Telefon, ohne Multitasking genügen, um dem Körper zu signalisieren, es geht um Genießen, Verdauen und Nähren.
Das Essen beginnt dabei nicht erst im Mund, sondern weit früher – im Kopf. Im Hypothalamus reagieren Hungerneuronen auf die Sinneseindrücke etwa eines Apfels: seinen Duft, seine Farbe, sein Gewicht in der Hand. Hormone werden ausgeschüttet, die Verdauung vorbereitet. Fehlen diese Signale, etwa bei industrieller Flüssignahrung oder Kapseln mit Mikronährstoffen, bleibt das System

unvorbereitet. Die Verdauung funktioniert nicht in ihrer Fülle, Sättigung tritt später ein, ein Gefühl der Leere bleibt. Jeder einzelne Schritt beim Essen kann dagegen eine Quelle von Wohlbefinden sein: anfassen, riechen, schmecken, kauen, die Konsistenz spüren. Unser Körper ist reich an Rezeptoren, die nicht nur aufnehmen, sondern wahrhaft erfahren können. Dies gilt auch für den Geruchssinn, der nicht allein auf die Nase beschränkt ist. Selbst Haut, Niere und Darm verfügen über Aromasensoren. Aromen sind daher ein wesentlicher Teil unserer Welt und unserer Gesundheit. Wenn wir uns darauf einlassen, schüttet das Gehirn den Botenstoff Dopamin für Freude und Belohnung aus: Selbst der kleinste Bissen wird zu einem Erlebnis, wenn du ihm Zeit gibst. Zugleich bewirkt der Vagusnerv, dass der Körper entspannt bleibt. Am Ende der Mahlzeit senden Darm und Mikrobiom Sättigungssignale aus, die dich sanft wissen lassen: Es ist gut und genug!

ZEIT FÜR ACHTSAME MAHLZEITEN

Wer hastig isst, bringt diesen feinen Ablauf aus dem Gleichgewicht: Enzyme und Magensäfte arbeiten nicht im aufeinander abgestimmten Rhythmus, die Verdauung stockt: Überessen oder Unwohlsein sind mögliche Folgen.
Ess-Achtsamkeit heißt daher, den Moment zu würdigen und deinem Körper jene Zeit zu schenken, die er braucht, um Nahrung wirklich in Kraft, Balance und sichtbare Ausstrahlung zu verwandeln. So kannst du es ausprobieren:

- **Pause machen:** Bevor du den ersten Bissen nimmst, atme ruhig, spüre deinen Hunger und erlaube dir, kurz innezuhalten.
- **Mit allen Sinnen essen:** Achte auf Geruch, Farbe, Geschmack, Konsistenz und sogar auf die Geräusche beim Kauen.
- **Zwischenräume schaffen:** Lege das Besteck ab, kaue in Ruhe und spüre, wie Sättigung entsteht.

Die gute Nachricht: Ess-Achtsamkeit lässt sich trainieren. Mit jedem bewussten Bissen, mit jedem Atemzug zwischen den Mahlzeiten entsteht ein neuer Ton in diesem feinen Orchester. So wird der Vagus gestärkt, Hirn und Darm haben eine entspannte Kommunikation und selbst das Mikrobiom verändert sich in seiner Vielfalt und Leistungsfähigkeit. Der Körper ist in der Lage, das volle Potenzial der aufgenommen Nahrung für sich zu nutzen: für Energie, für Balance, für gesunde, strahlende Haut.

EIN RAUM ZWISCHEN REIZ UND REAKTION

Diese Fähigkeit, bewusst mit dem Essen umzugehen, zeigt sich in seiner Schönheit in Momenten der Verführung. Ess-Achtsamkeit wirkt wie ein Raum zwischen Reiz und Reaktion – etwa zwischen dem Sehen einer Praline und dem Impuls, sie sofort zu essen. (Ein Rezept für feine Matcha-Pralinen findest du auf *Seite 222*: die perfekte Gelegenheit, dieses Innehalten auszuprobieren.) Wer so isst, ist nicht nur innerlich genährt, sondern strahlt auch äußerlich. Achtsamkeit beim Essen hat etwas zutiefst Ästhetisches. Sie verleiht Ruhe, Präsenz und eine Anziehungskraft, die andere spüren können.

KAUEN: DAS KRAFTVOLLE SKIN-RITUAL

Rund 2000-mal am Tag schlucken wir. Aber wie oft kauen wir, bevor wir schlucken? Du weißt sicher, dass die Verdauung im Mund beginnt und dass es entscheidend ist, dir Zeit zum Kauen zu nehmen. Jeder Bissen, der sorgfältig bearbeitet und eingespeichelt wird, bereitet Magen und Darm vor. Erst durch diesen Prozess werden Enzyme aktiv, die schon mit der Aufspaltung von komplexen Kohlenhydraten im Mund beginnen.
Doch unsere Essgewohnheiten haben sich in den letzten Jahrzehnten sehr stark verändert. Seit den 1950er-Jahren ist unser Essen immer weicher, mundgerechter und industrieller geworden. Kaum ein Lebensmittel fordert heute noch echtes Beißen. Die Folgen davon sind gravierend: Die Muskeln und Faszien im Kiefer verkürzen, das Kiefergelenk wird weniger bewegt, Spannungen entstehen. Dies beeinflusst nicht nur die Funktion, sondern auch die feine Versorgung von Gewebe, Gefäßen und Nerven im Gesicht. Weniger Arbeit im Mund bedeutet auch weniger Durchblutung, weniger Elastizität und weniger Strahlkraft.

AKTIVIERUNG DES VAGUSNERVS

Auch das bewusste Zerkleinern ist ein Trigger für dein Nervensystem. Wenn du hastig schluckst, bevor die Nahrung zermahlen ist, bleibt der Körper im sympathischen Aktivmodus, der Verdauungstrakt ist überfordert, die Mahlzeit belastet mehr, als sie nährt. Sobald du dir jedoch Zeit nimmst und den Schluckreflex hinauszögerst, passiert etwas Entscheidendes: Der Vagusnerv wird aktiv. Er verbindet Gehirn und Verdauungsorgane und signalisiert deinem Körper, dass jetzt Ruhe und Aufnahmebereitschaft angesagt sind. Verdauung wird leichter, Nährstoffe werden effizient weitergeleitet.
Dabei wirken die rhythmischen Bewegungen des Kiefers wie eine kleine Meditation: Stress löst sich, der Atem vertieft sich, der Körper findet in seinen Takt zurück. Wer isst, während er gleichzeitig To-do-Listen im Kopf abarbeitet, beraubt sich genau dieser Wirkung. Wer bewusst genießt, gibt seinem Körper die Chance, Nahrung vollständig zu nutzen, und sich selbst die Möglichkeit, Essen als sinnlichen Moment zu erleben.

Das längere Verweilen im Mund ist ein Fest für die Sinne. Lässt du dir Zeit, entfalten sich Aromen, die du bei hastigem Essen nicht wahrnehmen kannst. Bitter, süß, sauer, salzig, umami – das Zusammenspiel weckt Dopamin, den Botenstoff für Vorfreude und Belohnung. So wird Essen zu einem Erlebnis, das Genuss und Regulation verbindet. Industriell verarbeitete Nahrung bleibt hier blass, sie liefert standardisierte Geschmackserlebnisse. Wer sich wieder auf natürliche Lebensmittel einlässt – saftige Äpfel, zarte Salate, knackige Karotten –, schenkt sich selbst mehr Sinneseindrücke, mehr Genuss und eine wertvolle Aktivierung des Vagus. Bewusstes Kauen ist mehr als eine beiläufige Geste. Es ist Training für Muskeln und Faszien, es ist Vorbereitung für eine leichte Verdauung, es ist Stimulation des Vagusnervs, es ist ein sinnlicher Akt, der dir Genuss und deinem Körper Balance schenkt. Es braucht keine Zeremonie, nur die Entscheidung, dir Zeit zu nehmen.

TALK WITH …

… DEINEM ENDDARM

»Du reinigst jeden Abend dein Gesicht. Aber denkst du auch an meine Reinigung? Ich bin dein Enddarm und ich erinnere dich daran: Ausscheiden ist genauso wichtig wie Aufnehmen. Wenn du mich nicht freigibst, trage ich Abfallprodukte länger als nötig mit mir herum. Das siehst du auch im Spiegel: Pickel, Rötungen, Ekzeme oder verstopfte Poren sind Zeichen, dass ich meinen Job nicht vollenden konnte.

Wie ich arbeite
Ich arbeite auf meine eigene Weise. Mich steuert der sogenannte Pudendusnerv – man nennt ihn auch den »kleinen Vagus«. Er gehört zum autonomen Nervensystem, arbeitet von unten nach oben und entspringt aus dem Kreuzbein. So geschieht ein Großteil meiner Tätigkeit automatisch, unbewusst. Doch ich habe Unterstützung: Dein äußerer Schließmuskel sorgt dafür, dass du die Kontrolle behältst, wann du wirklich loslässt. Dieses Zusammenspiel aus Automatismus und Bewusstsein macht mich so besonders.

Was mich belastet
Stress, langes Sitzen oder innere Anspannung machen es mir schwer, Ballast abzugeben. Ich brauche deine Aufmerksamkeit, deine Entspannung, deine Erlaubnis, dann gelingt das Loslassen leichter. Das folgende Release-Ritual schafft einen Moment der Aufmerksamkeit, in dem du dich spüren und unterstützen kannst, wenn die Verdauung ins Stocken gerät:

- **Connection – wir zwei:** Schließe die Augen und spüre mich. Stell dir vor, wir sind ein Team. Wenn du mir Beachtung schenkst, löst das Spannung und schafft Vertrauen in den Prozess.
- **Breathing – atme dich frei:** Atme tief in den Bauch. Mit der Einatmung spanne den Schließmuskel sanft an, mit der Ausatmung löse ihn wieder. Jede Wiederholung vertieft die Entspannung und gibt mir das Signal, dass Loslassen sicher ist.
- **Motion – fließende Bewegung:** Kippe dein Becken sanft nach vorn und hinten, wie im Sattel eines Pferdes. Diese kleine Bewegung aktiviert meinen Nerv, lockert den Beckenboden und schenkt mir Leichtigkeit.
- **Release – lass geschehen:** Erlaube bewusst, dass ich loslasse. Du gibst das Signal und mein Automatismus übernimmt. Dein Vertrauen macht den Prozess einfach und mühelos.
- **Gratitude – danke dir:** Beende das Ritual mit einem Moment der Dankbarkeit: für dich, für mich, für das Zusammenspiel, das dich befreit. Reinigung ist Fürsorge.

Kauen und Verdauen gehören zusammen. Wenn du mir zuhörst, erkennst du: Schönheit und Gesundheit beginnen mit einem befreiten Körper.«

KÜCHENMOMENTE

Wir haben uns bereits mit Ess-Achtsamkeit und dem Kauen beschäftigt. Doch noch bevor diese beiden Schritte ins Spiel kommen, gibt es etwas, was deinen Vagus besonders wirksam aktiviert und damit auch deiner Haut guttut: das Kochen.
Oft glauben wir, wir hätten keine Zeit zum Kochen. Doch meist fehlt es weniger an Stunden als an der Priorität, die wir der Zubereitung unserer Mahlzeiten zu geben bereit sind. Wenn wir uns bewusst machen, wie viel Zeit in Social Media, Chats oder endloses Scrollen fließt, wird klar: Raum fürs Kochen wäre da. Es ist eine bewusste Entscheidung.
Schon das Anfassen, Riechen und Betrachten der Zutaten aktiviert die Verdauungsvorbereitung und unseren Vagusnerv. Wir spüren Texturen, Formen, Düfte. Ein frisch geschnittenes Gemüse, das Knistern von Gewürzen – all das nährt die Sinne und macht das Kochen zu einem besonderen Akt der Achtsamkeit. Wie das Eincremen mit einer duftenden Creme, das uns wohlige Momente schenkt, wirkt auch das Zubereiten von Nahrung harmonisierend auf Körper und Geist. Mit den eigenen Händen zu arbeiten, verändert zudem die Auswahl deiner Lebensmittel. Du greifst bewusster zu frischen Zutaten, experimentierst mit Kombinationen, entdeckst neue Aromen. Jede Bewegung wird zu einer Übung in Wahrnehmung, jeder Schnitt zu einer Art kleiner Meditation.
Wer bewusst kocht, beeinflusst Stoffwechsel, Immunsystem, Gewicht, Langlebigkeit und damit auch die Hautgesundheit sowie das Wohlbefinden. Und das Beste daran ist: Du kannst sofort ausprobieren, wie gut gesundes Essen wirkt. Inspiration findest du im Kapitel 28 Days of Glow ab *Seite 162*.

… UND DANN GEMEINSAM ESSEN

Besonders kraftvoll wird das Erlebnis, wenn wir gemeinsam essen. Dann wird das Konzept des Social Engagement lebendig – ein Zustand, in dem wir uns in Gesellschaft sicher, entspannt und aufgehoben fühlen. Dabei wird unser Vagusnerv aktiviert, was nicht nur Ruhe schenkt, sondern auch Nähe und Vertrauen. Gemeinsame Mahlzeiten stärken nachweislich unser Mikrobiom. Die Vielfalt der Bakterien im Darm wächst, wenn wir in Gemeinschaft speisen. Dieser Effekt fördert nicht nur das Immunsystem, sondern auch die Hautgesundheit, wie wir gleich sehen werden.
So wird Kochen zu einem kleinen Ritual, das Genuss, Sinneswahrnehmung und soziale Interaktion vereint. Ein bewusster Bissen, gemeinsames Lachen am Tisch, solche Momente steigern Lebensqualität und Gesundheit. Es ist eine Einladung, Prioritäten neu zu setzen: weniger Zeit fürs Scrollen, mehr Zeit für echte Nahrung, Begegnung und Freude. Das zahlt sich aus – auch auf deiner Haut.

Der Darm, das innere Beauty-Labor

Vielleicht überrascht es dich: Haut und Darm sind enger verbunden, als es scheint – sie sind Teil eines großen Ganzen. Die äußere Haut geht über den Mund in die Schleimhaut des Verdauungstrakts über, bildet einen langen Schlauch, der sich durch unseren Körper zieht und am Ende wieder in die Außenhaut mündet. Innen und Außen sind eins.

DARM UND HAUT: IMMER IN VERBINDUNG

Deine Haut bildet mit rund 1,5 bis 1,7 Quadratmetern die äußere Schutzschicht deines Körpers. Das klingt nach viel, bis wir den Darm betrachten: Dort entfaltet sich eine Schleimhautfläche von geschätzten 300 bis 500 Quadratmetern, die permanent mit allem reagiert, was du isst und trinkst.

Doch es geht nicht nur um Zahlen, sondern um die unsichtbare Verbindung: die Darm-Haut-Achse. Sie steht für die ständige Kommunikation zwischen Darm und Haut. Über Botenstoffe, Stoffwechselprodukte und mikrobielle Signale stehen beide Systeme im Austausch. Das Mikrobiom in deinem Darm sendet Botschaften, die die Haut erreichen, und die Haut reagiert mit ihrem eigenen Mikrobiom. Gerät dieses Gleichgewicht ins Wanken, zeigt die Haut es mit Unreinheiten, Rötungen oder Irritationen.

DARMMIKROBIOM UND (HAUT-)GESUNDHEIT

Diese Verbindung ist bedeutsam für unser Immunsystem: Rund 80 Prozent unserer aktiven Immunzellen sind im Darm zu Hause und stehen in enger Beziehung zum dortigen Mikrobiom. In diesem Mikrobiom leben Billionen Mikroorganismen und beeinflussen, wie aufmerksam unsere Abwehrzellen sind: Sie können dafür sorgen, dass Immunzellen im richtigen Moment einsatzbereit sind oder sich bei Bedarf zurückhalten.

Fehlt diese Balance, läuft das System aus dem Ruder. Reagiert das Immunsystem zu schwach, bleibt die Abwehr aus. Bakterien und Keime können sich dann auch auf der Haut ungehindert ausbreiten. Ist die Reaktionsbereitschaft übersteigert, entstehen überschießende Abwehrreaktionen, die chronische Entzündungen begünstigen. Daher kann ein gestörter Darm das Risiko für entzündliche und autoimmune Hautprobleme wie Neurodermitis oder Psoriasis erhöhen. Auch Akne kann so befeuert werden, wenn noch eine veränderte Talgproduktion dazukommt. Mehrere Studien haben gezeigt: Menschen mit Hautbeschwerden haben sehr häufig auch eine aus dem Gleichgewicht geratene Darmflora.

HAUTGESUNDE ESSPAUSEN

Unser Essverhalten beeinflusst diese Balance maßgeblich. Ständiges Snacken – ein Riegel zwischendurch, ein Stückchen Schokolade am Schreibtisch, ein schneller Bissen auf dem Weg – hält den Körper in einem permanenten Entzündungsmodus. Was wir oft nicht wissen: Jede Nahrungsaufnahme löst im Körper eine postprandiale Entzündungsreaktion (PPR) aus. Diese Reaktion kann bis zu 7 Stunden anhalten, bevor sie vollständig abgeklungen ist. Das bedeutet: Wer ständig isst, hält den Körper in einem dauerhaften Entzündungsmodus. Und diese unterschwelligen Entzündungen wirken sich auch auf die Haut aus.
Umso wichtiger ist eine klare Struktur im Essrhythmus. Snackpausen zwischen den Hauptmahlzeiten geben dem Körper Ruhephasen, in denen Entzündungen abklingen können. Wenn du Lust auf Süßes – zum Beispiel die selbst gemachte Schokolade von *Seite 192* – hast, iss es am besten direkt nach einer Hauptmahlzeit, statt zwischendurch zu snacken. Entscheidend ist nicht nur das Wann, sondern auch das Was: Ein Apfel verursacht eine deutlich mildere Entzündungsreaktion, die schnell abklingt, während stark verarbeitete Lebensmittel den Körper länger und stärker belasten.

TALK WITH …

… DEINEM MIKROBIOM

»Hallo, wir sind dein Mikrobiom. Uns gibt es in Billionenzahl – winzig, unsichtbar und doch voller Einfluss. Jeden Tag sitzen wir mit dir am Tisch. Was du isst, ist auch unser Essen. Vielleicht denkst du, deine Essenslust sei nur dein eigener Geschmack. Aber wir sind es, die da mitreden. Bekommen wir regelmäßig Zucker oder Fertigprodukte, wachsen jene Bakterien von uns besonders stark, die genau danach verlangen. Sie schicken dir kleine Signale ins Gehirn und plötzlich ruft die Pizza lauter als der Salat.

Wir lieben Pflanzen – und Abwechslung!
Doch es geht auch anders. Gibst du uns abwechslungsreiche Pflanzenkost, gedeihen diejenigen Arten, die Ballaststoffe lieben. Sie verwandeln sie in Wunderstoffe, die dich satt und energiegeladen machen. Mit der Zeit wächst dein Verlangen nach genau diesen Lebensmitteln. Wir passen uns deinen Entscheidungen an.

Wir sind, was du isst
Du siehst, wir sind formbar. Du erziehst uns mit dem, was du Tag für Tag isst. Je mehr Vielfalt wir bekommen, desto stärker werden die Bakterien, die Balance und Gesundheit fördern. Und auch deine Haut profitiert: Sie wird ruhiger, widerstandsfähiger und strahlt von innen.
Wenn dich also der schnelle Impuls nach Zucker überfällt, horch einmal in dich hinein: Könnte es sein, dass es die Bakterien sind, die du auf Zucker und Fast Food trainiert hast? Mit jedem bewussten Griff zu echten Lebensmitteln schreibst du unsere Geschichte neu. Wir danken es dir mit Energie, Wohlgefühl und einer Haut, die zeigt, wie gut es uns miteinander geht.«

Sogar der Tagesrhythmus zählt: Darmbakterien sind fein auf Licht und Zeit abgestimmt. Späte Mahlzeiten, besonders nach 19 Uhr, bedeuten Stress, weil die Verdauung dann nicht mehr optimal arbeitet. Genau wie wir braucht das Mikrobiom Ruhephasen zur Regeneration. Du kannst es dir bildlich vorstellen: Abends setzen sich die Darmbakterien wie mit einer kleinen Schlafbrille zur Ruhe und möchten ungestört regenerieren. Wer spät isst, bringt das System aus dem Takt – mit Folgen für Verdauung, Immunsystem und letztlich auch die Haut.

INTAKTE DARMBARRIERE

Eine weitere Schlüsselrolle spielt die Darmbarriere. Sie ist die innere Schutzmauer, die bestimmt, welche Stoffe in den Blutkreislauf gelangen dürfen. Normalerweise gelangen Nährstoffe wie Vitamine, Mineralstoffe, Fette, Kohlenhydrate und Eiweiße gezielt hindurch, während Keime, Toxine oder andere Schadstoffe draußen bleiben. Wird diese Schutzfunktion zum Beispiel durch Stress und hochverarbeitete Nahrungsmittel geschwächt, verliert die Darmwand ihre Balance: Sie wird zu durchlässig, und unerwünschte Substanzen wie Bakterienbestandteile, Gifte oder Stoffwechselrückstände können unkontrolliert ins Innere des Körpers wandern. Das Immunsystem reagiert mit dauerhaften Entzündungsprozessen, die sich im gesamten Organismus bemerkbar machen. Auch die Haut bleibt davon nicht unberührt. Sie zeigt die Belastung häufig mit Irritationen, Unreinheiten oder Ekzemen. Dieses Phänomen wird auch als *leaky gut*, also »übermäßig durchlässiger Darm«, bezeichnet – ein Zustand, der Darmgesundheit und Hautbild erheblich beeinträchtigen kann.

ANTIENTZÜNDLICHE ERNÄHRUNG: FUTTER FÜR DIE DARMBAKTERIEN

Nach einem Blick auf das Immunsystem und die Darmbarriere ist es eigentlich selbstverständlich: Eine antientzündliche Ernährung gehört zu den wirksamsten Strategien für Darm- und Hautgesundheit. Sie basiert auf einer pflanzenbetonten Kost und genau hier spielen die Ballaststoffe eine Hauptrolle. Denn das Mikrobiom ist vollkommen auf das angewiesen, was wir ihm anbieten. Es kann sich nicht selbst versorgen, sondern braucht unsere Unterstützung. Seine Lieblingsspeise: Ballaststoffe, also »unscheinbare« Pflanzenfasern.

BALLASTSTOFFE: SUPERFOOD FÜR DEIN MIKROBIOM

Ballaststoffe, das klingt nach etwas Schwerem, das unverändert durch den Körper zieht. In Wahrheit sind sie feinstes Superfood für die Billionen Mikroben im Darm.

Jede Pflanzenfaser dient ihnen als Energiequelle. Je größer die Vielfalt in deinem Speiseplan, desto stabiler und widerstandsfähiger dein Mikrobiom. Das wirkt sich direkt aus: auf innere Balance, Vitalität und die Leuchtkraft deiner Haut. Warum? Weil Darmbakterien aus Ballaststoffen kurzkettige Fettsäuren (Short Chain Fatty Acids, SCFAs) herstellen: Butyrat, Acetat und Propionat. Diese wirken wie molekulare Multitalente. Butyrat versorgt die Darmbarriere, Acetat beeinflusst das Sättigungsgefühl, Propionat stabilisiert den Blutzuckerspiegel. Gemeinsam wirken sie entzündungshemmend, fördern das Immunsystem und schützen die Hautzellen vor oxidativem Stress. Man könnte somit sagen: SCFAs sind die Sprache, mit der die Darmbakterien mit deinem Körper kommunizieren – fein, unsichtbar und doch wirksam bis in die Haut hinein.

Offiziell gilt die Empfehlung, rund 30 Gramm Ballaststoffe pro Tag aufzunehmen – ein Ziel, das sich lohnt. Doch heute wissen wir: Neben der Menge zählt die Vielfalt der Quellen. Ballaststoffe aus einem verarbeiteten Snack wirken ganz anders als solche aus frischen, naturbelassenen Pflanzen. Denn jede Pflanzenart liefert unterschiedliche Faserstrukturen, die jeweils spezielle Darmbakterien fördern und damit die Diversität des Mikrobioms stärken. Genau diese Vielfalt der Bakterienarten ist ausschlaggebend für unsere Gesundheit. Die Diversität nimmt mit dem Alter ab und unsere moderne Ernährungsweise reduziert sie zusätzlich drastisch. Kommt also beides zusammen, Alter und einseitige Ernährung, schwächt das unser Mikrobiom deutlich. 30 Gramm täglich sind ein guter Anfang, doch wer seine Haut über den Darm langfristig unterstützen möchte, setzt auf Vielfalt – mehr Pflanzenarten, mehr Lebendigkeit auf dem Teller.

PRÄ-, PRO- UND POSTBIOTIKA

Wichtig ist dabei das Zusammenspiel von Prä-, Pro- und Postbiotika. Präbiotika sind Ballaststoffe, die du selbst nicht verdauen kannst, deine Darmbakterien aber lieben. Sie stecken in Zwiebeln, Knoblauch, Lauch, Spargel oder Topinambur. Probiotika sind lebende Mikroorganismen, die du über fermentierte Lebensmittel wie Joghurt, Kefir, Kimchi oder Sauerkraut aufnimmst. Wenn dein Darm ein gutes Milieu bietet, können sie sich ansiedeln und mitwirken. Kommen Ballaststoffe in den Darm, werden sie von diesen Mikroorganismen fermentiert. Dabei entstehen sogenannte Postbiotika – wertvolle Stoffwechselprodukte wie die SCFAs, die wir eben kennengelernt haben. So schaffen präbiotische Fasern und probiotische Lebensmittel gemeinsam die perfekte Basis für die Entstehung von Postbiotika. Dein Mikrobiom produziert sie für dich, Tag für Tag, wenn es ausreichend Ballaststoffe als Futter bekommt. Das Ergebnis spürst du in deinem Energielevel und du siehst es auch im Spiegel: reinere Haut, weniger Irritationen, mehr Leuchtkraft.

VERDAUUNGSFÖRDERNDE BITTERSTOFFE

Zu den stillen Heldinnen der Ernährung zählen auch die Bitterstoffe. Über Jahrzehnte sind sie aus vielen Lebensmitteln herausgezüchtet worden, weil der süße Geschmack bevorzugt wird. Doch Bitterstoffe leisten Erstaunliches: Sie kurbeln die Verdauung an, fördern die Leberfunktion, verbessern die Aufnahme von Nährstoffen und helfen, Appetit sowie Sättigung besser zu regulieren. Auch die Haut besitzt eigene Rezeptoren dafür.
Es lohnt sich, in Bioprodukte zu investieren. Hier ist die Chance größer, dass die Bitterstoffe noch in ihrer ursprünglichen Intensität vorhanden sind. Typische Quellen sind Endivien, Artischocken, Grapefruit oder verschiedene Wildkräuter. Sie bringen nicht nur wertvolle Bitterstoffe zurück auf den Teller, sondern auch eine aromatische Vielfalt, die deine Mahlzeiten bereichert und deinem Körper wie deiner Haut gleichermaßen guttut.

Die Haut is(s)t gesund: Nahrung, die dich strahlen lässt

Wenn wir an Ernährung für die Haut denken, kommen uns meist Vitamine und Mineralstoffe in den Sinn: Vitamin C stärkt die Kollagenbildung, Vitamin E schützt die Zellen vor freien Radikalen, Vitamin A unterstützt Zellerneuerung und Wundheilung, und Zink wirkt entzündungshemmend sowie regulierend auf die Talgproduktion.

Doch Pflanzen sind weit mehr als Lieferanten dieser bekannten Nährstoffe. Sie tragen ein unsichtbares Netzwerk aus bioaktiven Substanzen in sich, das wir lange unterschätzt haben: die sekundären Pflanzenstoffe. Über Jahrmillionen haben die Pflanzen sie gebildet, um sich vor Sonne, Schädlingen und Krankheiten zu schützen, und genau diese Strategien geben sie an uns weiter. Ihre molekulare Intelligenz wirkt in unserem Körper wie ein zusätzlicher Schutzschirm, der unsere Zellen resilienter macht. Das Ergebnis zeigt sich direkt an der Haut – jenem Organ, das sofort auf Umwelteinflüsse reagiert und unsere innere Balance spiegelt.

MIT PFLANZENKOST GEGEN HAUTALTERUNG

Studien belegen, dass Menschen, die viele Lebensmittel mit hoher antioxidativer Kapazität essen – also viel Obst, Gemüse, Kräuter und Gewürze –, nach Jahren deutlich weniger Zeichen lichtbedingter Hautalterung zeigen. In einer Untersuchung mit Erwachsenen über 45 Jahren zeigte sich, dass eine pflanzenreiche Ernährung die Faltenbildung durch UV-Strahlen um etwa 10 Prozent reduzierte. 10 Prozent, das klingt nicht nach viel, erzeugt aber über die Lebensspanne einen sichtbaren Well-Aging-Effekt.

SEKUNDÄRE PFLANZENSTOFFE

Sekundäre Pflanzenstoffe sind zwar nicht essenziell im klassischen Sinn wie Vitamine, doch sie sind für unsere Haut so etwas wie Verbündete: Sie stabilisieren die Darmbarriere, lindern oxidativen Stress und reduzieren stille Entzündungen, die sonst fahle Haut, Unreinheiten oder vorzeitige Alterung begünstigen. Ihre Vielfalt ist enorm. Es gibt rund 5000 bis 10 000 bekannte Vertreter und ihre Bandbreite zeigt sich in den Farben unserer Lebensmittel. Rot, Orange, Grün, Blau

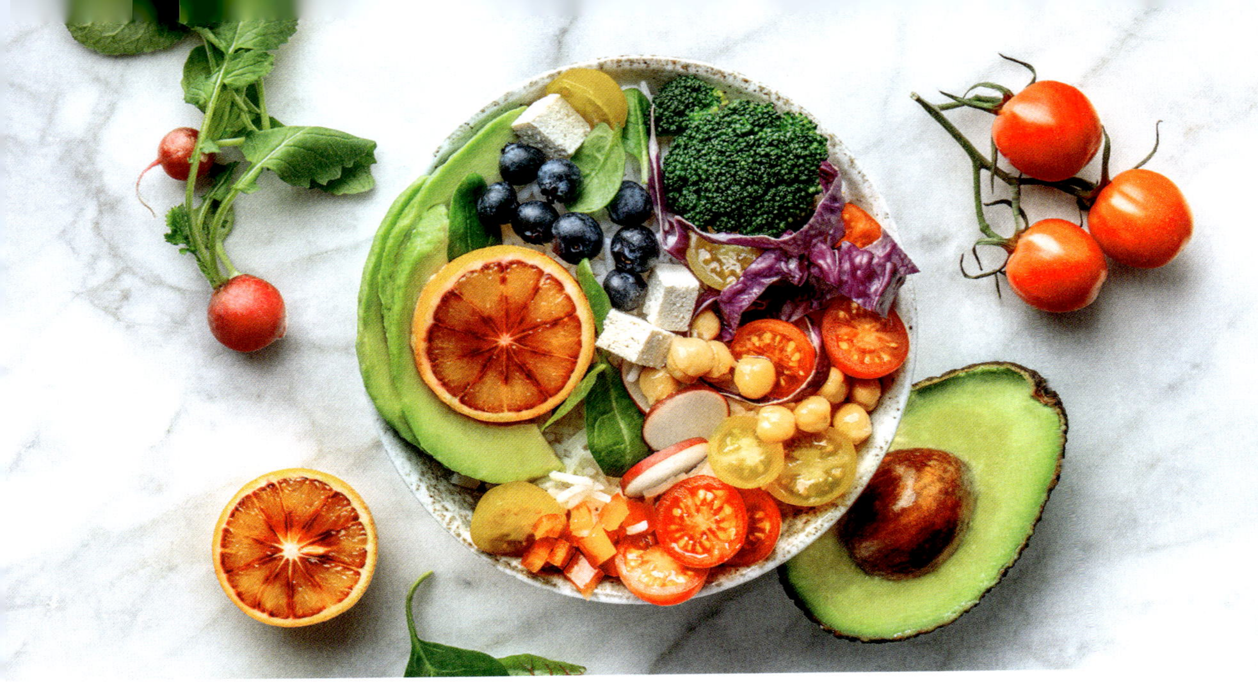

Buntes Obst und Gemüse ist eine Augenweide und die Farben stehen für viele sekundäre Pflanzenstoffe.

oder Weiß sind ein Ausdruck hoch spezialisierter Schutzsysteme, die auch in uns wirken, wenn wir sie regelmäßig verzehren. Oder einfach: Eat the Rainbow – je bunter dein Teller, desto strahlender deine Haut.

MÖGLICHST NATURBELASSEN

Wichtig für eine hautgesunde Ernährung ist dabei nicht nur, welche Nährstoffe wir aufnehmen, sondern in welcher Form sie in unseren Körper gelangen. Natürliche Lebensmittel sind mehr als die Summe ihrer Teile. In einem Salatblatt oder einer Beere ist alles in einer feinen Architektur eingebettet: Vitamine, Mineralstoffe, Ballaststoffe, sekundäre Pflanzenstoffe. Diese Architektur nennt man Lebensmittelmatrix. Sie sorgt dafür, dass die Nährstoffe den gesamten Verdauungstrakt Schritt für Schritt durchlaufen und bis in den Dickdarm gelangen. Dort entstehen durch die Mikroorganismen die wertvollen Stoffwechselprodukte wie die SCFAs. Isolierten Nährstoffen oder hochverarbeiteten Produkten fehlt diese Matrix. Sie werden von Emulgatoren künstlich zusammengehalten und der Körper kennt diese Struktur nicht. Dadurch durchlaufen sie nicht den gesunden Verdauungsprozess, sondern werden schnell und anders verstoffwechselt – im Dickdarm kommt dann kaum etwas an. Vollwertige Lebensmittel dagegen sind von Natur aus auf unseren Körper abgestimmt: In jedem Verdauungsschritt wird etwas verstoffwechselt, das in den nächsten Schritt

übergeht. Ein natürlicher Pfad, der unsere Gesundheit stärkt. Isolierte Nährstoffe kann man dagegen wie einsame Moleküle betrachten – ohne Partner, ohne Austausch, ohne die Synergie, die in echter Nahrung entsteht.
Deshalb gilt: Der Wirkstoff im Brokkoli ist der Brokkoli. Kapseln, Pulver und isolierte Vitamine können diesen Effekt nicht ersetzen. Im Gegenteil, hochdosierte Nahrungsergänzungen erzeugen oft sogenannte Nährstoffspitzen: plötzliche Fluten, die den Körper belasten, statt ihn sanft und kontinuierlich zu nähren. Echte Lebensmittel geben ihre Inhaltsstoffe im natürlichen Takt frei, ganz wie es unser Organismus kennt und braucht.

REGIONAL UND SAISONAL IST OPTIMAL

Häufig hört man, unser Obst und Gemüse sei heute weniger nährstoffreich, weil die Böden ausgelaugt seien. Moderne Landwirtschaft achtet auf standortgerechte Düngung und auf ausgelaugten Böden wären die heutigen Erträge so nicht möglich. Unterschiede entstehen vielmehr durch Faktoren wie Transport, Lagerung, Klima und Erntezeitpunkt. Wer regional und saisonal einkauft, profitiert von reifen Früchten, kurzen Wegen und frischen Aromen und reduziert Nährstoffverluste. Ein tatsächlicher Rückgang zeigt sich eher bei bestimmten sekundären Pflanzenstoffen in Hochleistungssorten. Und geologisch bedingt sind unsere Böden seit jeher arm an Jod und Selen. Dies ist keineswegs ein modernes Problem, sondern eine natürliche Konstante.
Das eigentliche Risiko für Nährstoffmängel liegt nicht in den Lebensmitteln selbst, sondern in unserer Lebensweise: zu viel Einseitigkeit, zu viel Verarbeitetes, zu wenig Pflanzenvielfalt. Eine hautgesunde Ernährung ist deshalb immer auch eine darmgesunde Ernährung – abwechslungsreich, bunt und nah an der Natur.
Wenn wir regionale Biolebensmittel wählen, nähren wir nicht nur uns selbst, sondern auch die Böden, auf denen sie wachsen. Das ist Ernährungskarma: ein Kreislauf, der zurückgibt, was er empfängt, und dessen Wirkung weit über das hinausgeht, was man in Zahlen messen kann – sichtbar, spürbar und strahlend bis in die Haut.

MODERNE ERNÄHRUNG LÄSST DIE HAUT ALT AUSSEHEN

Zucker ist allgegenwärtig. Das Problem ist nicht nur die Menge, sondern auch die Wirkung: Trifft überschüssiger Zucker im Blut auf Eiweiße, entstehen sogenannte Advanced Glycation End Products oder AGEs (fortgeschrittene Verzuckerungsendprodukte), die deine elastischen Fasern verhärten und unflexibel machen. Das Ergebnis: Die Haut verliert Spannkraft, wirkt fahl und bildet schneller Falten. Man spricht in diesem Zusammenhang auch von einer Art »innerer Karamellisierung«. Natürlich ist Alterung Teil des Lebens, aber Zucker beschleunigt den Prozess deutlich und die Haut zeigt es uns.

SCHLECHT FÜR MIKROBIOM, IMMUNSYSTEM UND HAUT

Doch Zucker ist nur die halbe Geschichte. Hochverarbeitete Lebensmittel verstärken den Effekt: Sie enthalten nicht nur versteckten Zucker, sondern sind häufig stark erhitzt, wodurch in ihnen schon AGEs entstehen. Diese »vorgefertigten« AGEs wirken genauso wie die im Körper entstehenden und beeinflussen Darm, Immunsystem und Haut. Forschungen zeigen: Unter ihrem Einfluss produzieren Darmbakterien weniger kurzkettige Fettsäuren, also jene Schutzstoffe, die Entzündungen bremsen und die Darmbarriere stabil halten. Stattdessen werden Prozesse aktiviert, die die Schleimhaut schädigen, stille Entzündungen fördern und die Balance des Mikrobioms stören. Die Folge davon sind Verdauungsprobleme, ein überreiztes Immunsystem und eine Haut, die früher altert, unruhig und gereizt wirkt.

FAST FOOD VERÄNDERT DIE WAHRNEHMUNG

Besonders heimtückisch ist die veränderte Sinneswahrnehmung. Fast Food wie Burger, Wurstwaren oder Fertigsoßen, dem die natürliche Lebensmittelmatrix fehlt, lässt sich schnell und ohne viel Kauen verschlingen. Man schluckt große Mengen und der Körper gewöhnt sich an diese schnelle Belohnung. Komplexe unverarbeitete Lebensmittel dagegen besitzen eine natürliche Matrix aus Fasern, Wasser, Vitaminen und Pflanzenstoffen. Sie fordern mehr Kauarbeit, durchlaufen die Verdauung langsamer und sorgen für eine nachhaltige Sättigung. Fehlt diese Matrix, verliert der Körper nicht nur wertvolle Stoffe, sondern auch das Gefühl für echte Sättigung. So entsteht ein Kreislauf: Fast Food schwächt die Verdauung und den Darm und macht anfälliger für die nächste Fertigmahlzeit.

ERNÄHRUNG FÜR DEINEN NEUROGLOW

Die gute Nachricht ist: Du kannst diese Prozesse umkehren. Reduziere hochverarbeitete Produkte, achte bewusst auf Zucker und setze auf natürliche, unverarbeitete Lebensmittel. Schaffe einen klaren Mahlzeitenrhythmus, plane Hauptmahlzeiten bewusst ein und aktiviere deinen Vagusnerv, um die Verdauungsprozesse optimal vorzubereiten.
So stärkst du Darm, Mikrobiom und Verdauung – und alles, was deinem Darm guttut, wird zu deinem Neuroglow: einer Haut, die strahlt, elastisch bleibt und von innen heraus gesund aussieht.

Hydration ist mehr als H_2O

Cremes und Seren spenden Feuchtigkeit von außen, doch entscheidend ist, wie deine Haut von innen genährt wird. Hier spielt auch die Versorgung mit Flüssigkeit eine wichtige Rolle.

Jede einzelne deiner Zellen ist in Flüssigkeit eingebettet, die sogenannte extrazelluläre Matrix (ECM). Man kann sie sich wie ein Bad vorstellen, in dem die Zellen schwimmen. Sie versorgt sie mit Nährstoffen und transportiert Abfallstoffe ab. Solange dieses innere Milieu reichlich Flüssigkeit enthält, bleibt die Haut prall, elastisch und strahlend.
Doch mit zunehmendem Alter sinkt der Wasseranteil im Körper: Während Babys zu rund 80 Prozent aus Wasser bestehen, sind es im Erwachsenenalter oft nur noch 50 bis 60 Prozent. Die Folge: Die Haut wirkt trockener, verliert an Spannkraft und Elastizität. Auch die Faszien brauchen die Flüssigkeit der ECM, um gleitfähig zu bleiben. Ohne genügend Wasser verhärten sie und das zeigt sich im Hautbild *(siehe Seite 133)*.

Wasser und Bewegung

Also einfach mehr trinken? Aber so simpel ist es nicht. Wasser kann ungenutzt durch den Körper laufen, wenn das Gewebe es nicht aufnehmen kann. Faszien nehmen Flüssigkeit besser auf, wenn sie regelmäßig bewegt, gedehnt und trainiert werden. Erst dann gelangt frisches Wasser dorthin, wo es gebraucht wird.

Dein Flüssigkeitskonto

Für dein Flüssigkeitskonto zählt nicht nur dein Glas stilles Wasser. Pflanzen sind selbst kleine Wasserspeicher und ihr Gewebe besitzt die gleiche extrazelluläre Matrix wie unsere eigenen Zellen. Wenn du Obst und Gemüse isst, nimmst du Wasser in einer Form auf, die dein Körper wiedererkennt – gebunden an wertvolle Nährstoffe, Antioxidantien, Ballaststoffe und sekundäre Pflanzenstoffe. Diese Kombination macht pflanzliche Flüssigkeit zu einer Quelle, die dein Gewebe nachhaltig versorgt. Wer viel Fast Food und wenig Pflanzenkost isst, braucht umso mehr Wasser.
Als Empfehlung gilt, pro Tag etwa 0,03 Liter Wasser pro Kilogramm Körpergewicht zu trinken. Doch du musst nicht ständig rechnen, ein einfacher Indikator ist dein Urin: Dunkelgelb bedeutet zu wenig Flüssigkeit, hellgelb bis klar zeigt, du bist gut versorgt.

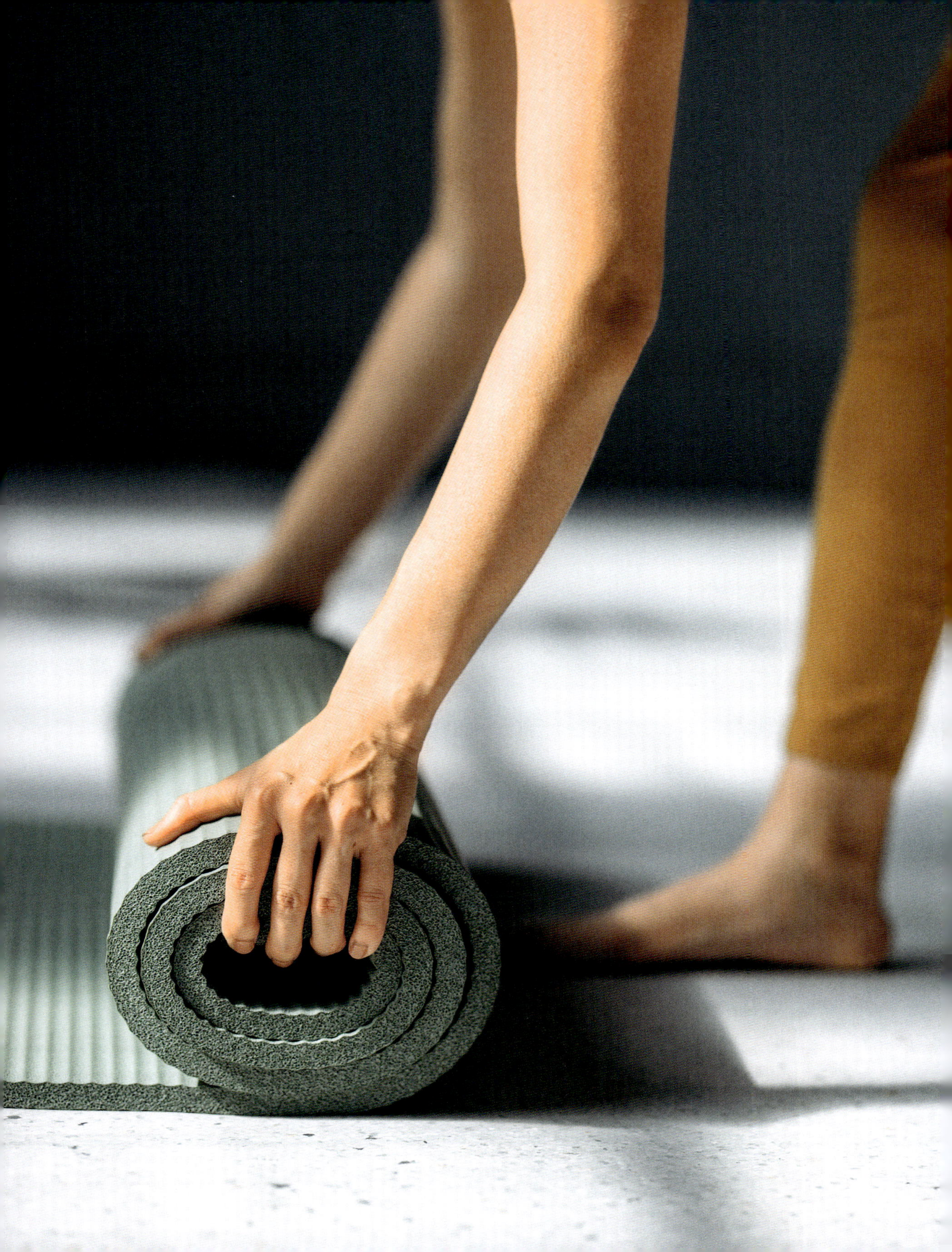

28 days of glow

FEEL-YOUR-SKIN-JOURNAL

Wie du dir mit Pflegeritualen, Yoga-Moves, Atemübungen, Mudras, Meditationen und natürlich köstlichen Rezepten deinen Glow zurückholst.

Go for Glow: Programmübersicht

Die nächsten 28 Tage sind für dich, deine Haut, dein Wohlgefühl. Sie sind eine Einladung, zu erforschen, was möglich wird, wenn du deiner Haut, deinem Körper und deinem Inneren achtsam Raum gibst. Du kannst deine Wochen frei gestalten: Wähle Elemente, die zum Tag passen. Mal ist Zeit für Yoga, mal profitierst du von einer Atemübung – ganz ohne Druck!

WOCHE 1 – FEEL SAFE

Morgenritual: Safety first	**Mittagsritual: Midday-Reset**	**Abendritual: Evening-Harmony**
Neuroglow-Ritual: Emotionen aktivieren (S. 166)	Honeybee-Breath (S. 172)	Seven-Touchpoints-Meditation (S. 174)
Yoga für Stabilität (S. 167)	Prana Mudra (S. 173)	Crunchy-Veggie-Chips (S. 176)
Safe-and-strong-Skin-Müsli (S. 170)		Neuroglow-Ritual: Emotionen beruhigen (S. 178)
Bonus: Face Yoga (S. 179)		

WOCHE 2 – FEEL SENSUAL

Morgenritual: Morning-Delight	**Mittagsritual: Midday-Flow**	**Abendritual: Evening-Glow**
Neuroglow-Ritual: Reinigung (S. 183)	Calm-Tea-Breath (S. 187)	Shower-Awareness-Meditation (S. 191)
Yoga für das Lymphsystem (S. 184)	Sensual-Glow-Bowl (S. 188)	Feel-smooth-Chocolate (S. 192)
	Apana Mudra (S. 190)	Neuroglow-Ritual: Nach der Arbeit (S. 194) Neuroglow-Ritual: Sinnlichkeit (S. 195)
Bonus: Lymphmassage (S. 196)		

WOCHE 3 – FEEL SELF-LOVE

Morgenritual: Morning-Tune	Mittagsritual: Midday-Harmony	Abendritual: Evening-Love
Neuroglow-Ritual: Self-Care-Facial (S. 199)	Moon-Glow-Breath (S. 203)	Heart-Expansion-Meditation (S. 207)
Yoga für die Faszien (S. 200)	Green-Heart-Salad (S. 204)	Spicy-Nut-Mix (S. 208)
	Hridaya Mudra (S. 206)	Neuroglow-Ritual: Schönheitsschlaf (S. 210)
Bonus: Faszienmassage (S. 211)		

WOCHE 4 – FEEL BEAUTIFUL

Morgenritual: Inner Radiance	Mittagsritual: Midday-Glow	Abendritual: Evening-Grace
Neuroglow-Ritual: Strahlkraft (S. 213)	Golden-Skin-Breath (S. 217)	Soft-View-Meditation (S. 221)
Yoga für die Ausstrahlung (S. 214)	NO-red-Soup (S. 218)	Matcha-Hydration-Pralinen (S. 222)
	Prithivi Mudra (S. 220)	Neuroglow-Ritual: Struktur erneuern (S. 224)
Bonus: Make-up-Hacks (S. 225)		

Feel safe: Ankommen in deiner Haut

Du beginnst deine erste Woche mit dem Thema Sicherheit. Vielleicht fragst du dich: Warum gerade Sicherheit? Weil du dich nur dann wirklich öffnen, strahlen und loslassen kannst, wenn du dich sicher in deinem Körper fühlst – getragen, verbunden, geerdet. Sicherheit ist die stille Grundlage von Vertrauen. Sie ist das Gefühl, in dir selbst zu Hause zu sein.

Diese Woche ist eine Einladung, dieses Empfinden bewusst zu pflegen; einen Raum zu schaffen, der dich stärkt, innen wie außen. Beginne dort, wo du in jeden Tag startest: in deinem Badezimmer. Mache es zu deiner Wohlfühloase *(siehe Seite 88)* und zu einem Ort, an dem du dich gern aufhältst. Räume weg, was du nicht mehr brauchst. Schaffe Klarheit, Ordnung, Licht. Klarer Raum, klarer Start – für Ruhe, die in dir nachklingt.
In diesen Tagen darfst du auch eine neue Wahrnehmung entwickeln: dein Hautgefühl. So wie du dein Bauchgefühl kennst, das dich leitet, wenn Worte fehlen, kannst du lernen, die Sprache deiner Haut zu verstehen. Wann fühlt sie sich wohl? Wann braucht sie Schutz, Zuwendung, Berührung? Dieses feine Spüren ist keine Einbildung. Es ist deine innere Intelligenz, die sich über den Körper ausdrückt – dein Kompass, der dich wieder zu dir führt.
Mit jeder Bewegung, jedem Atemzug, jeder achtsamen Berührung nimmst du dich ein Stück mehr wahr. Du lernst zu hören, was dir guttut, und beginnst, darauf zu vertrauen. Aus dieser Verbindung entsteht Sicherheit durch Vertrauen in dich selbst.
Je mehr du dich selbst spürst, desto sicherer wirst du dich mit der Zeit auch fühlen – in deiner Haut, in deinem Leben: **Feel safe!**

SINNVOLLE HAUTPFLEGE

Hype	Hope
Zu viele Produkte gleichzeitig	Weniger ist mehr, die Haut liebt Klarheit
Tägliches Peeling und ständige Wechsel	Konstanz bringt Balance
»Wundermittel« mit Soforteffekt	Geduld und Pflege, der Zellzyklus braucht ca. 28 Tage

FINDE SICHERHEIT IN DEINER HAUTPFLEGE

Nicht alles, was glänzt, ist Gold und nicht jeder Hype hilft deiner Haut. Sicherheit entsteht, wenn du weißt, was deine Haut wirklich braucht.

DIE DREI SÄULEN DEINER HAUTGESUNDHEIT

- **Milde Reinigung (pH ~5,5):** Wasche den Tag ab, nicht deine Hautbarriere! Wähle einen Cleanser ohne Seife, angepasst an deinen Hauttyp: sanft schäumend für die ölige, cremig oder milchig für die trockene und/oder sensible Haut. Eine milde Reinigung entfernt Schmutz, Schweiß, Talg und Make-up, ohne zu reizen.
- **Pflege/Moisturizer:** Feuchtigkeit ist die Sprache gesunder Haut. Nach der Reinigung folgt eine Creme oder Emulsion, die zu deinem aktuellen Hautzustand passt. Das Ziel der Pflege ist es, die Hautbarriere zu stärken, Feuchtigkeit zu speichern, Reizungen zu vermeiden. Bonus: Achte auf Texturen, die sich gut anfühlen, denn dein Nervensystem »liest« mit.
- **Sonnenschutz (SPF):** Ein Lichtschutzfaktor ist dein täglicher Schutz vor Zeit und Strahlung. Trage jeden Morgen mindestens SPF 30 auf, um Hautalterung, Hautkrebs und Pigmentflecken vorzubeugen.

DU WILLST MEHR?

- **Toner** bereitet die Haut auf Wirkstoffe vor – kein Muss.
- **Serum** enthält gezielte Wirkstoffe wie Timutpfeffer, Vitamin C (Glow), Niacinamid (Balance), *Pistacia lentiscus* (Regeneration).
- **Peeling** 1- bis 2-mal pro Woche sorgt für eine glattere Hautstruktur.

DIE NEUROGLOW-PRINZIPIEN

- **Kenne deine Haut:** Beobachte sie, ohne zu bewerten.
- **Pflege mit Gefühl:** Berührung, Wärme und Duft aktivieren dein Wohlbefinden.
- **Bleibe konstant:** Deine Haut braucht etwa 28 Tage, um auf Änderungen zu reagieren.
- **Hol dir Rat:** Denn Wissen ist der neue Luxus.
- »Ich nehme wahr, ich urteile nicht.«

Morgenritual: Safety First

Bevor der Tag beginnt, schenke dir diesen Moment. Bewusste Bewegungen, Wasser, Nahrung. Es sind kleine Schritte, die deinem Körper das Gefühl geben: Ich bin versorgt. Ich bin hier.

NEUROGLOW-RITUAL: Emotionen aktivieren

Fühlen • Erwachen • Strahlen

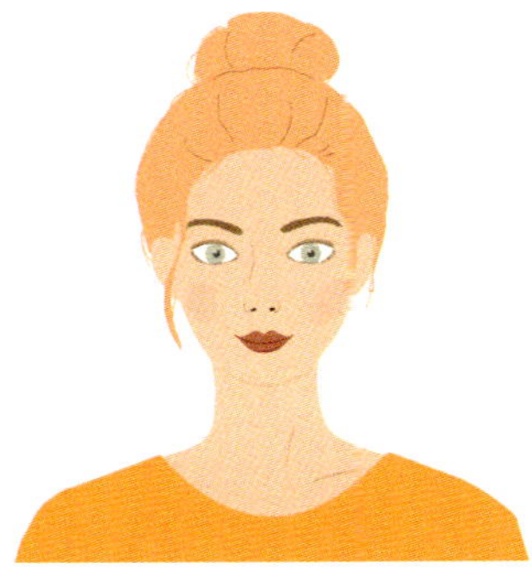

1. Wahrnehmen: Bevor du in den Tag startest, halte kurz inne. Wie fühlt sich dein Inneres an? Leicht, still, gespannt, offen? Nimm diese Empfindung wahr, ohne sie zu benennen.

2. Verbinden: Wasche dein Gesicht mit lauwarmem Wasser. Spüre, wie Wärme und Berührung dich mit dir selbst verbinden. Haut und Nervensystem beginnen den Tag gemeinsam.

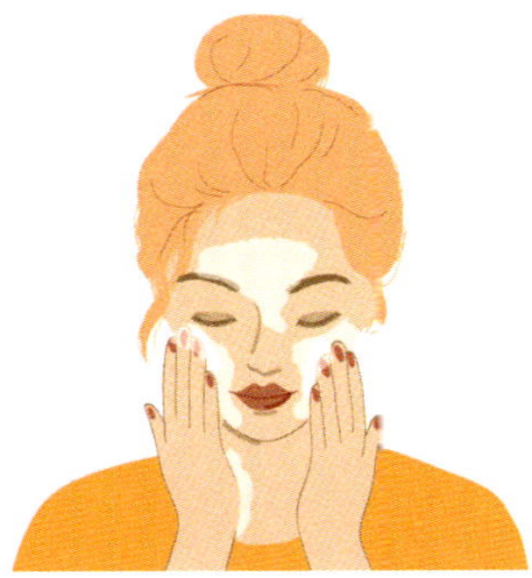

3. Pflegen: Trage deine Tagespflege auf und atme den Duft tief ein. Lass jeden Handgriff bewusst werden. Wie du deine Haut berührst, beeinflusst, wie du dich fühlst. Spüre, wie sich Ruhe und Energie gleichzeitig ausbreiten.

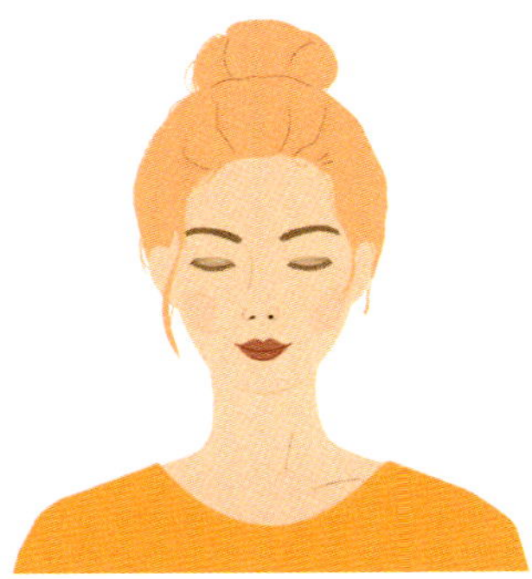

4. Aktivieren: Lächle dich kurz im Spiegel an. Dieses einfache Signal löst in deinem Gehirn Botenstoffe wie Dopamin und Oxytocin aus und so beginnt dein innerer Glow zu leuchten.

»Meine Haut atmet, mein Geist erwacht, meine Energie fließt.«

Yoga für Stabilität

Dein Körper liebt Bewegung. Sie schenkt Energie, innere Souveränität und natürliche Ausstrahlung. Wenn du dich kräftigst, dehnst und streckst, sendet dein Körper die Botschaft an dein Nervensystem: Alles ist gut. Deine Haut spürt das, denn alle Zellen hören mit. Jede dieser Übungen ist eine Einladung: atmen, lächeln, spüren. Wenn du magst, beginne gleich jetzt.

Der Holzhacker

1. Stell deine Füße hüftbreit auf. Verschränke die Hände über dem Kopf, als würdest du eine Axt halten.
2. Atme tief ein, öffne den Brustkorb und schwinge mit der Ausatmung die imaginäre Axt dynamisch zwischen deinen Beinen hindurch. Lass ein lautes „Ha!" ertönen.
3. Wiederhole die Bewegung 10-mal.
4. Spüre, wie der Stress aus dir herausfließt – kraftvoll, befreiend, erleichternd.

»Ich lasse los, was mich beschwert.«

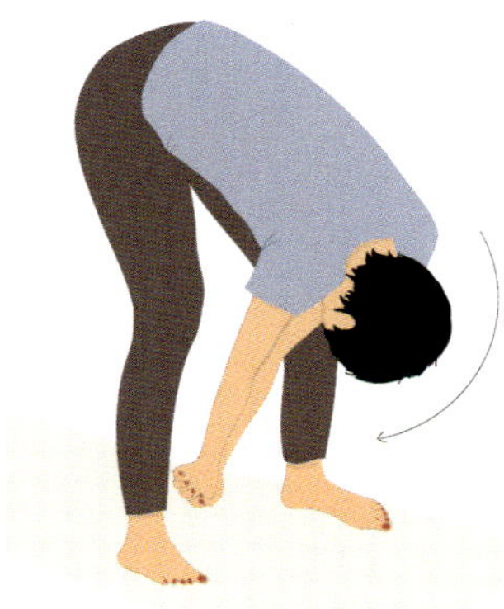

Die Kriegerin I

1. Komme in einen tiefen Ausfallschritt, rechter Fuß vorn.
2. Kippe dein Becken, sodass es aufrecht wird. Du dehnst den großen Lendenmuskel, in dem Stress und Müdigkeit sitzen.
3. Strecke die Arme nach oben zu einem kraftvollen V, öffne den Brustkorb und schenke dir ein entspanntes Lächeln.
4. Bleibe 5 kraftvolle Atemzüge in der Haltung, wechsle die Seite.

»Ich stehe stark und lächle ins Leben.«

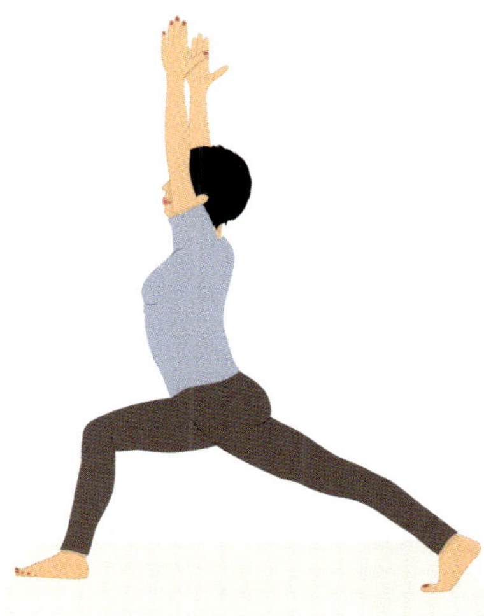

Herabschauender und heraufschauender Hund

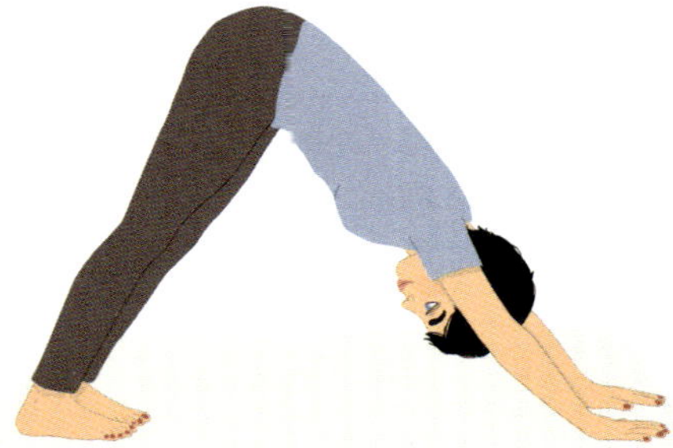

1. Starte im Kniestand, setze Hände und Füße auf, strecke die Beine und komme in den herabschauenden Hund – wie ein umgedrehtes V. Atme tief aus, dehne die Rückseite deines Körpers.
2. Rolle mit der Einatmung nach vorn in den heraufschauenden Hund: Schultern über die Handgelenke, Brust geöffnet, Blick nach vorn.
3. Wechsle fließend zwischen beiden Positionen im Rhythmus deines Atems – aus, ein, aus, ein.
4. 5- bis 10-mal wiederholen.

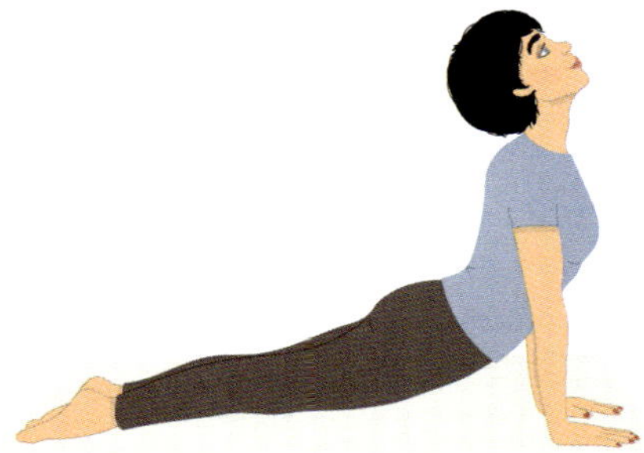

»Mit jedem Atemzug finde ich Balance.«

Die tiefe Hocke

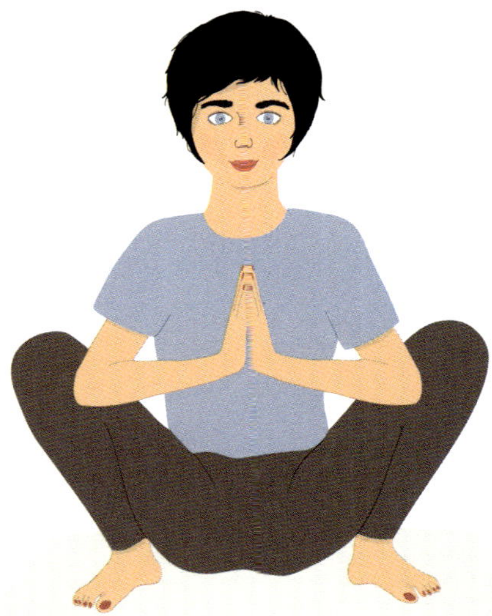

1. Komme in eine tiefe Hocke, die Fersen sollten dabei am Boden bleiben. Falls nicht, kannst du zwei Bücher darunterlegen.
2. Bringe die Hände vor dem Herzen zusammen, die Ellenbogen sanft an die Innenseiten der Knie.
3. Atme ruhig, lass den unteren Rücken weich werden. Baue diese Übung am besten täglich ein. Sie erdet dich und schenkt sofort Entlastung.
4. Bleibe in der Haltung, solange es dir angenehm ist.

»Ich bin geerdet und frei.«

Vorbeuge mit Kissen

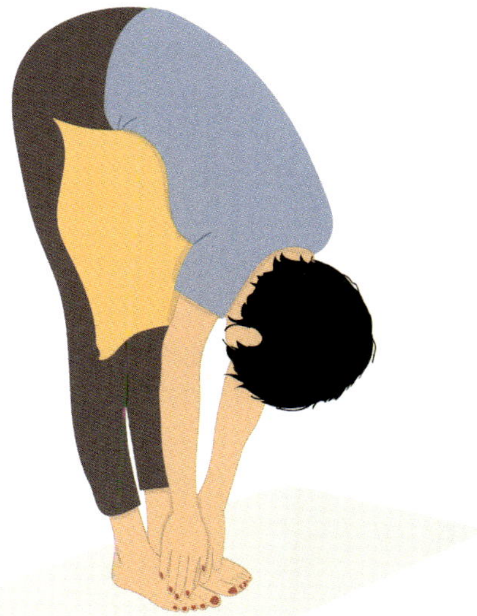

1. Nimm dir ein dickes Kissen, stell dich mit gestreckten Beinen hin, lege das Kissen auf den Bauch oder die Oberschenkel und lege den Oberkörper sanft auf das Kissen. Der Rücken darf rund sein, der Kopf hängt entspannt, die Arme ebenso.
2. Halte die Beine gestreckt und aktiv. So stimulierst du Rezeptoren im Bindegewebe an der Knierückseite, die deinen Parasympathikus aktivieren. Dein Nervensystem beruhigt sich, dein Körper findet in die Regeneration.
3. Roll dich nach 5 entspannten Atemzügen mit rundem Rücken auf.

»Ich sinke ein in Ruhe und Vertrauen.«

KÄLTE-BOOST

Nach der Bewegung: kaltes Wasser. Beginne sanft, es muss keine intensive Eisdusche sein. Dusche kurz Beine und Arme ab oder stell dich ganz unter den kalten Strahl, wenn du magst. Wenn du gar keine Zeit hast, dann halte wenigstens deine Handgelenke für einige Sekunden unter kaltes Wasser.
Der Kältereiz aktiviert deinen Vagusnerv. Er signalisiert deinem Körper: Gefahr vorbei, du bist sicher. Dazu stärkt die Kälte die Durchblutung, aktiviert deine Hautfunktionen und schenkt dir Wachheit von innen heraus. Das Ergebnis: ein klarer Kopf, rosige Wangen, präsente Energie.

Safe-and-strong-Skin-Müsli

EIN FRÜHSTÜCK, DAS DICH NÄHRT – VON INNEN HERAUS

Für 1 Person
15 Min. Zubereitung
12 Std. Quellen

- **2 EL Lupinenflocken**
- **3 EL kernige Haferflocken**
- **1 TL geschroteter Leinsamen**
- **1 Prise gemahlene Bourbonvanille**
- **80 ml Pflanzendrink**
- **3 Mandeln**
- **1 kleiner Apfel (ersatzweise 3 Pflaumen, 1 Handvoll Beeren oder 2 Aprikosen)**
- **100 g Joghurt**
- **1 TL getrocknete Cranberrys**
- **1 Bio-Zitrone**
- **2 kleine Blätter Basilikum**
- **Honig nach Belieben**

1. Am Vorabend Lupinenflocken, Haferflocken, Leinsamen, Vanille, Pflanzendrink und 50 ml Wasser in einer Schüssel verrühren. Zudeckt über Nacht im Kühlschrank quellen lassen.

2. Am nächsten Morgen die Mandeln grob hacken. Den Apfel (ersatzweise das andere Obst) in mundgerechte Stücke schneiden. Mit Joghurt, Cranberrys und gehackten Mandeln in das Müsli rühren.

3. Etwas von der Zitronenschale auf das Müsli reiben und das Müsli mit Basilikumblättern garnieren. (Wenn du sie in deinen Händen etwas reibst, verströmen sie einen schönen Duft). Nach Belieben mit etwas Honig beträufeln.

NECTAR FOR SKIN

Die Süßlupine – reich an Eiweiß, essenziellen Aminosäuren und sekundären Pflanzenstoffen – schenkt deiner Haut Bausteine für Festigkeit und Schutz. Ihre Peptide schützen vor freien Radikalen und unterstützen die Kollagenbildung, die für Elastizität und Festigkeit sorgt.

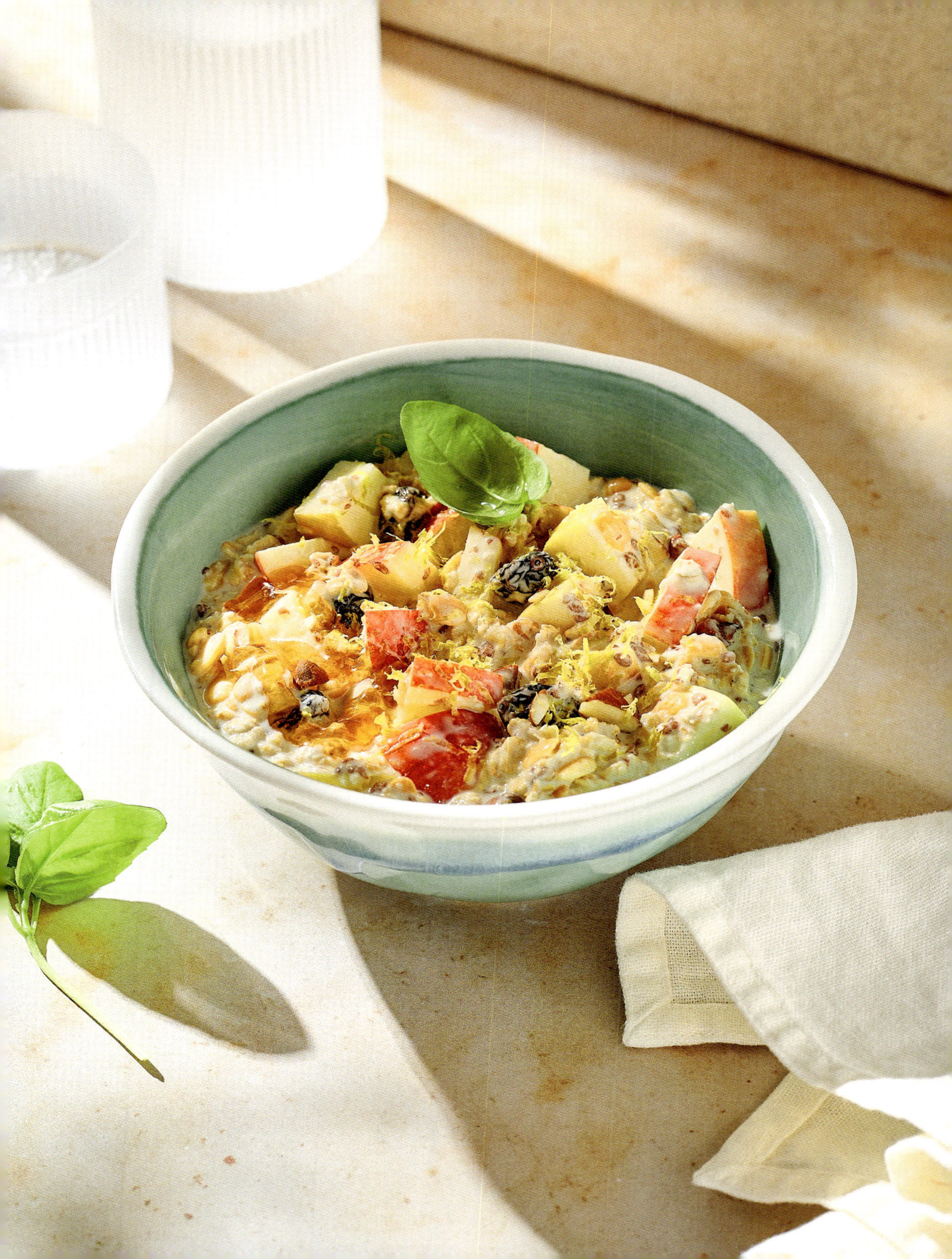

Mittagsritual: Midday-Reset

Die Mittagszeit ist der Moment, in dem unser System gern kippt: Die Energie sinkt, Gedanken rauschen, der Körper braucht eine Pause. Mit bewusster Atmung und achtsamer Berührung kannst du dich in wenigen Minuten zentrieren. Das ist der Zauber dieser kurzen Routine: Sie holt dich aus dem »Tun« zurück ins »Sein«.

Honeybee-Breath

Der Honeybee-Breath ist eine wohltuende Atemübung gegen innere Unruhe. Das sanfte Summen beruhigt dein Nervensystem, entspannt Gesicht und Augenmuskeln und bringt dich in einen friedlichen Rhythmus. Gleichzeitig fördert das Summen beim Ausatmen die Bildung von Stickstoffmonoxid – einem Botenstoff, der Gefäße erweitert, Energie mobilisiert und die Hautdurchblutung verbessert *(siehe Seite 123)*. Es ist, als würdest du dir mit Klang und Atem eine innere Massage für Kopf, Herz und Haut schenken

1. Setze dich aufrecht hin. Lege die kleinen Finger sanft auf die Unterlippe, die Ringfinger auf die Oberlippe, die Mittelfinger auf die Nasenflügel, die Zeigefinger auf die geschlossenen Augen und die Daumen auf die Ohreneingänge. Du verschließt die »sieben Pforten« ohne Druck.
2. Atme ruhig durch die Nase ein und summe beim Ausatmen gleichmäßig wie eine Biene. Die feinen Vibrationen breiten sich in Kopf, Nacken und Brustraum aus, überlagern deine Gedanken und aktivieren deinen Vagusnerv.
3. Summe 5 bis 10 Atemzüge lang. Lege die Hände auf die Oberschenkel und spüre mit geschlossenen Augen nach. Ist das Summen im Kopf zu intensiv, lass die Finger locker auf den Oberschenkeln ruhen.

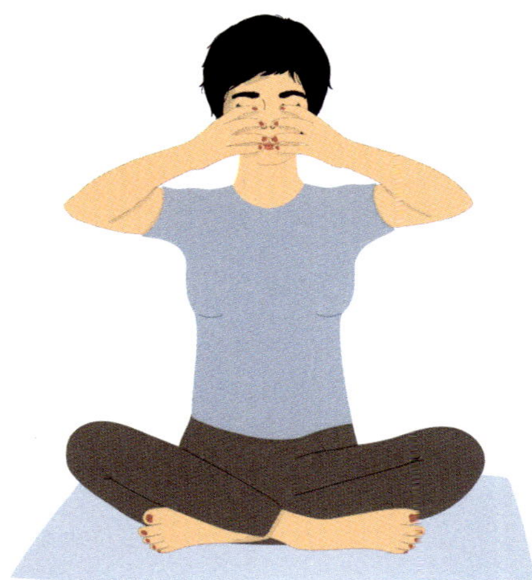

»Mit jedem Summen kehre ich in meine Mitte zurück.«

Prana Mudra

Das Prana Mudra bringt dich in dein Zentrum zurück, wenn du gestresst bist. Es gibt Ruhe und schenkt Gelassenheit – ideal bei Überforderung oder Anspannung.

1. Beuge die kleinen Finger und die Ringfinger deiner Hände, bis sie die Daumenkuppe berühren. Übe mit dem Daumen einen sanften Druck auf die Nägel der beiden Finger aus.
2. Bleibe 1–3 Minuten in der Haltung. Atme ruhig, Schultern und Gesicht bleiben dabei entspannt.
3. Spüre, wie dein Atem ruhiger wird und dein Nervensystem sich reguliert.

»In mir ist Ruhe. In mir ist Sicherheit.«

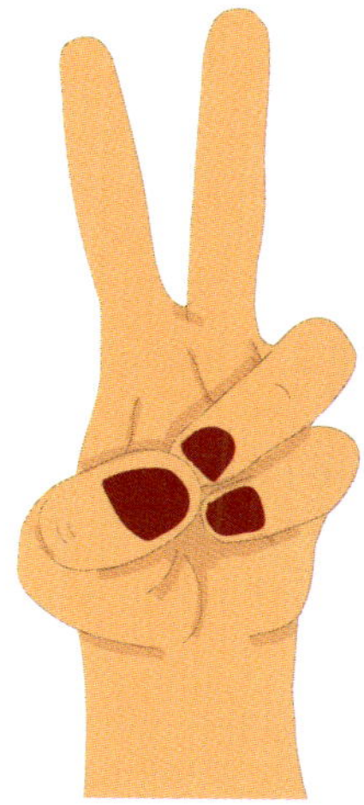

MUDRAS: YOGA MIT DEN HÄNDEN

Deine Hände sind mehr als Werkzeuge. Sie sind feine Antennen deines Nervensystems. In ihnen liegen unzählige Nervenenden, die direkt mit Gehirn, Organen und Emotionen verbunden sind. Wenn du bestimmte Finger bewusst in Verbindung bringst, entstehen energetische Kreise, sogenannte Mudras. Sie stammen aus dem Yoga und sorgen für Balance. Das Beste: Du brauchst keine Yogamatte, keine Ausrüstung, keine Vorerfahrung. Ein paar Minuten reichen – im Büro, in der Bahn, auf dem Sofa. Deine Hände sind immer bei dir.

Abendritual: Evening-Harmony

Wenn der Tag zur Ruhe kommt, beginnt die Zeit, um wieder mehr bei dir selbst anzukommen. Lass die äußere Welt mit ihren Aufgaben, Gesprächen, Gedanken langsam verblassen. Jetzt kannst du loslassen, auftanken, dich wohlfühlen. Das Abendritual kann dir einen weichen Übergang schenken: Meditation und Pflege – Wege, um den Tag liebevoll zu beschließen.

Seven-Touchpoints-Meditation

Diese Meditation ist eine Einladung, dich selbst zu spüren – Ebene für Ebene, Punkt für Punkt – und einfach wahrzunehmen, was da ist. Mit jedem Atemzug wächst die Vertrautheit mit deinem Körper, mit deiner Haut, mit dir.

1. Die äußeren Augenwinkel: Schließe sanft die Augen. Spüre, wie sie in ihren Höhlen ruhen. Stell dir vor, ein freundliches Wesen gibt dir Augentrosttropfen in jeden äußeren Augenwinkel. Ganz zart huscht ein Lächeln über dein Gesicht – kaum sichtbar nach außen, deutlich spürbar nach innen. Dein Stirnbereich weitet sich, deine Schläfen entspannen, selbst der Scheitel fühlt sich freier an.
2. Die Zunge: Lenke die Aufmerksamkeit in den Mundraum. Lass den Kiefer locker, sodass die Zahnreihen einander nicht berühren. Spüre, wie deine Zunge breit und entspannt im Mund liegt. Wo berührt sie die Zähne? Stell dir vor, sie findet von selbst den Platz am Gaumen, als würde sie dorthin gehören – weich, getragen, ohne Anstrengung.
3. Der Kopf auf der Wirbelsäule: Geh mit der Wahrnehmung zum Kiefergelenk und weiter über die Ohren bis zum Schädelrand. Spüre die Verbindung zu den ersten beiden Halswirbeln, die den Kopf tragen. Wie ruht er? Vielleicht wie ein Ei in einem Becher – sicher, balanciert, frei. Mit jedem Ausatmen lösen sich kleine Spannungen am Nackenrand.
4. Die Schulterblätter: Spüre, wie du die Schultern normalerweise hältst. Dann lass die Schulterblätter sanft nach hinten und unten sinken: kein Druck, nur ein Loslassen. Spüre, wie sich Brustkorb und Atemraum um wenige Millimeter öffnen. Ein neuer Raum entsteht – für Atem, Herz, Weite.

5. Das Steißbein: Folge der Wirbelsäule abwärts, Wirbel für Wirbel. Stell dir am Steißbein einen langen Faden vor, an dessen Ende ein Lot bis ins Zentrum der Erde reicht. Dein Becken findet Tiefe, die Lendenwirbelsäule wird weit und du spürst: Ich bin gehalten.

6. Die Fingerspitzen: Lenke die Aufmerksamkeit in deine Hände. Spüre alle Fingerkuppen einzeln. Berühren sie etwas? Sind sie warm, kühl, kribbelnd? Wandere von Finger zu Finger – zehn kleine Bereiche zum Erfühlen.

7. Die Zehenspitzen: Wandere mit der Aufmerksamkeit schließlich in deine Füße. Spüre die Zehen, einen nach dem anderen. Vielleicht magst du sie leicht bewegen, um deutlicher Kontakt aufzunehmen. Mit jedem Zeh wächst das Gefühl von Erdung. Wenn du magst, beginne den Kreislauf noch einmal von vorn. Mit jedem Durchgang wird die innere Landkarte noch eine Spur klarer, feiner, reicher.

8. Reflexionsmoment: Nachdem du die sieben Punkte erkundet hast, lass deinen Körper als Ganzes nachklingen. Nimm wahr, welche Empfindungen sich an der Oberfläche deiner Haut zeigen – Wärme, Kühle, Kribbeln, Ruhe. Spüre, wie dieser feine Tastsinn dir Orientierung schenkt, nicht im Außen, sondern in deinem Inneren. Vielleicht entdeckst du so etwas wie einen sicheren Raum, der nur dir allein gehört und jederzeit zugänglich ist, wenn du ihn brauchst.

Crunchy-Veggie-Chips

ABENDS, WENN RUHE EINKEHRT, GREIFT MAN GERN ZU ETWAS KNUSPRIGEM

Für 1 Person
15 Min. Zubereitung
20 Min. Backen

- **250 g Grünkohl und/oder Blätter von Kohlrabi, Roter Bete, Blumenkohl**
- **3 EL Olivenöl**
- **Meersalz**
- **1 EL Fenchelsamen**
- **1 EL Currypulver nach Belieben**
- **Außerdem: Backpapier, Holzkochlöffel**

1. Backofen auf 120° Umluft vorheizen.

2. Kohl und/oder Blätter von Kohlrabi, Roter Bete, Blumenkohl in mundgerechte Stücke zupfen. Auf 2 mit Backpapier ausgelegte Backbleche verteilen.

3. Kohlblätter mit Öl beträufeln. 2 TL Salz und Fenchelsamen darüberstreuen. Alles mit den Händen gut mischen.

4. Im Ofen 25 Minuten trocknen lassen, dabei einmal vorsichtig wenden. Ofentür mit dem Holzkochlöffel leicht offen halten, damit die Feuchtigkeit entweichen kann.

5. Chips aus dem Ofen nehmen, nach Belieben mit Currypulver bestreuen und abkühlen lassen.

BODY-MIND-NOTE

Knuspern beruhigt. Der gleichmäßige Rhythmus entspannt dein Nervensystem, baut Stress ab und schenkt dir das Gefühl: Alles ist gut.

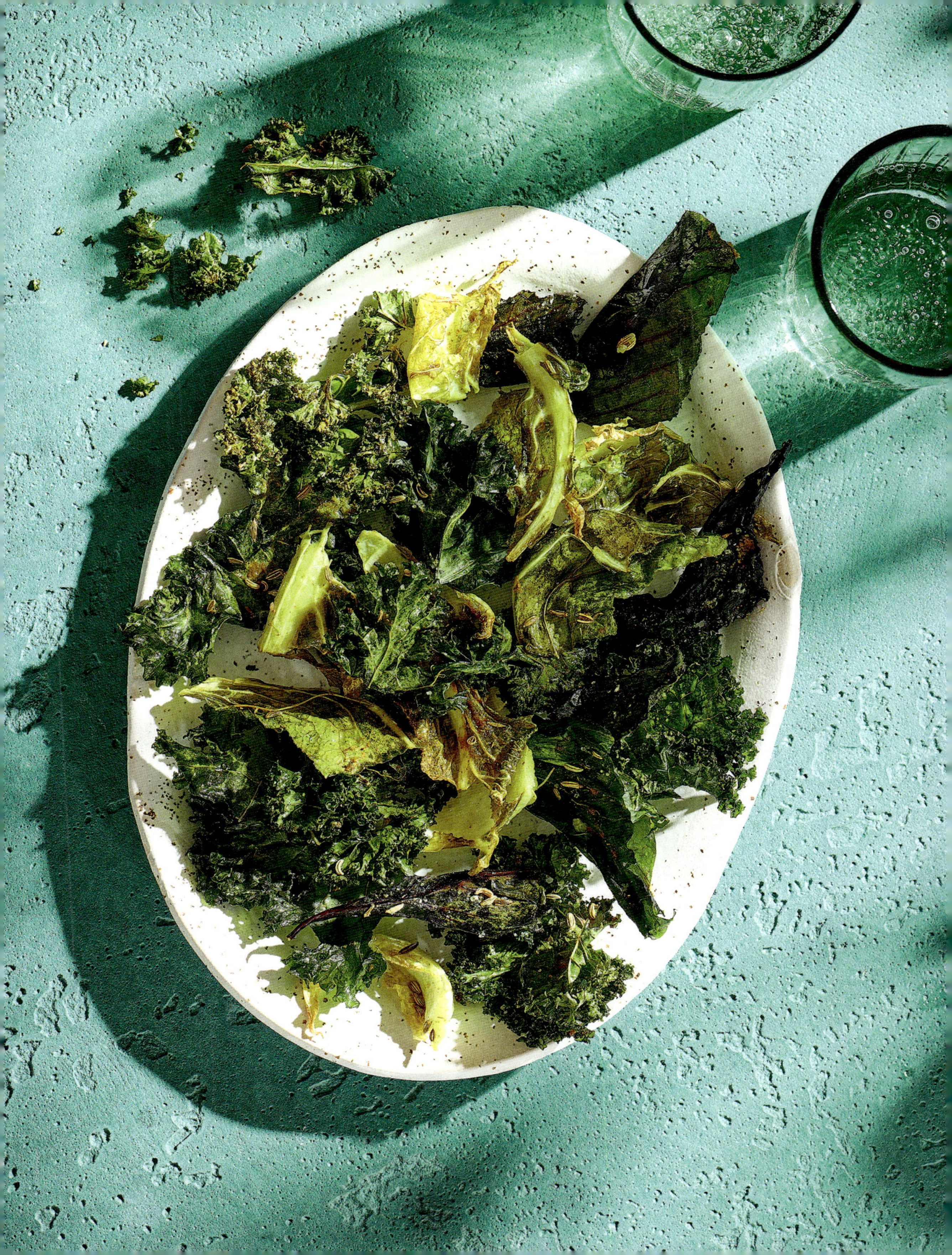

NEUROGLOW-RITUAL: Emotionen beruhigen

Loslassen • Verarbeiten • Regenerieren

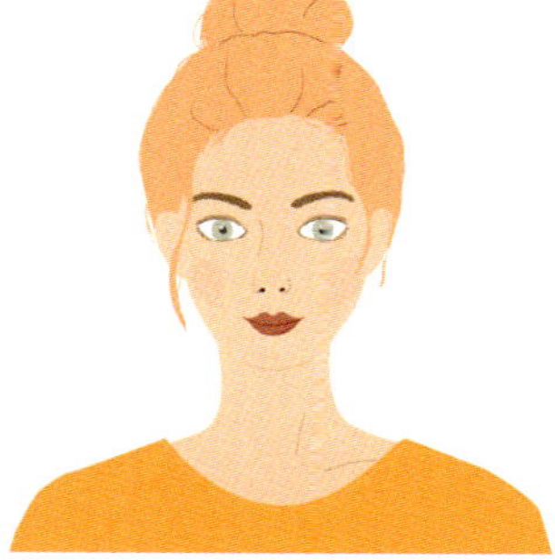

1. Entladen: Schließe den Tag bewusst ab. Erlaube allen Emotionen, da zu sein: Freude, Ärger, Erschöpfung. Sie müssen nicht korrigiert, nur gespürt werden.

2. Reinigen: Wasche sanft dein Gesicht. Stell dir vor, du spülst Gedanken und Spannungen mit ab. Lauwarmes Wasser beruhigt die Nervenenden, die Haut atmet auf.

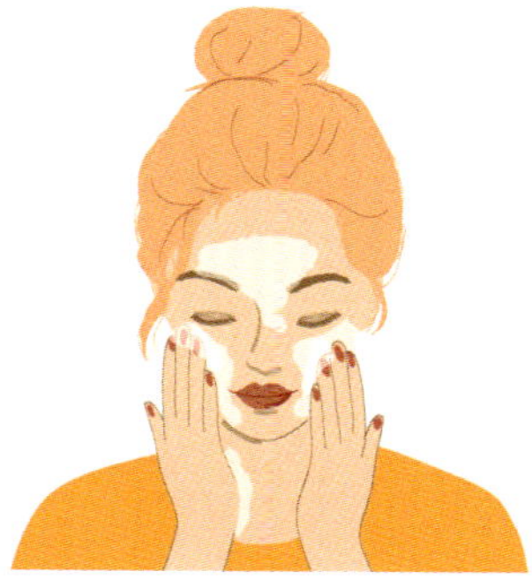

3. Eincremen und Halten: Trage deine Nachtpflege auf. Massiere sie mit langsamen, streichenden Bewegungen ein. Diese rhythmische Berührung aktiviert die affektiven Netzwerke deines Gehirns, also einen Dialog zwischen Haut und Emotion.

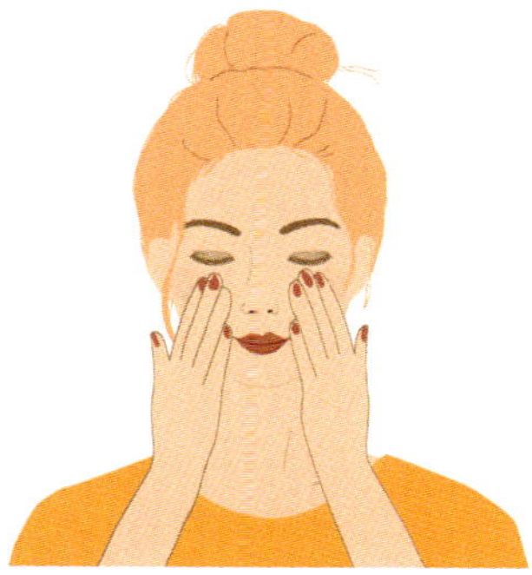

4. Nachspüren: Lege die Hände auf dein Gesicht, atme tief und spüre nach. Dankbarkeit, Frieden, Müdigkeit, alles darf jetzt sein. Dein Körper erinnert sich an Sicherheit und Erholung.

»Ich lasse los. Meine Haut und meine Emotionen finden Ruhe.«

Bonus: Face Yoga

Unsere Gesichtsmuskeln reagieren direkt auf unsere Gefühle. Doch mit den Jahren verlieren sie an Spannkraft, sinken der Schwerkraft entgegen, verspannen sich oder werden einseitig belastet. Weil sie direkt mit der Haut verbunden sind, zeigt sich das sofort: Fältchen vertiefen sich, Konturen verschwimmen. Face Yoga bringt Balance zurück. Es stärkt die Muskulatur, löst Spannungen und lässt dein Gesicht wieder wacher, frischer und jugendlicher wirken.

Wangen schnappen

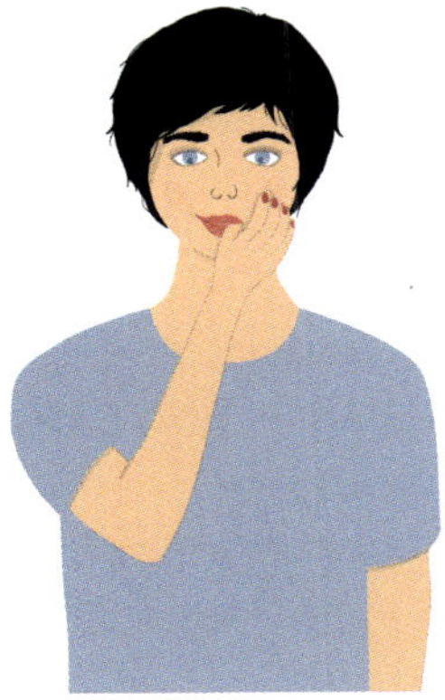

Hilft, die Nasolabialfalte zu glätten und die Wangenkonturen zu formen

1. Schiebe den rechten Daumen in den Mund und halte die linke Wange mit Daumen und Zeigefinger leicht fest.
2. Ziehe die Wange ca. 5 Millimeter nach unten, nicht überdehnen.
3. Lächle nun breit – zuerst zur Seite, dann nach oben – und arbeite dabei gegen den Halt der Finger. 30 Sekunden halten, Seite wechseln und wiederholen.

Stift halten

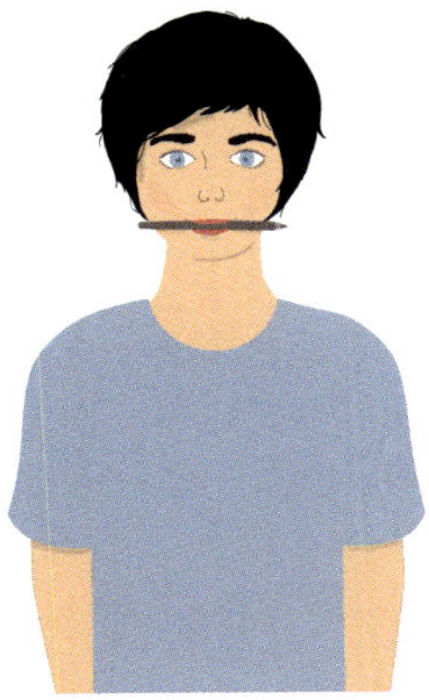

Eine intensive Übung für Wangen, Mund- und Halsbereich

1. Rolle die Lippen über die Zähne, klemme das Ende eines Stiftes zwischen die Lippen und hebe ihn mit dem Unterkiefer an.
2. Versuche zu lächeln. Spüre, wie die Muskeln aktiviert werden. 30 Sekunden halten.

Lippen abfahren

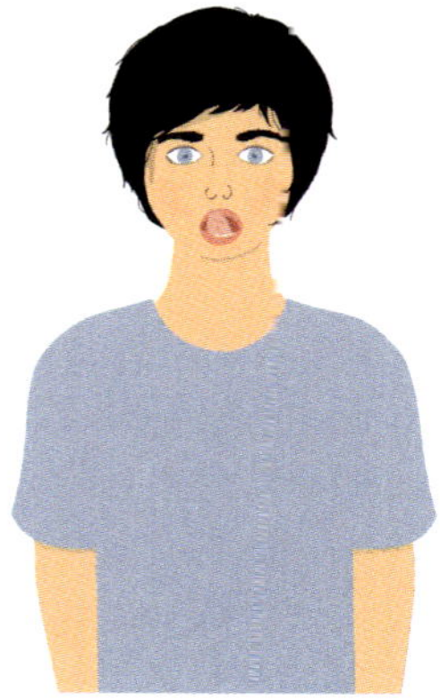

Kräftigt Kiefer- und Zungenmuskulatur, wirkt gegen Doppelkinn

1. Forme die Lippen zu einem lockeren O, schiebe den Unterkiefer leicht nach vorn.
2. Strecke die Zunge heraus und fahre mit ihr die Lippen von außen ab, als würdest du sie ablecken.
3. Nach ein paar Runden wechselst du die Richtung.

Ein deutliches Nein

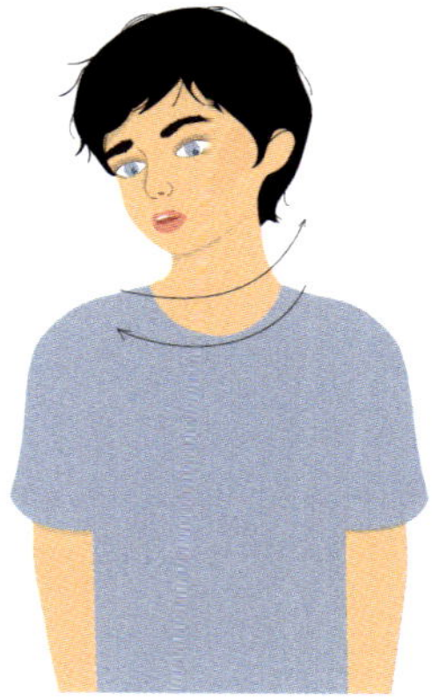

Beseitigt Verspannungen im Kiefer

1. Öffne leicht den Mund, lass den Unterkiefer locker nach unten hängen.
2. Schüttle den Kopf sanft, als würdest du Nein sagen, und lass den Kiefer locker hin und her schwingen. 30 Sekunden schwingen.

Oberlider straffen

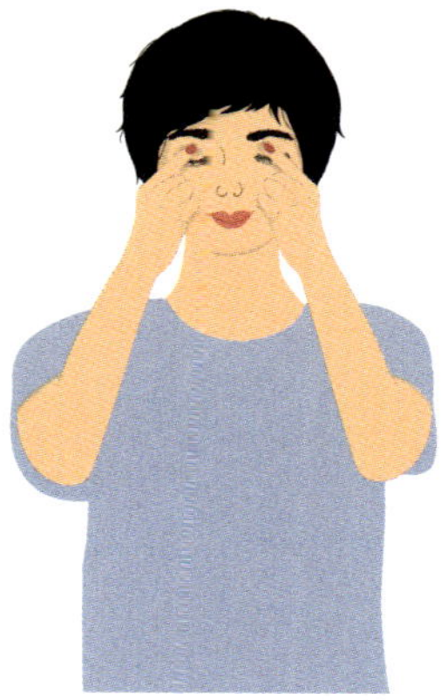

Stärkt die Augenpartie

1. Schließe die Augen und lege die Zeigefinger locker auf die Oberlider.
2. Versuche, die Augen gegen den Widerstand der Finger zu öffnen. Halte die Spannung 10–20 Sekunden.
3. Drücke mit beiden Mittelfingern in die kleine Mulde an der Außenseite der Augenwinkel, halte 20–30 Sekunden oder kreise sanft. 4- bis 6-mal wiederholen.

Nasen-Stirn-Massage

Entspannt die Stirn

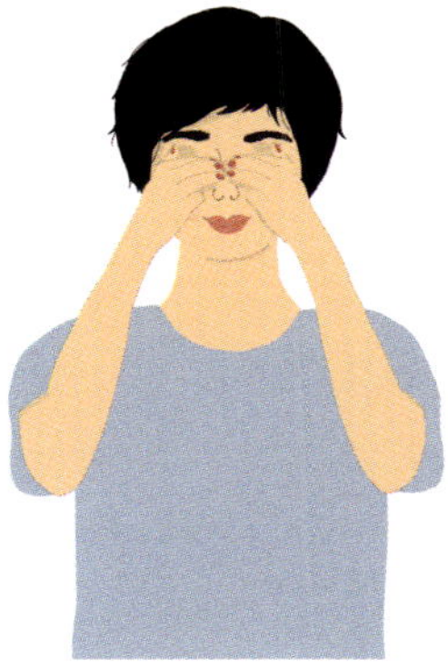

1. Lege Zeige-, Mittel- und Ringfinger auf deine Nasenspitze. Führe sie langsam den Nasenrücken entlang nach oben bis zum Haaransatz. Stell dir vor, wie die Sonne in deinem Gesicht aufgeht und alles nach oben strahlt.
2. 6-mal wiederholen.

Zunge zur Seite ausstrecken

Wirkt gegen Doppelkinn, stärkt die Hals- und Gesichtskonturen

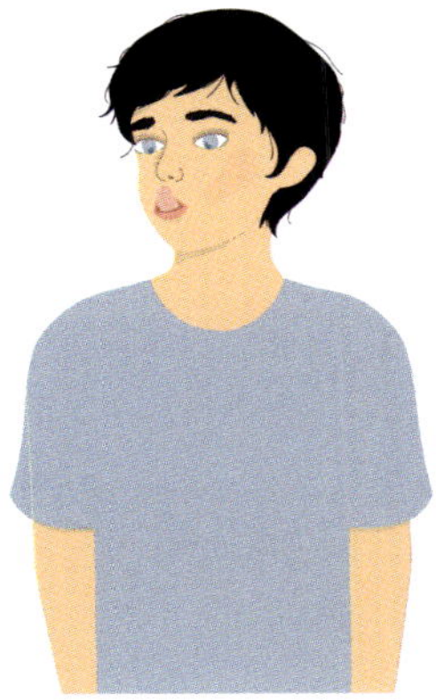

1. Halte den Kopf aufrecht, drehe ihn nach links, bis du eine sanfte Dehnung spürst.
2. Strecke die Zunge weit heraus und richte sie nach oben. Halte 15 Sekunden, dann wechsle zur rechten Seite.

STRAHLENDER AUSDRUCK

Mit Face Yoga schenkst du deinem Gesicht neue Spannkraft und zugleich mehr Weichheit. Dein Ausdruck wird klarer, lebendiger und lässt dich strahlen.

Feel sensual: Das Erwachen deiner Sinne

Nach der Sicherheit kommt das Wahrnehmen deiner Sinne. Wenn du dich sicher fühlst, kannst du dich öffnen für das, was dich lebendig macht. Diese Woche ist eine Einladung, die Welt und dich selbst mit allen Sinnen neu zu entdecken. Sehen, riechen, tasten, hören, schmecken. Sinnlichkeit ist das Tor zur Präsenz. Sie holt dich aus dem Denken ins Fühlen, aus dem Funktionieren ins Erleben.

Vielleicht merkst du, wie selten du wirklich fühlst, wenn du dich eincremst, isst oder atmest. In dieser Woche darfst du langsamer werden, bewusster. Du kannst beginnen, jeden Augenblick wie ein kleines Ritual zu zelebrieren: das Auftragen einer Creme, ihren Duft, ihre Textur, das Licht auf deiner Haut. Spüre, wie sich dein Atem verändert, wenn du dich liebevoll berührst. Lausche, wie dein Körper antwortet.

Sinnlichkeit bedeutet Hingabe an das, was angenehm ist, was dich nährt, was dich erfüllt. Es geht nicht nur um Lust, sondern um Lebendigkeit. Um die feine Kunst, dich selbst zu spüren, während du das Leben berührst.

Ein besonderer Fokus liegt in dieser Woche auf deinem Tastsinn. Berührung ist Nahrung für Haut und Seele. Wenn du dich selbst sanft berührst – beim Eincremen, beim Waschen, beim Dehnen –, schüttet dein Körper Oxytocin aus, das sogenannte Kuschelhormon. Es beruhigt dein Nervensystem, lässt Stress abfließen und deine Haut strahlen *(siehe Seite 46)*.

ZEIT FÜR BERÜHRUNG

Vielleicht magst du dir bewusst Zeit nehmen, dich selbst zu erkunden. Deine Hände über Arme, Schultern, Gesicht gleiten lassen ... Oder du erlaubst dir, Berührung zu empfangen – eine Umarmung, eine Massage, eine sanfte Hand auf deinem Rücken. Je mehr du fühlst, desto mehr kommst du ins Fließen. Deine Haut beginnt, das zu spiegeln: Sie wirkt lebendig, durchblutet, weich. Sinnlichkeit verbindet dich mit dem Moment und dir selbst. Diese Woche ist deine Einladung, zu spüren, was dich berührt, dich lebendig macht und dich strahlen lässt.

Feel sensual!

Morgenritual: Morning-Delight

Bevor der Tag beginnt, nimm dir einen Moment für dich. Atme tief ein, spüre deinen Körper, deine Haut, dein Jetzt. Diese Woche darf leicht beginnen – mit Genuss, Wärme und allen Sinnen.

NEUROGLOW-RITUAL: Reinigung

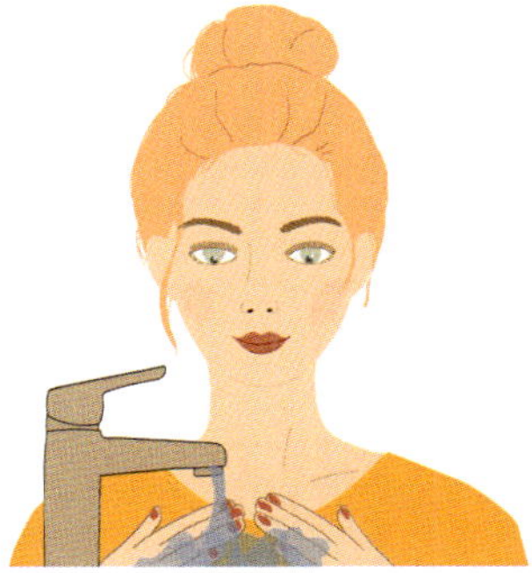

Aufwecken • Ankommen • Weitertragen

1. Vorbereiten: Starte langsam in den Tag. Atme tief ein, spüre den Moment zwischen Nacht und Morgen. Lass lauwarmes Wasser über deine Hände fließen, spüre die Wärme und das Erwachen deiner Sinne.

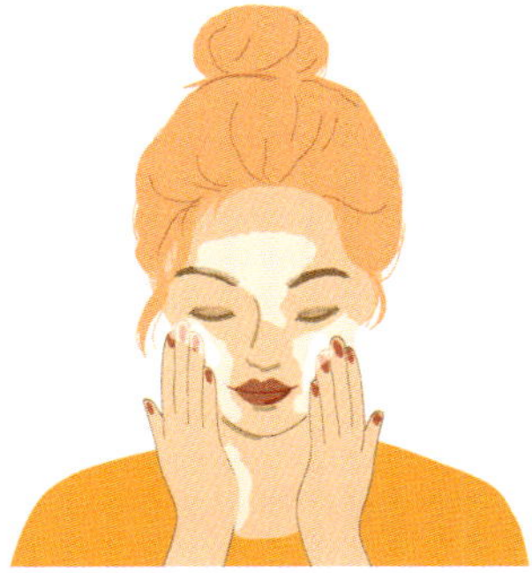

2. Aufwecken: Benetze dein Gesicht mit dem Wasser. Lass es über Stirn, Wangen und Hals gleiten, ohne Eile, ohne Druck. Es belebt die Haut und klärt den Geist.

3. Berühren: Massiere das lauwarme Wasser mit den Fingerspitzen sanft ein. Folge den Linien des Gesichts, wecke Durchblutung und Energie. Spüre: Es geht nicht nur um Reinigen, sondern auch um Verbinden.

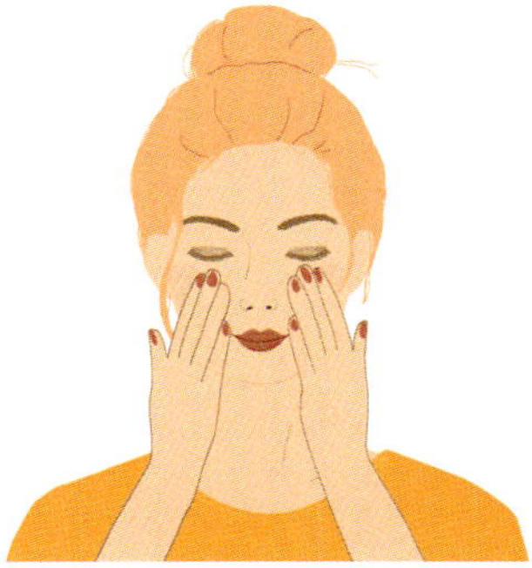

4. Die Frische weitertragen: Trockne dein Gesicht mit einem weichen Tuch – tupfend, nicht reibend. Genieße das Gefühl von Klarheit, Ruhe und Lebendigkeit.

»Ich erwache, ich komme an und trage dieses Gefühl mit in den Tag.«

Yoga für das Lymphsystem

Dein Lymphsystem ist wie ein stiller Bach, der dich reinigt, erfrischt und lebendig hält. Damit alles frei fließen kann, braucht es sanfte Impulse, kleine Wellen, die den Fluss unterstützen. Schon leichte Schwingungen, federnde Bewegungen oder ein befreiendes Ausschütteln genügen, um Stauungen zu lösen und neue Energie ins Strömen zu bringen.

Shakti-Shake

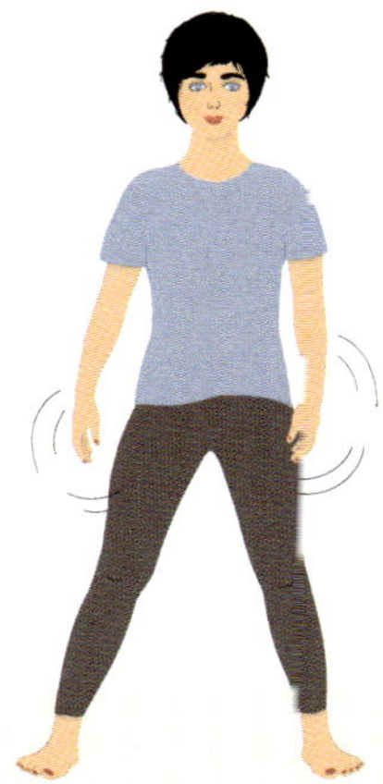

1. Stell dich hüftschmal hin, lass die Knie locker und beginne, den ganzen Körper auszuschütteln. Arme wie weiche Spaghetti, Schultern federnd, Hände lebendig.
2. Schüttle Stress und Schwere einfach ab – nach vorn, nach hinten, zur Seite, insgesamt 1 Minute lang. Spüre, wie dein Körper wach und frei wird.

»Ich schüttle alles ab, was mir nicht mehr dient.«

Schulterkreisen auf Zehenspitzen

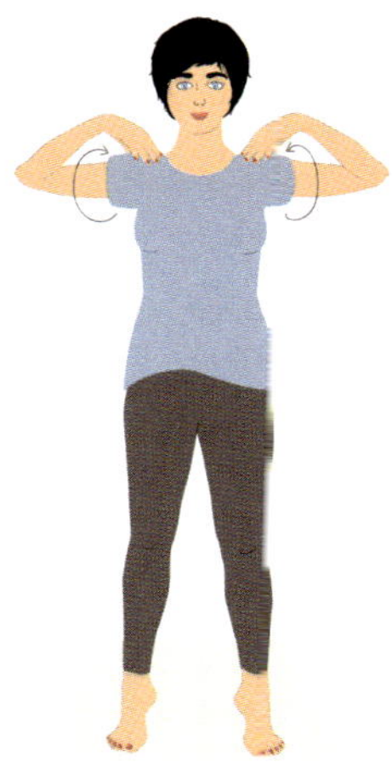

1. Stell dich aufrecht hin, die Füße hüftschmal, Hände auf die Schultern.
2. Komme mit der Einatmung auf die Zehenspitzen, setze mit der Ausatmung die Fersen ab, kreise dabei die Schultern weit nach hinten. Arme und Ellenbogen folgen wie von selbst. Eine kleine Bewegung, die den Fluss anregt. 10-mal wiederholen.

»Ich richte mich auf, leicht und frei.«

Körper ausstreichen

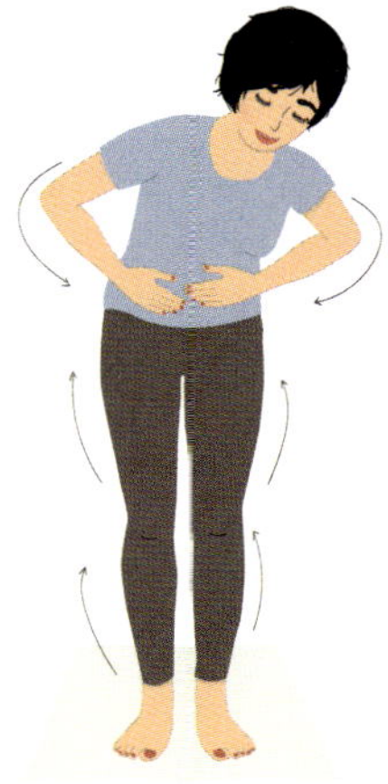

1. Stell dich aufrecht hin, die Füße hüftschmal. Fahre mit den Händen sanft über deinen Körper, als würdest du Staub oder kleine Fusseln abstreifen. Von den Beinen nach oben; über Arme, Brust und Rücken zum Herzen hin.
2. Im Gesicht streichst du zuerst vom Hals zu den Schlüsselbeinen hinunter, danach von der Gesichtsmitte sanft nach außen zu den Ohren.
3. Spüre, wie klärend und wohltuend diese Berührung ist.

»Ich bringe Leichtigkeit in jede Zelle.«

Hüpfen mit Freude

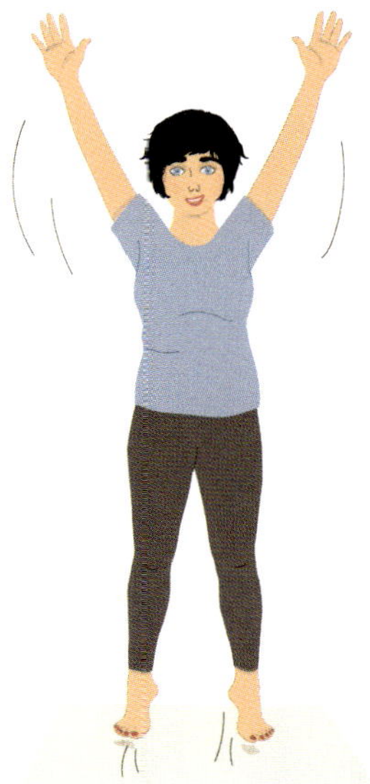

1. Stell dich locker hin, die Füße hüftschmal.
2. Beginne, sanft zu hüpfen – kleine Hüpfer, größere Sprünge, mal von einer Seite auf die andere, mal drehst du dich spielerisch im Kreis. Lass die Bewegung leicht und weich sein, sie ist fast wie ein kleiner Tanz. Hüpfe 1 Minute lang.
3. Spüre, wie die sanften Stöße dein Lymphsystem anregen und dich von innen heraus lockern.

»Mit jedem Hüpfer werde ich leichter.«

Beine an der Wand

1. Lege dich entspannt auf den Rücken. Bringe deine Beine hoch an eine Wand, lege eventuell ein Kissen unter das Becken. Lass die Schwerkraft für dich arbeiten. Die Umkehrhaltung entlastet die Beine und regt den Lymphfluss an.
2. Bleibe 2 Minuten so liegen. Genieße die Ruhe und das Gefühl, gehalten zu sein.

»Ich vertraue dem Flus des Lebens.«

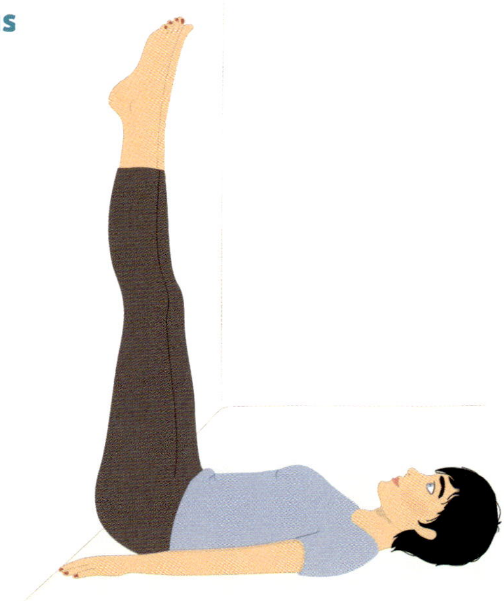

FLIESSENDE ALLTAGSMOMENTE

Manchmal genügt schon eine Minute von einer dieser Übungen, damit du dich erfrischt und leichter fühlst. Dein Lymphsystem liebt Rhythmus, sanfte Schwingungen und ein spielerisches Loslassen. Mach es dir zur Gewohnheit, immer wieder kleine Momente dafür in deinen Alltag einzubauen. Dein Körper schenkt dir Klarheit, Frische und Leuchtkraft.

Mittagsritual: Midday-Flow

Mittag ist der Moment, um kurz innezuhalten. Atme auf, entspanne Schultern und Gesicht. Spüre, was du bis hierher erlebt hast, und lass los, was zu viel geworden ist. Sinnlichkeit bedeutet auch: Raum schaffen, damit Energie frei fließen kann.

Calm-Tea-Breath

Mache diese Atemübung gern vor dem Mittagessen. Sie bringt dich aus dem Denken zurück ins Spüren, in den Körper, ins Jetzt. So bist du bereit, dein Essen mit allen Sinnen zu genießen.

1. Setze dich bequem hin. Forme deine Hände, als würdest du eine Schale warmen Tees halten. Handballen und Daumen berühren sich, zwischen den Daumen bleibt ein kleiner Spalt offen. Führe die Hände dicht vor deinen Mund, die Arme nah am Körper. Senke den Kopf leicht nach vorn, entspanne Schultern und Gesicht.
2. Atme durch die Nase ein, öffne den Mund sanft und hauche den Atem langsam durch den Spalt zwischen den Daumen – so, als würdest du den Tee behutsam kühlen. Je länger du übst, desto feiner und ruhiger wird dein Atem.
3. Bleibe 1 bis 3 Minuten in dieser Übung, senke dann die Hände und richte dich wieder auf. Dein Atem ist weich, dein Inneres gesammelt wie nach einer stillen japanischen Teezeremonie, die dich mit Klarheit füllt.

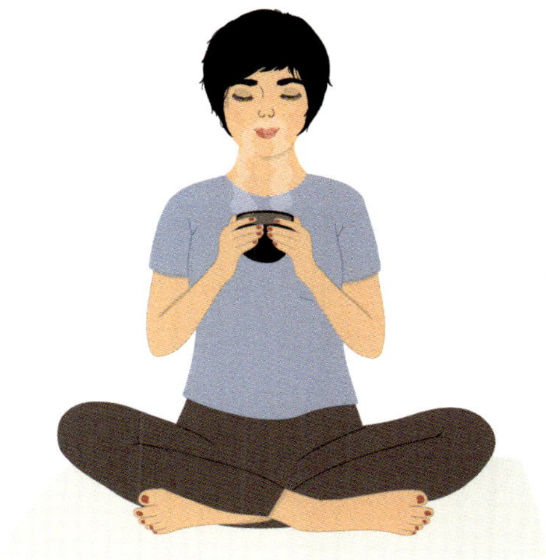

»Mit jeder Ausatmung finde ich in meine Gelassenheit.«

PERFEKTER MOMENT

Diese Atemübung ist ideal für kleine Rückzugsinseln im Alltag, wann immer du Ruhe, Sinnlichkeit und innere Zentrierung einladen möchtest – in der Mittagspause oder zwischen Terminen.

Sensual-Glow-Bowl

EIN MITTAGESSEN NACH DEM REGENBOGEN, DAS DICH ERDET, NÄHRT UND MIT ALLEN SINNEN BERÜHRT

Für 1 Person
40 Min. Zubereitung

Für das Gemüse

- **800 g saisonales Gemüse (z. B. Brokkoli, Möhren, Tomaten)**
- **1 Glas Kichererbsen (220 g Abtropfgewicht)**
- **2 EL Olivenöl**
- **Salz, Pfeffer**
- **1 EL getrocknete Gewürze (z. B. Fenchelsamen, Schwarzkümmel)**

Für die Zwiebeln

- **250 g rote oder weiße Zwiebeln**
- **100 ml Apfelessig**
- **1 TL Bockshornkleesamen**

Für das Dressing

- **1 Bio-Limette**
- **2 EL Tahin (Sesampaste)**
- **1 TL flüssiger Honig**
- **1 TL gemahlener Kreuzkümmel**
- **1 TL Anissamen**
- **2 TL schwarzer Sesam**

Außerdem

- **Backpapier**
- **1–2 EL Edelhefeflocken**
- **1 Bund frische Kräuter (z. B. Petersilie, Basilikum, Koriander)**

1. Backofen auf 180° vorheizen. Gemüse waschen, putzen, in mundgerechte Stücke schneiden. Mit abgetropften Kichererbsen, Öl, Salz, Pfeffer und Gewürzen auf einem mit Backpapier ausgelegten Blech 20 Minuten im Ofen garen.

2. Inzwischen die Zwiebeln schälen, in feine Scheiben schneiden und in ein Glas geben. 120 ml Wasser aufkochen. Mit Essig, ½ TL Salz und Bockshornkleesamen verrühren, heiß über die Zwiebeln gießen, bis sie bedeckt sind.

3. Limette waschen, Schale fein abreiben, Saft auspressen. Beides mit Tahin und 3 EL Wasser in einer Schüssel cremig rühren. Honig, Kreuzkümmel, Anis Sesam unterrühren. Dressing mit Salz und Pfeffer abschmecken.

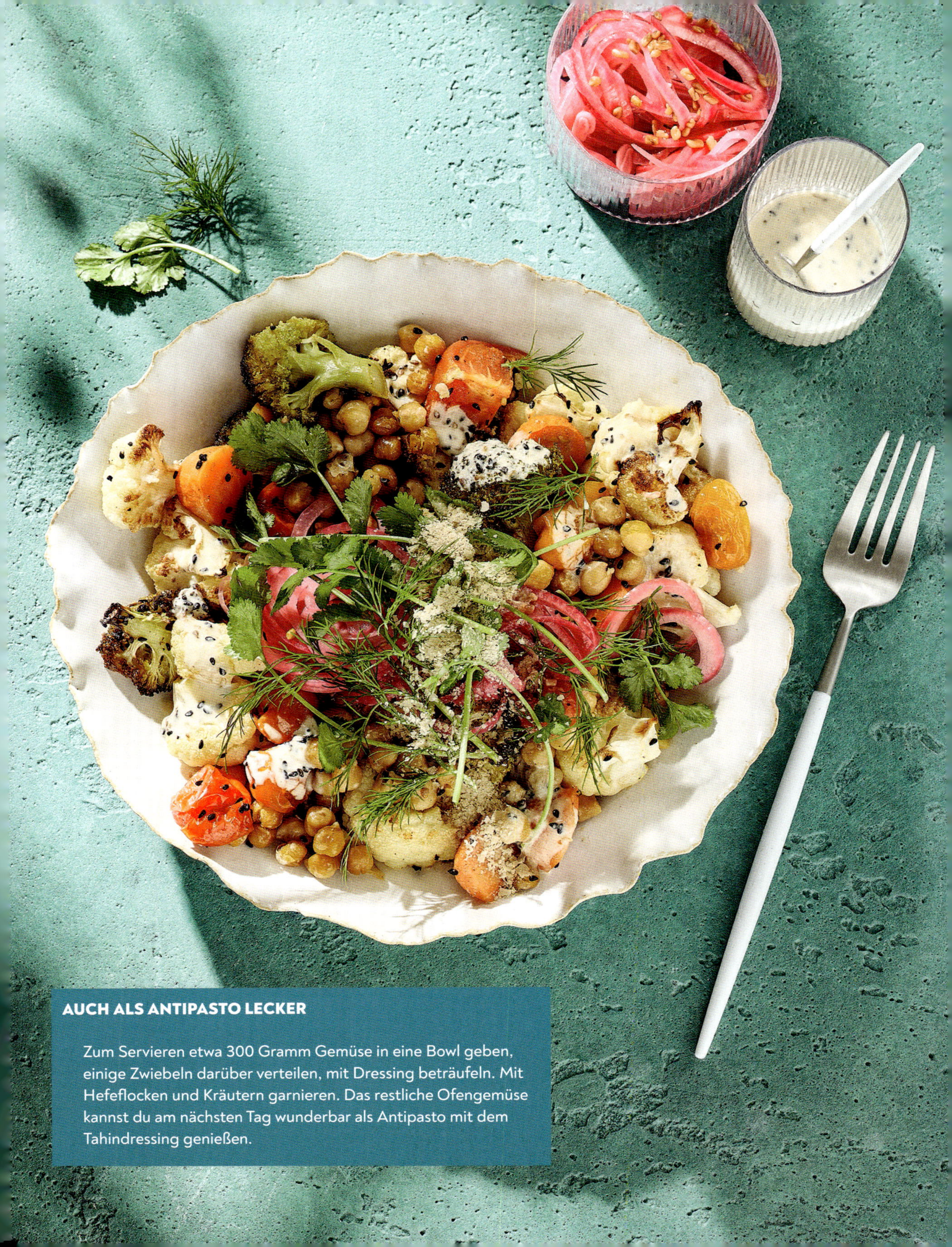

AUCH ALS ANTIPASTO LECKER

Zum Servieren etwa 300 Gramm Gemüse in eine Bowl geben, einige Zwiebeln darüber verteilen, mit Dressing beträufeln. Mit Hefeflocken und Kräutern garnieren. Das restliche Ofengemüse kannst du am nächsten Tag wunderbar als Antipasto mit dem Tahindressing genießen.

Apana Mudra

Im Yoga heißt es, dieses Mudra unterstützt deinen Körper beim Loslassen – körperlich wie emotional. Es bringt die Energie ins Fließen, fördert die Verdauung und den Lymphfluss. Ideal nach dem Mittagessen.

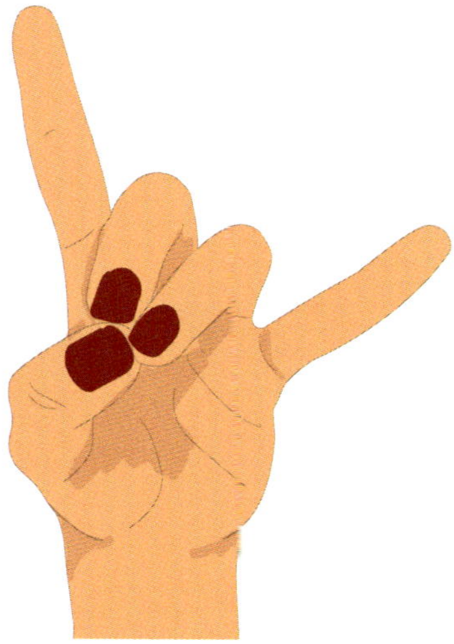

1. Führe Daumen, Mittel- und Ringfinger zusammen. Kleine Finger und Zeigefinger bleiben gestreckt.
2. Lege die Hände entspannt auf die Oberschenkel, Handflächen nach oben.
3. Atme ruhig durch die Nase ein und aus. Halte die Handposition 1–3 Minuten.

»Ich lasse los – was gehen darf. Ich fließe – mit dem Leben.«

Abendritual: Evening-Glow

Wenn der Tag leiser wird, darfst du dich zurücklehnen und den Rhythmus verlangsamen. Jetzt beginnt deine Zeit für Genuss und feines Spüren. Wärme, Düfte, Berührung – all das lässt dich ankommen. Das Abendritual begleitet dich mit Meditation, Pflege und einem kleinen sinnlichen Genussmoment.

Shower-Awareness-Meditation

Dies ist eine Meditation für den Körper und für die Sinnesfreuden. Auch das Duschen kann ein Ritual der Achtsamkeit sein, ein Moment nur für dich. Beginne die Meditation, indem du das Wasser bewusst wahrnimmst und die Dusche mit alles Sinnen genießt.

1. **Bewegung sehen:** Sieh. Lass deinen Blick umherschweifen. Beobachte, wie das Wasser an den Fliesen entlangläuft, wie es sich auf deiner Haut sammelt, wie Tropfen im Licht glänzen. Wenn Gedanken auftauchen, bringe sie sanft zurück zu dem, was du siehst.
2. **Klänge hören:** Lausche. Höre das Wasser: das Prasseln, das Gluckern, den Aufprall auf den Boden. Jeder Ton ist Teil einer eigenen Melodie.
3. **Berührung spüren:** Spüre. Wie fühlt sich das Wasser auf deinem Rücken an, deinem Gesicht, deinem Bauch? Spiele mit der Temperatur: warm, kühl, erfrischend. Lass die Empfindungen durch deinen ganzen Körper strömen.
4. **Düfte wahrnehmen:** Rieche. Vielleicht duftet dein Shampoo, vielleicht nur die Frische des Wassers selbst. Nimm den Geruch bewusst wahr, atme ihn tief ein und verbinde ihn mit dem Gefühl von Reinheit.
5. **Reflexionsmoment:** Übertrage das Prinzip des Genießens mit allen Sinnen auch auf andere Routinen – Zähneputzen, Kaffeetrinken, Bettenmachen. Gewohnheiten verwandeln sich so in stille Rituale voller Lebendigkeit.

Feel-smooth-Chocolate

ZUM ABSCHLUSS DARF ES SINNLICH WERDEN: KAKAO ENTHÄLT STOFFE, DIE SEROTONIN UND ENDORPHINE FREISETZEN

Für 1 Tafel oder 20 Täfelchen
15 Min. Zubereitung
40 Min. Aushärten

- **100 g Kakaobutter**
- **75 g Rohkakaopulver (schwach entölt)**
- **1 EL flüssiger Honig**
- **Meersalz**
- **2 EL Heidelbeeren (ersatzweise Granatapfelkerne)**
- **Außerdem: Backpapier oder eine Silikonform für Schokoladentäfelchen**

1. Kakaobutter in einem Topf schmelzen. Sie sollte dabei nicht wärmer als 40° werden.

2. Kakao, Honig und 1 Prise Salz in eine Schüssel geben. Die geschmolzene Kakaobutter zugeben und mit dem Schneebesen ca. 1 Min. kräftig verrühren, bis eine glatte Schokoladenmasse entstanden ist.

3. Die Schokoladenmasse in eine mit Backpapier ausgelegte Kastenform streichen oder in eine Silikonform für Schokoladentäfelchen geben. Mit Heidelbeeren (ersatzweise Granatapfelkernen) bestreuen.

4. Die Schokolade bei Zimmertemperatur fest werden lassen.

BODY-MIND-NOTE

Der Genuss eines Stückchens Schokolade kann zu einem Ritual der Sinneswahrnehmung werden: Sehen, fühlen, riechen, schmecken.

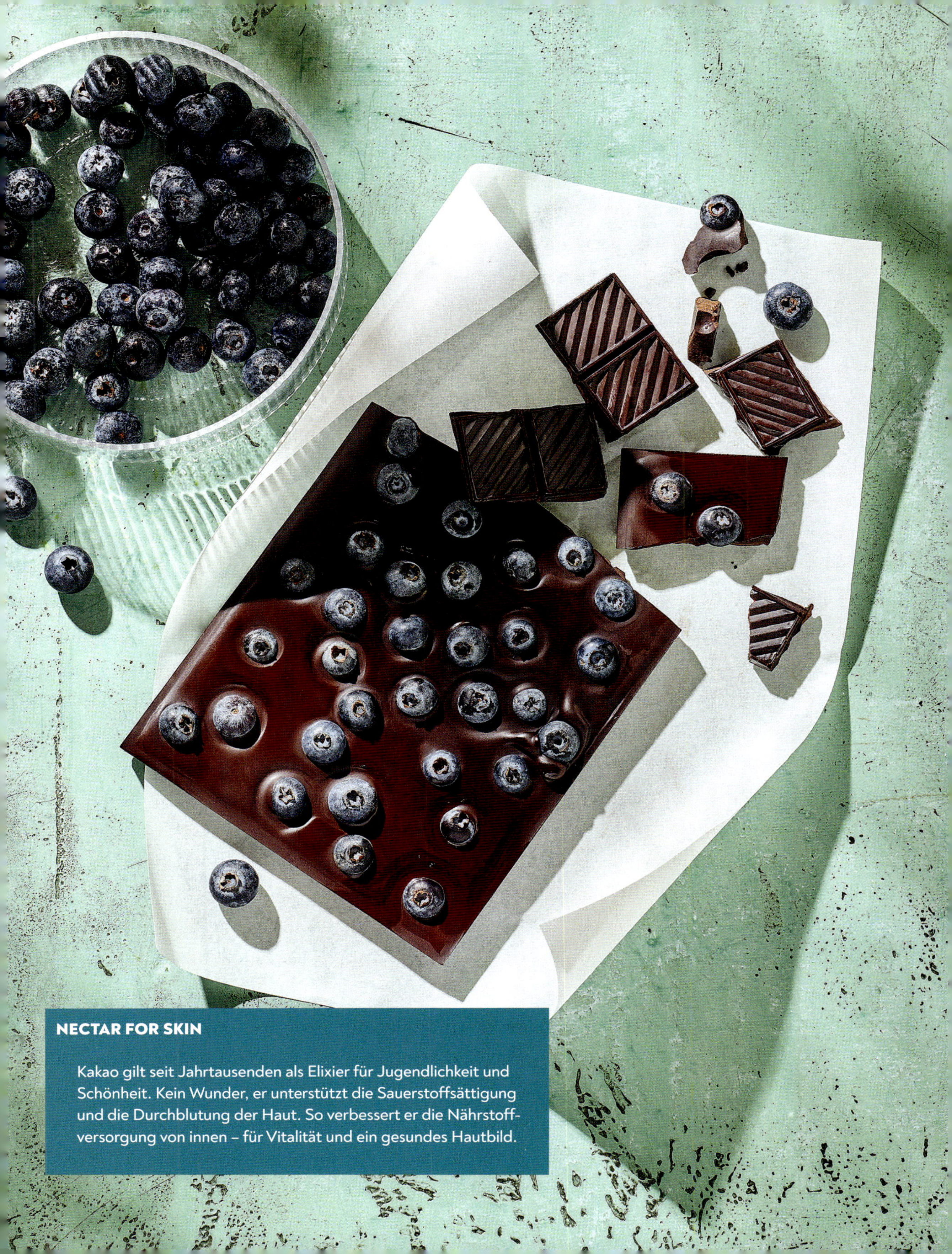

NECTAR FOR SKIN

Kakao gilt seit Jahrtausenden als Elixier für Jugendlichkeit und Schönheit. Kein Wunder, er unterstützt die Sauerstoffsättigung und die Durchblutung der Haut. So verbessert er die Nährstoffversorgung von innen – für Vitalität und ein gesundes Hautbild.

NEUROGLOW-RITUAL:
Nach der Arbeit

Loslassen • Spüren • Regenerieren

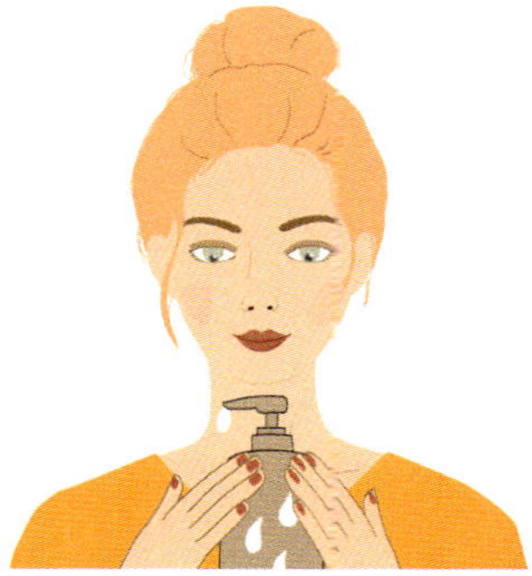

1. Ankommen: Lege den Tag ab, wie du deine Tasche abstellst. Schließe kurz die Augen, atme tief ein und spüre, wie du vom Tun zum Sein wechselst.

2. Vorbereiten: Wähle deine Bodylotion oder dein Öl. Nimm den Duft bewusst wahr. Er ist dein Signal an Körper und Geist: Es wird ruhig.

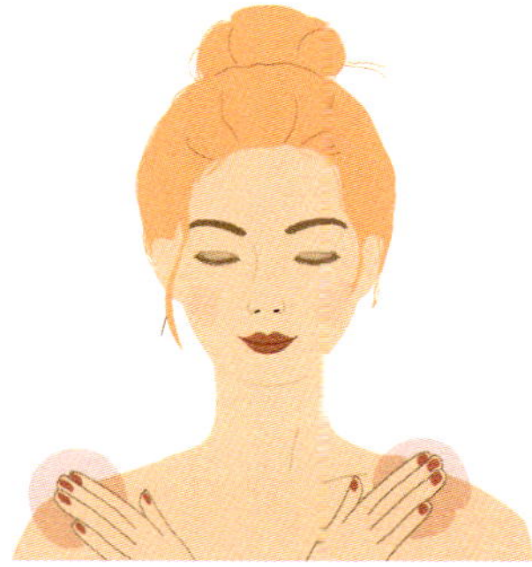

3. Einmassieren: Trage die Lotion in langsamen, fließenden Bewegungen auf. Beginne bei den Füßen, gehe über Beine, Arme und Schultern. Jede einzelne Berührung ist eine Einladung zur Entspannung, eine Kommunikation zwischen Haut und Nervensystem.

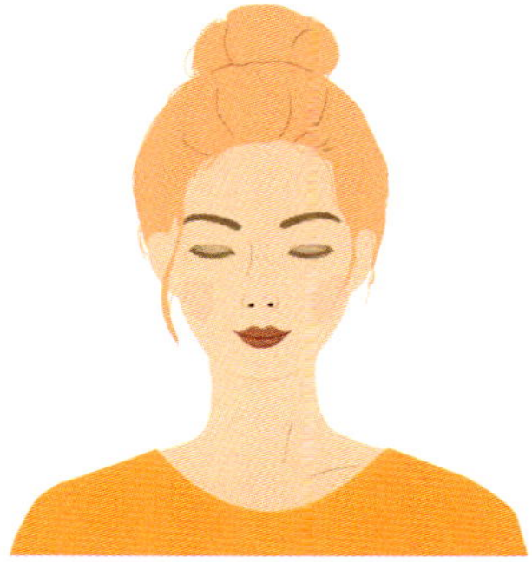

4. Durchatmen: Atme den Duft tief ein. Spüre, wie dein Puls ruhiger wird, dein Atem tiefer fließt. Die Wärme deiner Hände verbindet dich mit dir selbst.

5. Nachspüren: Lehne dich zurück und genieße das Nachklingen. Dein Körper erinnert sich: Erholung ist kein Luxus, sondern eine Rückkehr.

»Ich komme zurück zu mir. Ich spüre, ich atme, ich erhole mich.«

NEUROGLOW-RITUAL: Sinnlichkeit

Loslassen • Spüren • Regenerieren

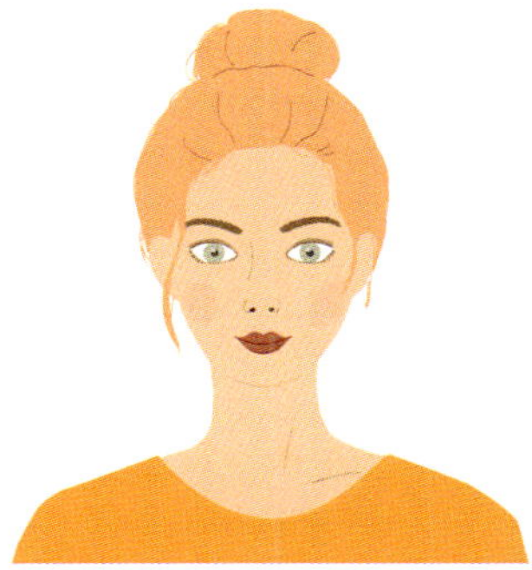

1. Ankommen: Nimm dir bewusst Zeit, dich mit deinem Körper zu verbinden. Jenseits von Leistung oder Ziel. Atme tief ein und spüre, wie Energie durch dich fließt.

2. Berühren: Erforsche deine Haut achtsam, mit sanften, neugierigen Bewegungen. Berührungen sind eine Kommunikation zwischen Haut, Nervensystem und Emotion.

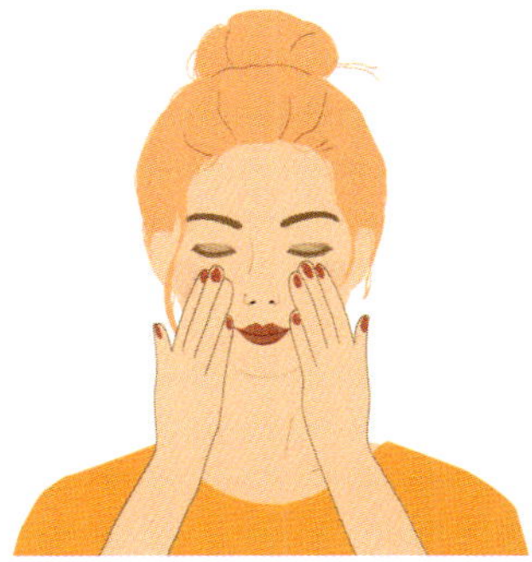

3. Fühlen: Erlaube dir, Empfindungen wahrzunehmen, ohne sie irgendwie zu bewerten. Lust, Wärme, Ruhe oder Pulsieren, alles darf da sein.

4. Nachstrahlen: Lehne dich zurück und spüre etwas nach. Sensual Wellness bedeutet, dich selbst als lebendig, ganz und würdevoll zu erleben.

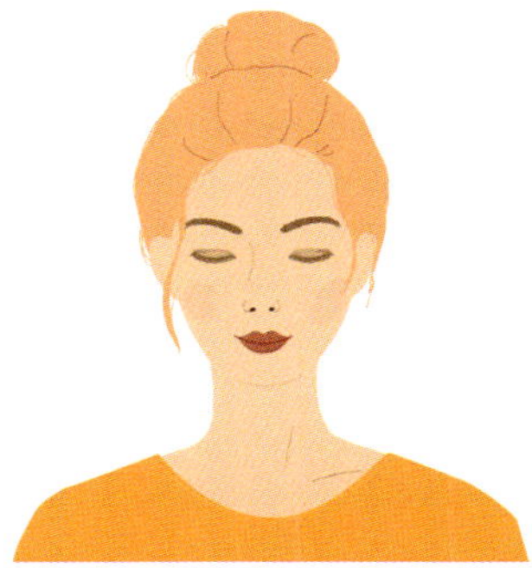

»Ich sinke in meine Sinnlichkeit. Alles, was ich spüre, gehört zu mir und darf strahlen.«

Bonus: Lymphmassage

Eine Lymphmassage ist ein Detox für dein Gesicht. Sie regt die Durchblutung an, verbessert die Versorgung mit Sauerstoff und Nährstoffen und lässt Schwellungen merklich schwinden. Abfallstoffe und Bakterien werden über das Lymphsystem abtransportiert *(siehe Seite 134)*, Unreinheiten werden gemindert.

Gesichtslymphmassage

1. Hals öffnen: Lege beide Hände seitlich an deinen Hals. Streife sie sanft nach unten bis zu den Schlüsselbeinen und wiederhole die Bewegung mehrmals. Damit »öffnest« du die Lymphbahnen und bereitest sie auf die Massage vor.

2. Kinnlinie formen: Platziere Zeige- und Mittelfinger an der Kinnmitte. Gleite mit leichtem Druck entlang der Kinnkante nach außen bis zu den Kieferwinkeln. Wiederhole dies 3- bis 5-mal. Diese Bewegung fördert den Abfluss von Lymphe und strafft gleichzeitig die Kontur.

3. Kinn zu Ohren: Lege die Fingerkuppen wieder in die Mitte des Kinns und streiche diesmal sanft nach oben in Richtung Ohrläppchen. Stell dir vor, wie du überschüssige Flüssigkeit zur Seite ausleitest.

4. Lippen entspannen: Forme mit Mittel- und Zeigefingern beider Hände ein V. Lege es mittig über und unter deine Lippen. Gleite 15-mal nach außen und ziehe die Finger am Ende jeder Bewegung leicht nach oben – ein feiner Impuls, der die Mundpartie frischer wirken lässt.

5. Unter den Augen: Setze Zeige- und Mittelfinger an die inneren Augenwinkel. Bewege dich mit kleinen, sanften Kreisen unterhalb der Augen bis zu den Schläfen. Achte darauf, kaum Druck auszuüben – die Haut hier ist besonders empfindlich.

6. Augenbrauen verwöhnen: Beginne am Ansatz der Augenbrauen. Gleite mit Zeige- und Mittelfingern mit sanft kreisenden Bewegungen entlang der Brauen bis zu den äußeren Augenwinkeln. Lass dir Zeit. Diese Bewegung entspannt nicht nur deine Mimik, sondern auch deine Augen.

7. Stirn ausstreichen: Setze die Kuppen der Zeige-, Mittel-, und Ringfinger beider Hände an der Stirnmitte direkt am Haaransatz an. Gleite seitlich nach außen und beende die Bewegung mit einem kleinen Kreis auf der Schläfe. Setze die Finger einen Fingerbreit tiefer erneut an und wiederhole diesen Bewegungsablauf, bis du bei den Augenbrauen bist. Die Stirn fühlt sich danach angenehm befreit an.
8. Kopfhaut beleben: Greife sanft in dein Haar, hebe den Ansatz vorsichtig nach oben und bewege die Kopfhaut locker hin und her. Wandere Stück für Stück über den gesamten Kopf. Diese Bewegung löst Spannungen und wirkt besonders entspannend.
9. Abschluss am Hals: Streiche zum Schluss mit den Händen vom Hals bis zu den Schlüsselbeinen sanft aus. Damit vollendest du die Massage und gibst deinem Gesicht Leichtigkeit und Klarheit.

INNERE RUHE

Eine Lymphmassage wirkt nicht nur entgiftend, sondern auch beruhigend, und fördert ein Gefühl von innerer Ruhe. Regelmäßig angewendet, schenkt dir die Lymphmassage ein klares, frisches Gesicht – wie nach einem sanften Reset von innen.

Feel Self-Love: Die Kunst, dich selbst zu lieben

Die dritte Woche ist dem Thema Selbstliebe gewidmet. In guten Zeiten fällt sie leicht – in herausfordernden Momenten wird sie zur Übung. Wenn deine Haut gerötet ist, zu Unreinheiten neigt oder einfach nicht so strahlt, wie du es dir wünschst, kann das belastend sein. Vielleicht fühlst du dich dann unwohl, möchtest dich verstecken oder suchst nach Wegen, dein Hautbild zu »verbessern«. Doch der erste Schritt zur Selbstliebe ist Selbstakzeptanz und die beginnt genau dort, wo es unbequem ist.

Du bist damit nicht allein. Jeder Mensch kennt Phasen, in denen er sich nicht ganz wohl in seiner Haut fühlt. Und obwohl oft gesagt wird, die Haut sei der Spiegel der Seele, darfst du dich gern von diesem Gedanken lösen, wenn er dich unter Druck setzt. Deine Haut erzählt keine Geschichte von »Fehlern«, sondern von Lebendigkeit, von Veränderung, von Wachstum. Sie wandelt sich – wie du.

AKZEPTANZ STATT PERFEKTION

Selbstliebe bedeutet nicht, dich perfekt zu finden, sondern dich mit allem anzunehmen, was gerade da ist. Wenn du diesen Moment akzeptierst, entspannt dein Nervensystem. Dein Körper kann loslassen. Paradoxerweise geschieht dann oft genau das, was du dir so sehr wünschst: Deine Haut beginnt, sich zu beruhigen, zu regenerieren und schließlich von innen heraus zu leuchten.

Diese Woche ist eine Einladung, sanft zu dir zu sein – auch wenn dein Spiegelbild dich herausfordert. Liebe entsteht nicht durch Optimierung, sondern durch Annahme. Wenn du dich selbst umarmst, genauso wie du gerade bist, öffnet sich etwas in dir: dein Herz, dein Atem, deine Ausstrahlung.

Auch in deiner Ernährung kannst du dein Herz nähren. Wähle diese Woche frisches, grünes Gemüse. Ein knackiger Salat mit Kräutern erinnert dich daran, wie Lebenskraft schmecken kann.

Selbstliebe ist kein Ziel, das du erreichen musst. Sie ist eine Haltung, die in dir wächst, wenn du beginnst, dich selbst zu sehen – nicht als Projekt, sondern in deiner Ganzheit.

Feel Self-Love und leuchte, so wie du bist!

Morgenritual: Morning-Tune

Bevor der Tag beginnt, wecke dich mit Klang und Bewegung. Singe, wie es dir guttut. Unter der Dusche, beim Frühstückmachen oder während du dich streckst und reckst. Es geht nicht darum, schön zu singen, sondern dich zu spüren.

NEUROGLOW-RITUAL: Self-Care-Facial

Nähren • Verbinden • Regenerieren

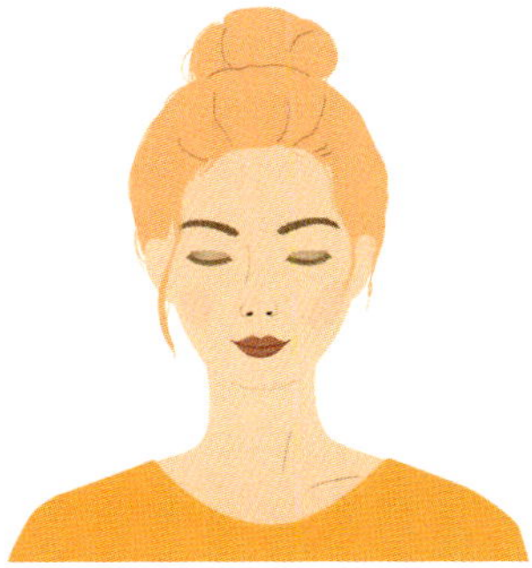

1. Vorbereiten: Schaffe Ruhe. Atme tief durch, wärme deine Hände an und schaffe eine Atmosphäre, die dich entspannt.

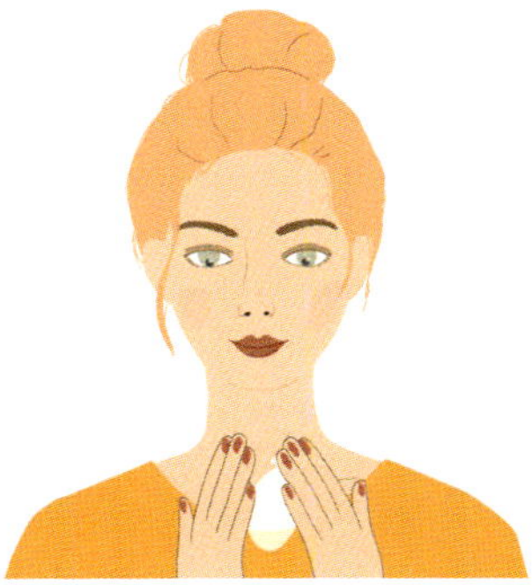

2. Auftragen: Verwende dein Serum, Öl oder deine Creme. Gib eine kleine Menge in die Handflächen und reibe sie aneinander.So aktivierst du Wirkstoffe und Energie.

3. Einmassieren: Mit sanften, fließenden Bewegungen von der Gesichtsmitte nach außen, über Wangen, Stirn und Hals. Wechsle zwischen gleitenden, kreisenden und drückenden Bewegungen.

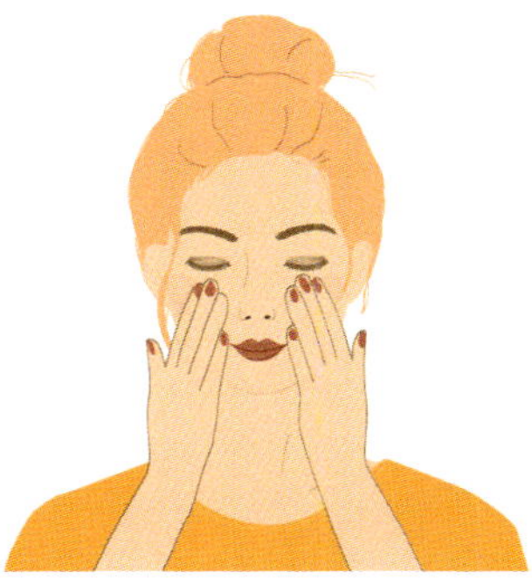

4. Nachruhen: Lege die Hände flach auf die Wangen, halte kurz inne. Fühle den Puls unter der Haut, hier arbeitet Regeneration. Lass die Haut atmen, genieße die Ruhe nach der Berührung.

»Mit jeder Berührung komme ich bei mir an. Meine Haut beruhigt sich.«

Yoga für die Faszien

Faszien lieben Bewegung – weich, rhythmisch und fließend. Wie ein Tanz, der dich schwingen lässt und Spannungen löst. Wiederholungen sind hier der Schlüssel: sanfte Impulse, die dein fasziales Gewebe entspannen und zugleich den Vagusnerv stimulieren. Er verbindet Körper und Seele und schenkt dir innere Ruhe. Lass dich also hineinfallen in diese Bewegungen, ohne Anstrengung, mit Leichtigkeit und einem Lächeln.

Oberkörperschwingen

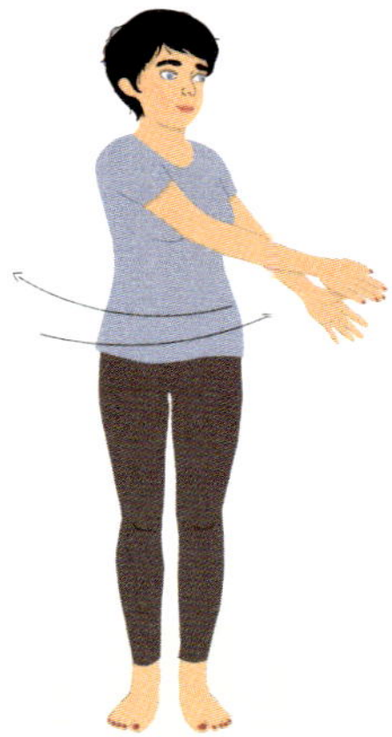

1. Stell dich hüftschmal hin, lass die Arme locker hängen und beginne, den Oberkörper sanft zu drehen. Übe 1 Minute lang.
2. Spüre, wie die Arme mitschwingen und leicht gegen Rücken oder Oberarme klopfen. Alles bleibt entspannt, die Bewegung trägt dich von selbst.

»Ich bin in meinem Rhythmus.«

Seitliches Federn

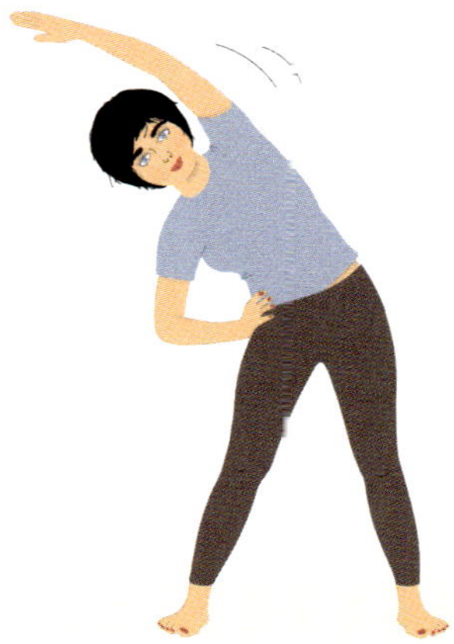

1. Bleibe hüftschmal stehen, setze eine Hand an die Taille und hebe den anderen Arm über den Kopf.
2. Lehne dich zur Seite und federe 30 Sekunden lang sanft in die Dehnung hinein. Dein Gesicht bleibt weich, ein Lächeln begleitet die Bewegung.
3. Zur anderen Seite wiederholen.

»Ich öffne mich für Leichtigkeit.«

Beinschwingen

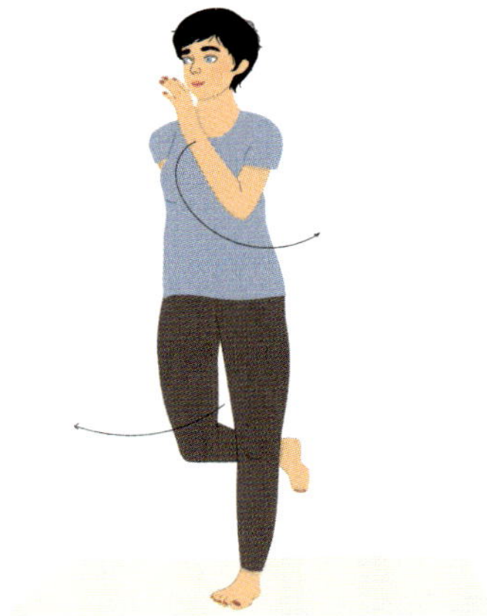

1. Stell dich auf ein Bein, das andere schwingt nach vorn und hinten. Lass auch die Arme mitschwingen.
2. Arme und Beine bewegen sich im Gegentakt, so bleibt die Balance spielerisch leicht. Übe 1 Minute lang und stelle dir dabei vor, du würdest Schwünge in die Luft zeichnen.

»Ich finde Balance im Fluss der Bewegung.«

Schulterbrücke mit Mini-Swing

1. Lege dich auf den Rücken, die Beine hüftschmal aufgestellt, die Arme neben dem Körper.
2. Hebe dein Becken an und beginne mit kleinen, federnden Bewegungen, als würdest du mit deinem Po auf einem unsichtbaren Trampolin wippen. Federe 30 Sekunden lang.

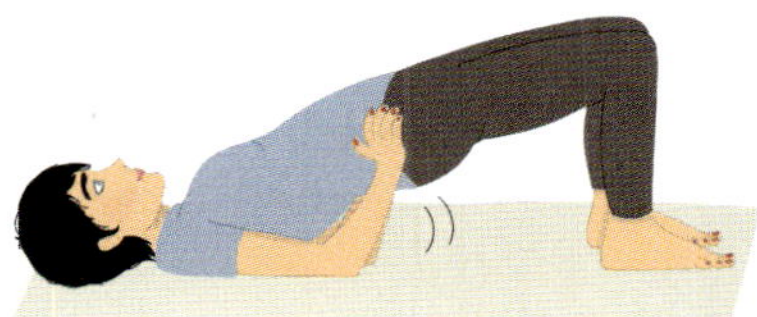

3. Dein Bauchraum entspannt, die Faszien um den Darm dürfen loslassen. Das lieben deine Verdauungsorgane.

»Ich erlaube meinem Darm, zu entspannen.«

Schulter-Release

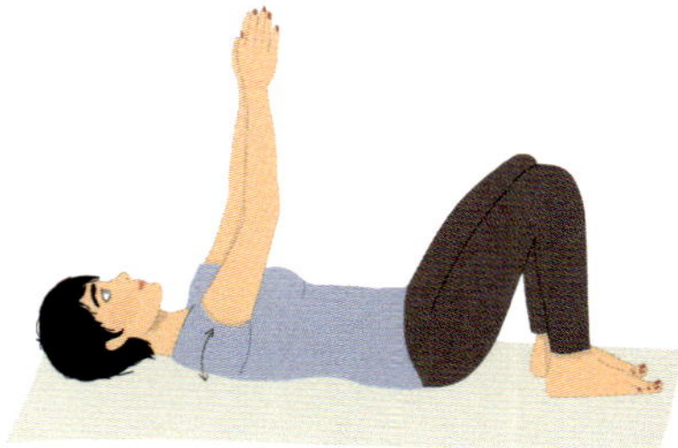

1. Bleibe auf dem Rücken liegen, die Beine hüftschmal aufgestellt.
2. Strecke die Arme senkrecht nach oben, Handflächen zueinander. Zieh die Schultern zur Decke und lass sie dann wieder schwer nach unten plumpsen.
3. Wiederhole die Bewegung, solange sie dir guttut. Genieße dieses befreiende »Aufklatschen«.

»Ich lasse Druck abfallen.«

Beckenkreisen

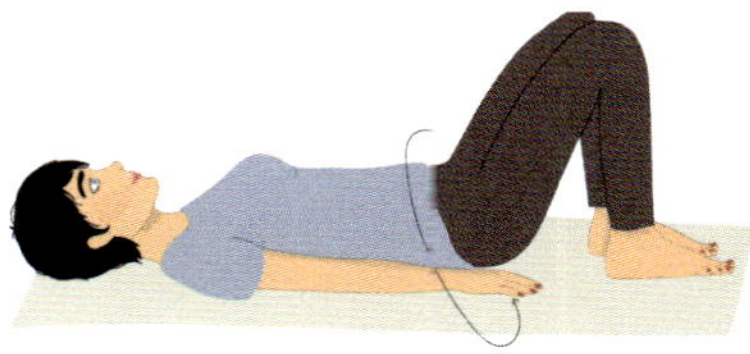

1. Bleibe auf dem Rücken liegen, lege die Arme neben deinem Körper ab und beginne, dein Becken sanft in großen Kreisen zu bewegen. Mal in die eine, mal in die andere Richtung. Übe insgesamt 1 Minute lang.
2. Spüre, wie der untere Rücken massiert wird und die Faszien im Beckenraum in ein wohltuendes Schwingen kommen – eine sinnliche Bewegung, die dich erdet und dich entspannt.

»Ich bewege mich geschmeidig und frei.«

INNEHALTEN UND NACHSPÜREN

Zwischendurch lohnt es sich, kurz innezuhalten und nachzuspüren: Wo ist Weite entstanden, wo fühlst du mehr Raum? Mit jeder Wiederholung löst sich etwas, dein Gewebe atmet auf und du gleich mit. Lächle, genieße, spiele mit der Bewegung. Dein Körper schätzt genau das.

Mittagsritual: Midday-Harmony

Der Mittag ist der Moment, dich selbst liebevoll wahrzunehmen – mit allem, was gerade da ist.

Moon-Glow-Breath

Der Moon-Glow-Breath beruhigt Körper und Geist, senkt den Stresslevel und unterstützt die Regeneration von Haut und Zellen. Er wirkt ausgleichend auf das Nervensystem und trägt die Energie des Mondes in sich – nährend, empfänglich und weiblich. Diese Qualität hilft dir, dich selbst liebevoll zu versorgen und in einen ruhigen Fluss zu kommen.

1. Setze dich aufrecht und bequem hin. Lege die Hände locker auf deine Oberschenkel und nimm ein paar ruhige Atemzüge.
2. Forme mit der rechten Hand das Vishnu Mudra: Zeige- und Mittelfinger gebeugt, Ringfinger, kleiner Finger und Daumen gestreckt. Schließe sanft das rechte Nasenloch mit dem Daumen, atme tief über die linke Seite ein. Schließe mit dem Ringfinger das linke Nasenloch, atme rechts aus.
3. Spüre, wie mit jeder Einatmung Ruhe entsteht und mit jeder Ausatmung die Anspannung des Tages losgelassen wird. So entsteht ein ruhiger, gleichmäßiger Rhythmus: immer links ein, rechts aus. Beobachte, wie sich die Muskeln um Mund und Gesicht entspannen und eine subtile innere Stille entsteht. Übe 12 Runden, bis dein Atem weich und gleichmäßig in die unteren Lungenbereiche fließt.
4. Beende die Übung, indem du die rechte Hand langsam auf den Oberschenkel legst, die Augen kurz geschlossen hältst und dem Gefühl innerer Ruhe nachspürst.

»Mit jedem Atemzug wende ich mich mir liebevoll zu.«

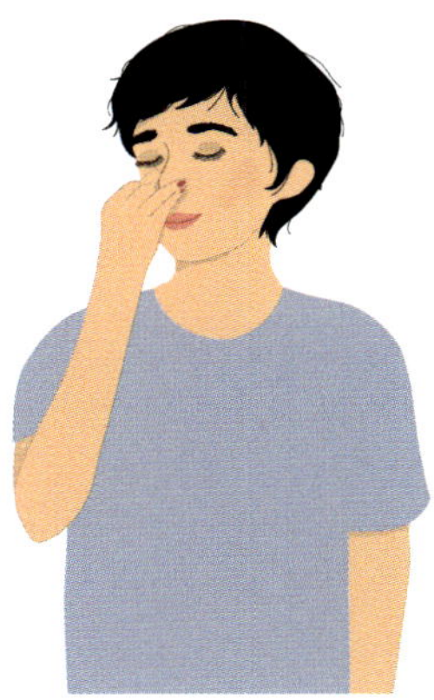

Green-Heart-Salad

EIN SALAT VOLLER LEBENSKRAFT – LEICHT, GRÜN UND BELEBEND. IDEALER ENERGIESCHUB FÜR DEN MITTAG

Für 1 Person
20 Min. Zubereitung

Für den Salat

- **100 g Quinoa**
- **1 Brokkoli**
- **3 EL Kürbiskerne**
- **1 EL Schwarzkümmelsamen**
- **1 grüner Apfel**
- **4 Datteln**
- **1 rote Zwiebel**
- **1 Bund glatte Petersilie**

Für das Dressing

- **1 Bio-Zitrone**
- **3 EL Olivenöl**
- **1 EL Mandelmus**
- **1 TL Senf**
- **1 TL Apfelessig**
- **1 TL Honig**
- **Salz**

1. Quinoa mit ca. 200 ml Wasser in einen Topf geben. Einmal aufkochen lassen, die Hitze reduzieren und 10 Min. ausquellen lassen.

2. In der Zwischenzeit den Brokkoli in Röschen zerteilen und die Brokkoliröschen mit der Hand klein zupfen. Kürbiskerne und Schwarzkümmelsamen in einer Pfanne ohne Fett goldbraun rösten.

3. Den Apfel waschen, entkernen und in ca. 1 cm große Würfel schneiden. Datteln und Zwiebel fein hacken, Petersilie grob schneiden.

4. Für das Dressing zunächst die Zitrone waschen, etwas Schale abreiben und auspressen. 2 EL Zitronensaft gut mit den restlichen Dressingzutaten verrühren und mit ½ TL Salz abschmecken. Bei Bedarf noch 1–2 EL Wasser zugeben.

5. Quinoa, Brokkoli, Apfel, Datteln, Zwiebeln, Kürbiskerne, Schwarzkümmelsamen in einer Schüssel mit dem Dressing mischen. Mit Petersilie toppen.

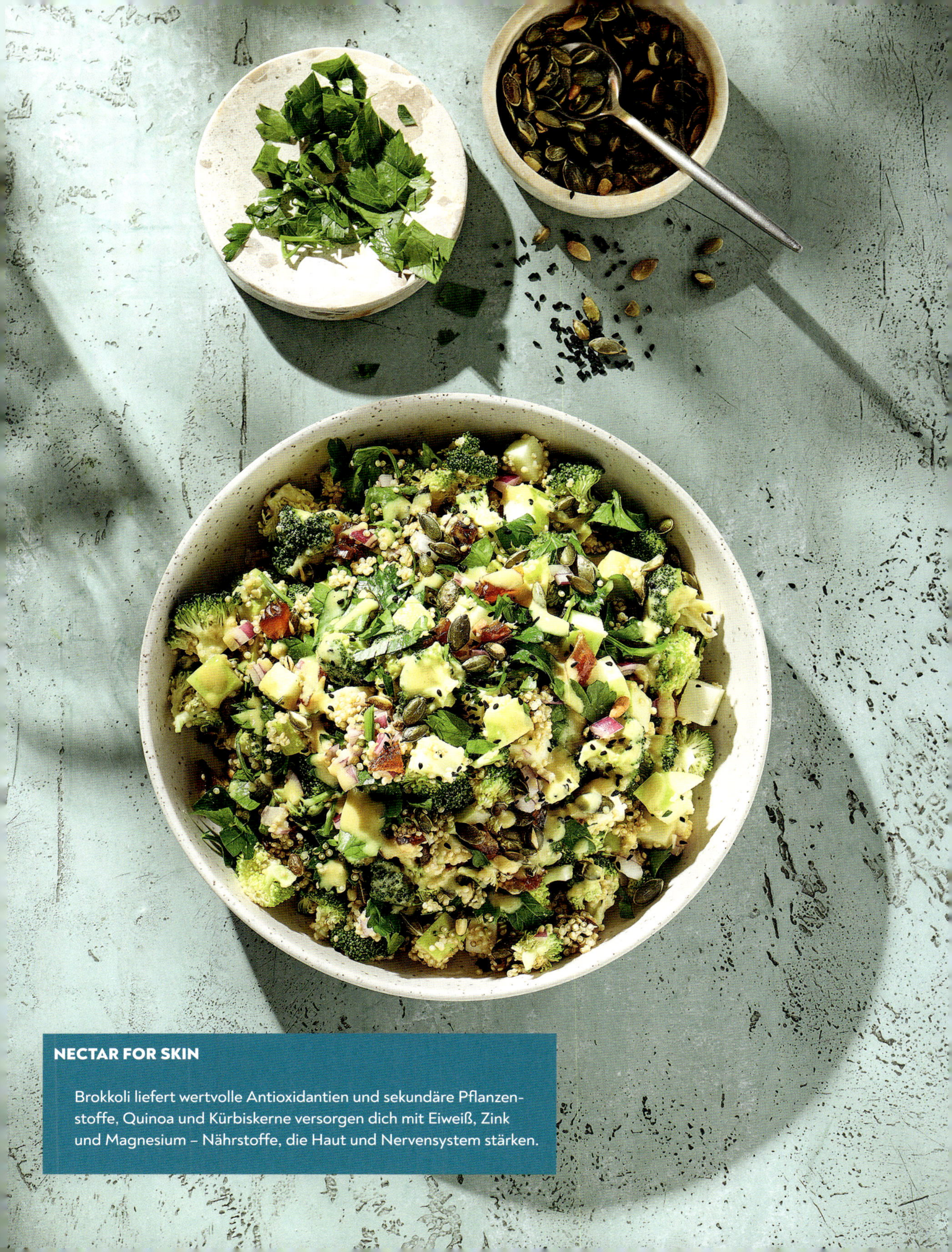

NECTAR FOR SKIN

Brokkoli liefert wertvolle Antioxidantien und sekundäre Pflanzenstoffe, Quinoa und Kürbiskerne versorgen dich mit Eiweiß, Zink und Magnesium – Nährstoffe, die Haut und Nervensystem stärken.

Hridaya Mudra

Das Hridaya Mudra – auch Herz-Mudra genannt – reduziert Unruhe und Sorgen und schenkt dir emotionale Stabilität. Es fördert Vertrauen, Mitgefühl und innere Ruhe und ist eine herrlich liebevolle Geste an dich selbst.

1. Lege die Zeigefinger beider Hände an die Basis der Daumen.
2. Führe deine Ring-, Mittelfinger und Daumen zusammen, die kleinen Finger bleiben gestreckt.
3. Lege die Hände locker auf die Oberschenkel, Handflächen nach oben.
4. Atme 1–3 Minuten ruhig ein und aus.
5. Spüre, wie Frieden von innen heraus in dir entsteht.

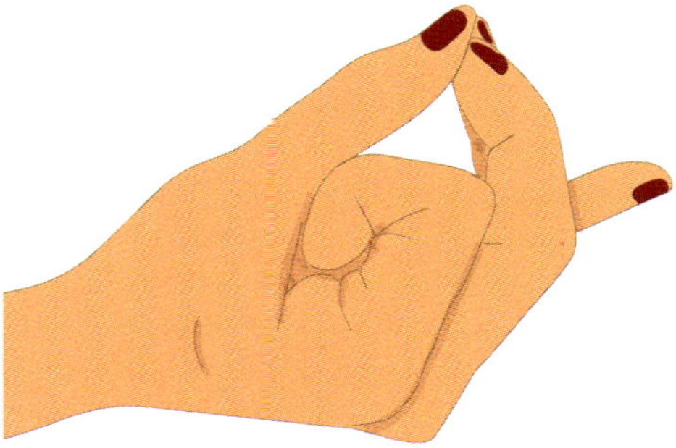

»Ich öffne mein Herz – für mich, für das Leben.«

DEIN HERZRAUM

Hier geht es um das Innere – und die Kraft, mit dem Herzen zu sehen. Der Herzraum ist ein Ort, der seit Jahrhunderten in vielen Kulturen als Quelle von Frieden und Mitgefühl gilt. Hier verbinden wir uns mit einer Kraft, die nicht nur unser eigenes Leben, sondern auch unsere Beziehungen verwandelt: der Fähigkeit, uns selbst, andere und die Welt mit Wohlwollen zu betrachten.

Abendritual: Evening-Love

Wenn der Tag sich dem Ende zuneigt, schenke dir einen Moment, um anzukommen – einen Moment für dich, in dem Ruhe, Fürsorge und liebevolle Aufmerksamkeit Platz haben. Dein Abendritual begleitet dich sanft, beruhigt Körper und Geist.

Heart-Expansion-Meditation

1. **Einstimmung:** Finde eine Sitzhaltung, die dir angenehm ist. Schließe die Augen und atme tief ein und aus. Mit jedem Ausatmen lass den Körper von innen her weicher werden – Brustkorb, Bauch, Schultern. Dein Atem wird zum Schlüssel, der dich in den Herzraum führt.
2. **Den Herzraum spüren:** Lenke die Aufmerksamkeit in die Mitte deiner Brust. Stell dir vor, es öffnet sich ein warmer, stiller Raum. Vielleicht nimmst du eine sanfte Weite wahr, vielleicht ein Pulsieren. Erzwinge nichts.
3. **Wärme entstehen lassen:** Erinnere dich an einen Moment der Zuneigung – ein Lächeln, eine Umarmung, den Blick eines geliebten Menschen. Erlaube diesem Gefühl, in deinem Herzraum Wurzeln zu schlagen. Spüre, wie es sich ausbreitet, bis dir wohlig warm wird.
4. **Freundlichkeit zu dir selbst:** Richte diese Wärme nun auf dich selbst. Stell dir vor, dein Herz sagt zu dir: »Du bist willkommen. Du bist richtig.« Lass diese Worte sanft in dir nachhallen.
5. **Strömung in alle Richtungen:** Mit dem Einatmen sammelst du dich im Herzraum. Mit dem Ausatmen lässt du die Wärme nach außen fließen – erst nach vorn, dann nach hinten, nach rechts, nach links, nach oben, nach unten und schließlich in alle Richtungen zugleich wie konzentrische Wellen auf Wasser.
6. **Verbindung mit der Welt:** Sieh, wie die Wärme nicht stoppt, sondern weiterströmt – zu den Menschen, die dir nahe sind, auch zu denen, die dich herausfordern, und schließlich in die ganze Welt. Es ist nicht wichtig, wie groß die Strömung ist, solange sie von Herzen kommt.
7. **Reflexionsmoment:** Vielleicht kennst du den berühmten Satz aus dem Buch *Der kleine Prinz:* »Man sieht nur mit dem Herzen gut.« In dieser Meditation kannst du erfahren, wie das Herz dich klarer sehen lässt, jenseits von Urteilen. Nimm dieses Gefühl mit in deinen Alltag: die Fähigkeit, die Welt nicht nur mit den Augen, sondern mit dem Herzen zu betrachten.

Spicy-Nut-Mix

EIN KNUSPRIGER, WÜRZIGER SNACK ZUM AUSKLANG DES TAGES – NÄHREND, WÄRMEND UND VOLLER ENERGIE

Für 1 Person
5 Min. Zubereitung
12 Min. Backen

- **400 g gemischte Nüsse (Mandeln, Haselnuss-, Pekannuss- oder Cashewkerne)**
- **2 TL Currypulver**
- **1 TL edelsüßes Paprikapulver**
- **½ TL Chiliflocken**
- **Salz**
- **½ TL Pfeffer**
- **1 Eiweiß**
- **50 g getrocknete Physalis**
- **Außerdem: Backpapier**

1. Backofen auf 180° vorheizen.

2. Die gemischten Nüsse mit Currypulver, Paprika, Chiliflocken, ½ TL Salz und Pfeffer mischen.

3. Eiweiß steif schlagen und vorsichtig unter die Nussmischung heben.

4. Mischung auf einem mit Backpapier belegten Blech verteilen.

5. In 12 Min. im Ofen goldbraun rösten. Nüsse aus dem Ofen nehmen und abkühlen lassen.

6. Physalis unter die Nüsse mischen und genießen.

NECTAR FOR SKIN

Nüsse liefern gesunde Fette, Mineralstoffe und Antioxidantien. Sie unterstützen die Hautbarriere, nähren von innen und schenken strahlende Vitalität.

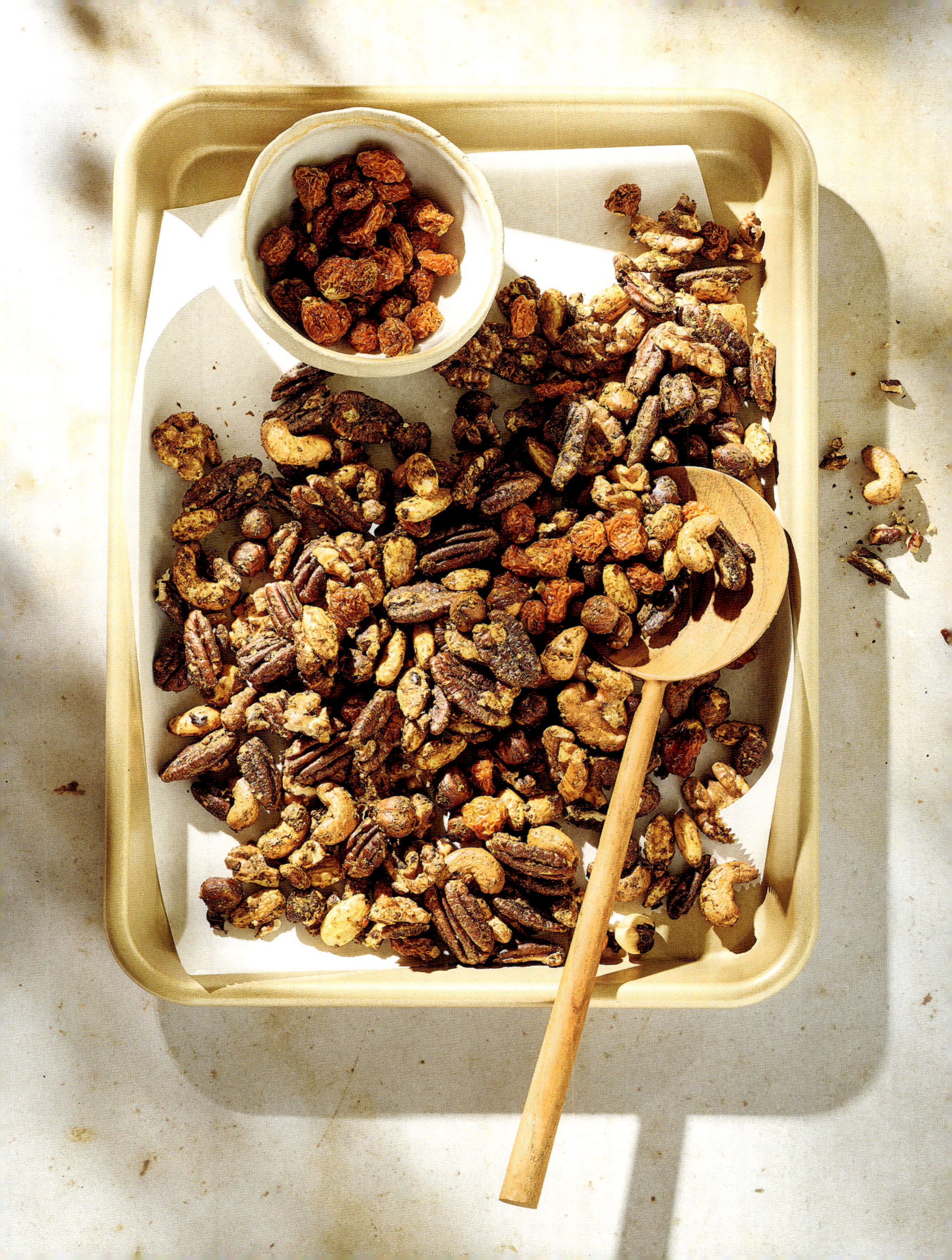

NEUROGLOW-RITUAL:
Schönheitsschlaf

Ankommen • Eintauchen • Stille

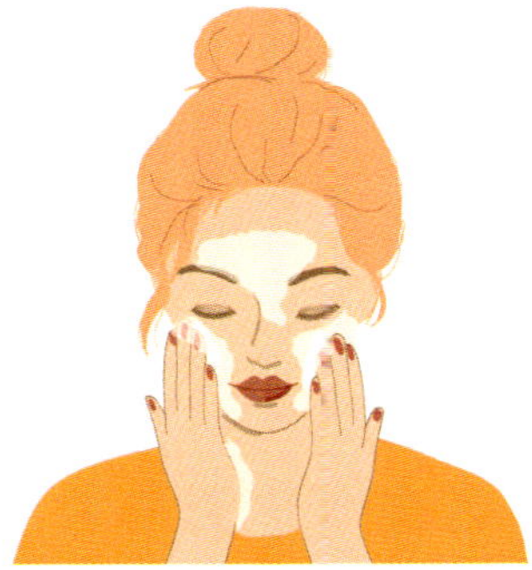

1. Frühes Ankommen (ca. 20 Uhr): Ziehe dich sanft aus dem Alltag zurück und begib dich früh ins Bad. Dein Abend beginnt ganz bewusst.

2. Loslassen und Reinigen: Wasche den Tag von deiner Haut. Lass dir von Wasser, Reinigung und Duft helfen, Gedanken und Spannungen abzugeben.

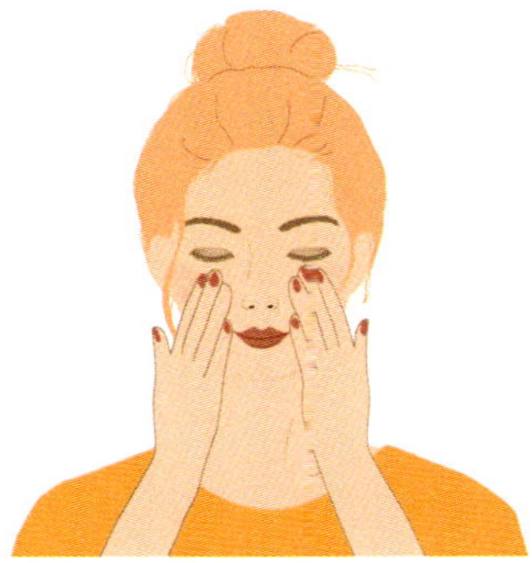

3. Nachtpflege aktivieren: Trage eine hautpflegende Maske oder deine gewohnte Pflege etwas großzügiger auf. Spüre, wie deine Haut versorgt wird und sich auf Regeneration einstellt.

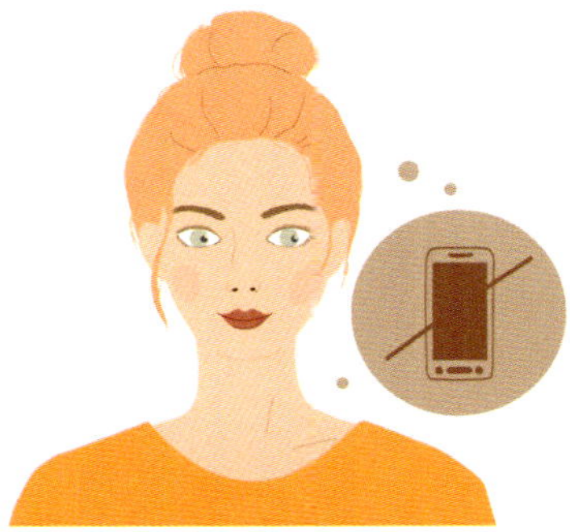

4. Digitale Stille: Schalte Handy, TV und Computer aus. Gib deinem Nervensystem den Impuls zur Ruhe: kein Input mehr, sondern nur noch Entspannung.

5. Sanftes Eintauchen: Greife zu einem Buch oder Text, der dich entspannt. Dein Geist darf jetzt zur Ruhe kommen.

6. Erholsam Schlafen: Lass Licht und Gedanken leiser werden, kuschle dich ein und gleite in deinen Schönheitsschlaf, damit Haut und Seele regenerieren und du am Morgen neu erstrahlst.

»Mit jedem Loslassen finde ich meine Ruhe.«

Bonus: Faszienmassage

Die Faszien sind das feine Bindegewebe, das Muskeln, Haut und Organe miteinander verbindet. Wenn sie verkleben, verliert dein Gewebe an Elastizität, Nährstoffe gelangen schlechter in die Haut und Stoffwechselendprodukte stauen sich. Eine Faszienmassage hilft, diese Verklebungen sanft zu lösen.

Faszienmassage Gesicht

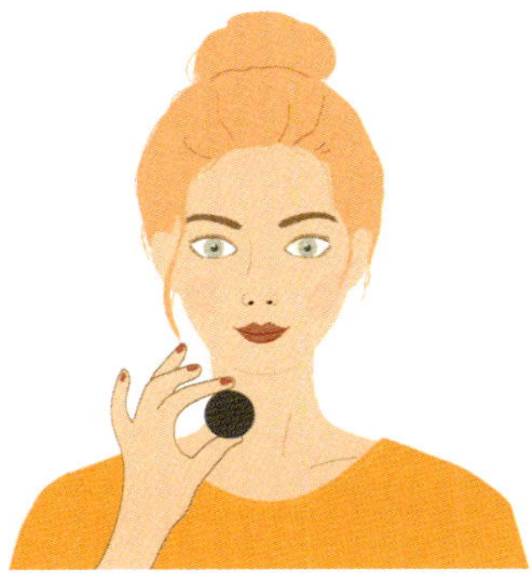

1. Vorbereitung: Du brauchst einen Ball – am besten einen Faszienball in Golfballgröße. Alternativ eignet sich ein Golfball, Flummi oder glatter Gummiball. Reinige ihn vor der Anwendung gründlich.
2. Platzierung im Gesicht: Lege den Ball sanft auf deine Haut und arbeite dich Stück für Stück durch die wichtigsten Zonen: Stirn, Schläfen, Augenpartie (sehr vorsichtig), Nasolabialfalten, Wangen, Kiefermuskulatur, Oberlippe und Kinn. Spüre, wo dein Gewebe fest oder angespannt ist.

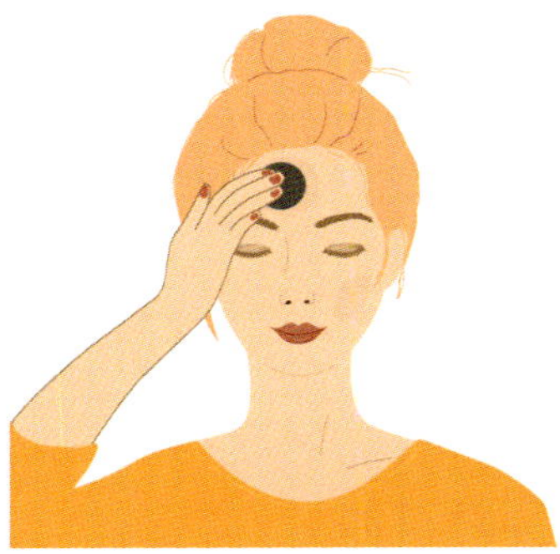

3. Bewegungen: Du hast hier verschiedene Möglichkeiten: Rolle den Ball sanft über deine Haut, führe kleine kreisende Bewegungen aus oder bleibe mit leichtem Druck für einige Atemzüge an einem Punkt, bevor du den Ball ein Stück weiter verschiebst. Lass dich dabei von deinem Gefühl leiten: Die Massage darf angenehm sein, aber niemals schmerzhaft.
4. Nachspüren: Beende die Massage nach einigen Minuten, lege den Ball beiseite und halte kurz inne. Spüre nach: Fühlt sich dein Gesicht wärmer, weicher, entspannter an? Genieße diesen Moment der Leichtigkeit.

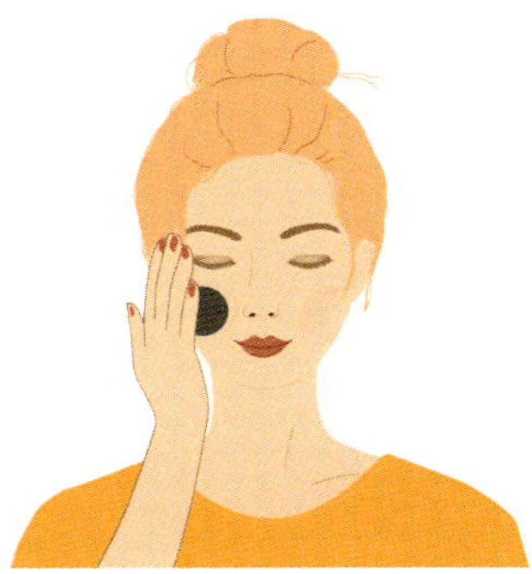

Feel beautiful: Wenn Innen und Außen sich begegnen

Schönheit entsteht dort, wo du dich selbst wahrnimmst – wo du spürst, wie dein Inneres und dein Äußeres miteinander in Verbindung sind.

Diese Woche ist eine Einladung, dieses Leuchten bewusst zu nähren und zu erleben. Dein Körper spürt, was du denkst, und deine Gedanken verändern, wie dein Körper reagiert. Wenn du atmest, dich berührst, bewegst oder pflegst, kommunizierst du mit deinem Nervensystem. Jede sanfte Handlung, jeder Moment der Achtsamkeit sendet das Signal: Ich bin sicher. Ich bin verbunden. Dein Organismus antwortet darauf mit Entspannung, Durchblutung, Regeneration. Dieses innere Gleichgewicht zeigt sich als natürliche Strahlkraft deiner Haut.

ES SCHLIESST SICH DER KREIS

Erinnere dich an deinen Beginn, an das Gefühl der Sicherheit der ersten Woche dieser 4-wöchigen Reise. Es war das Fundament, auf dem sich alles andere aufbauen konnte. Aus Sicherheit erwuchs Sinnlichkeit, aus Sinnlichkeit Selbstliebe. Aus Selbstliebe entsteht Schönheit – nicht als Ziel, sondern als natürlicher Ausdruck deiner inneren Ordnung. So schließt sich der Kreis.

Wenn du in dieser Woche auf deine Haut achtest, mache es mit genau diesem Bewusstsein: Pflege ist keine Routine, sondern Zuwendung. Bewegung ist keine Pflicht, sondern Energie im Fluss. Ernährung ist keine Kontrolle, sondern liebevolle Unterstützung. Alles, was du tust, ist Teil dieses Kreislaufs von Geben und Empfangen, innen und außen, Gefühl und Ausdruck, Sein und Strahlen. Während du spürst, wie sich diese Verbindung vertieft, sei dir einer Sache bewusst: Schönheit ist dein Innenleben, sichtbar geworden: **Feel beautiful!**

Morgenritual: Inner Radiance

Wenn du in den Tag startest, spüre, was Schönheit für dich bedeutet. Nicht das Bild im Spiegel, sondern das Gefühl, lebendig zu sein. Dein Körper erinnert, was du ihm schenkst. Was du wahrnimmst, wird Energie, die du ausstrahlst.

NEUROGLOW-RITUAL: Strahlkraft

Reflexion • Energie • Ausstrahlung

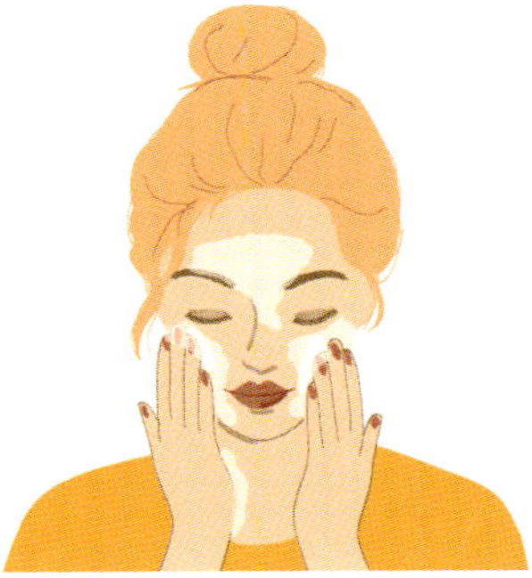

1. Aktivieren der Mikrozirkulation: Wasche dein Gesicht mit lauwarmem Wasser. Die leichte Temperatur stimuliert die Gefäße und die Sauerstoffversorgung der Dermis.

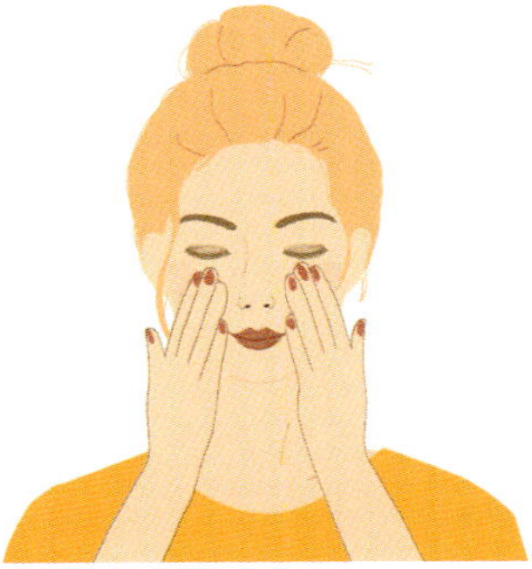

2. Neuroaktive Hydration: Trage ein Serum mit Niacinamid (5 Prozent) und Hyaluronsäure auf. Dies verbessert die Feuchtigkeitsbindung, stabilisiert die Hautbarriere und fördert gleichmäßige Lichtstreuung.

3. Antioxidativer Schutz und Energiefluss: Pflege deine Haut mit Vitamin C, Tephrosia-purpurea-, Cherimoya- oder Timutpfeffer-Extrakt. Sie schützen vor oxidativem Stress und unterstützen ein gesundes Hautbild.

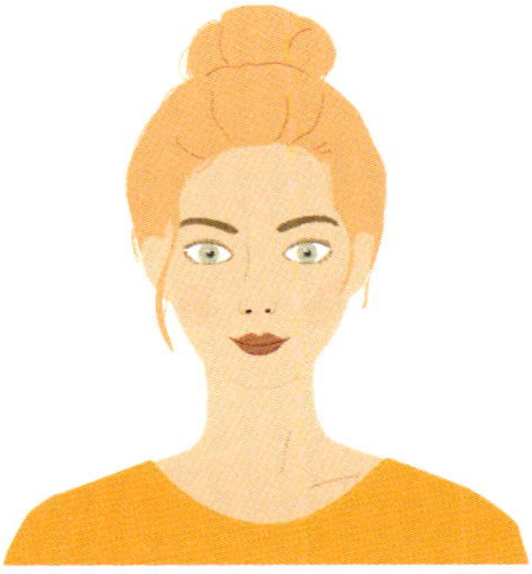

4. Gleichmäßige Lichtreflexion: Schließe mit Sonnenschutz ab. Der SPF schützt die kollagene Dermisstruktur.

»Ich erstrahle von innen.«

Yoga für die Ausstrahlung

Die folgenden sechs Asanas aktivieren deinen Kreislauf, öffnen deinen Brustraum und bringen deinen Körper in Balance.

Der Baum

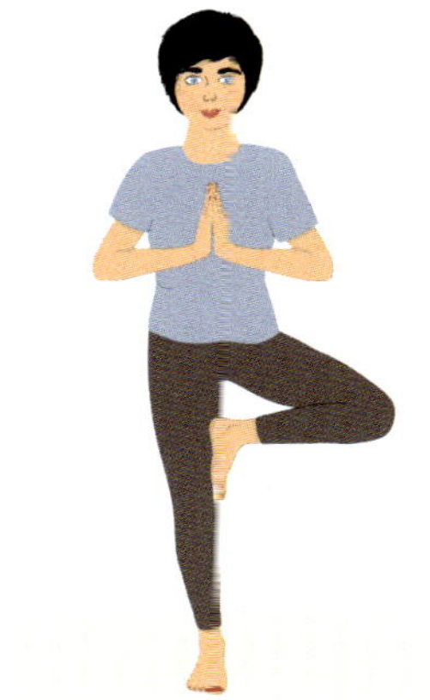

1. Komme in den aufrechten Stand. Bringe den linken Fuß an die Innenseite des rechten Fußknöchels, der rechten Wade oder der Innenseite des rechten Oberschenkels (aber nicht ans Knie).
2. Lege die Hände vor dem Herzen in Gebetshaltung zusammen.
3. Richte dich auf, als würde dich ein feiner Faden an der Krone des Kopfes nach oben ziehen. Atme ruhig, finde Balance, lächle. 30 Sekunden halten, Seite wechseln.

»Ich stehe stabil und strahle.«

Flügel öffnen

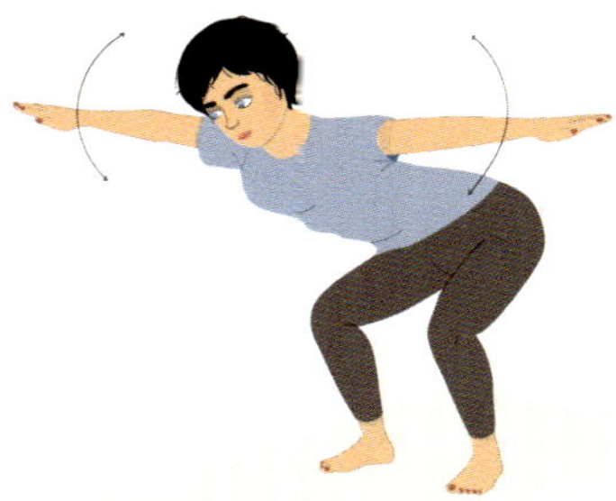

1. Komme aus dem aufrechten Stand in die Stuhlhaltung, indem du die Knie beugst, bis die Oberschenkel fast parallel zum Boden sind. Das Gewicht ist auf den Fersen.
2. Strecke die Arme parallel zum Boden nach vorn und reibe die Handflächen, bis Wärme entsteht, ca. 30 Sekunden.
3. Neige den Oberkörper, bis er parallel zum Boden ist. Strecke die Arme zur Seite. Schwinge sie 30 Sekunden sanft wie Flügel auf und ab, öffne den Brustkorb.

»Ich bin stark, lebendig und voller Schwung.«

Adler-Squat

1. Stelle die Füße weit auseinander, die Zehen leicht nach außen gedreht. Senke dein Becken tief und komme in einen kraftvollen Squat.
2. Strecke die Arme seitlich aus, bringe dann den linken Arm unter den rechten, die Ellenbogen übereinander. Beuge die Arme, sodass die Unterarme senkrecht nach oben zeigen. Lege die Handflächen aneinander und drücke sie gegeneinander. Die Ellenbogen sind auf Schulterhöhe.
3. Spüre, wie sich die Schulterblätter nach außen weiten. Atme tief in diese Öffnung hinein. Halte die Stellung ein paar Atemzüge und wechsle dann die Seite.

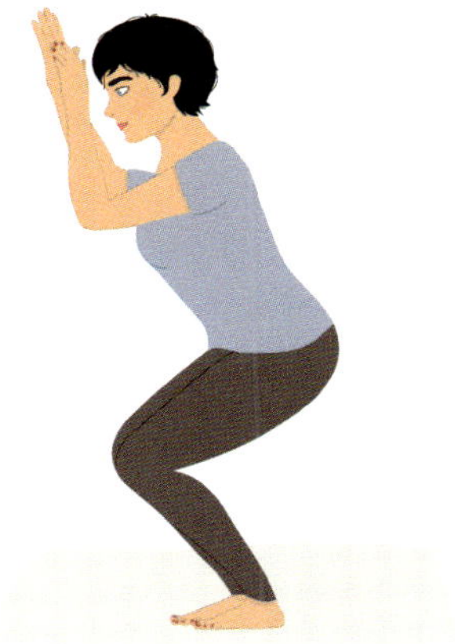

»Meine Beine tragen mich, mein Rücken atmet auf.«

Die Sphinx

1. Komme in die Bauchlage. Stelle die Ellenbogen direkt unter die Schultern, die Unterarme liegen parallel.
2. Drücke die Handflächen sanft in die Matte und ziehe sie leicht zu dir heran. Der Brustkorb hebt sich, das Herz öffnet sich nach vorn.
3. Halte 1 Minute lang, atme ruhig und genieße die Weite im Brustraum – deinen Sphinx-Glow.

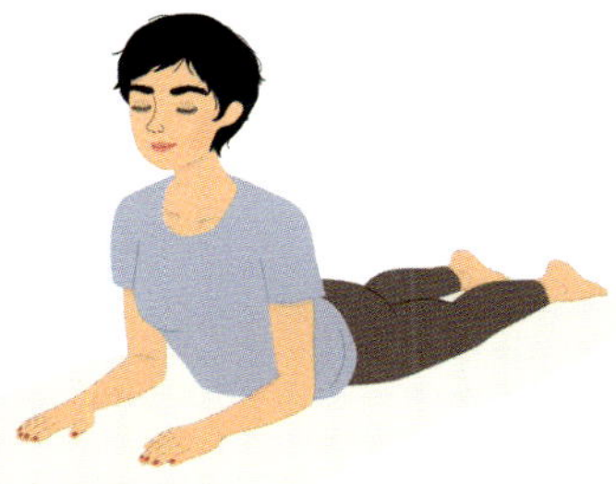

»Ich öffne mein Herz und leuchte sanft.«

Kreise für die Schultern

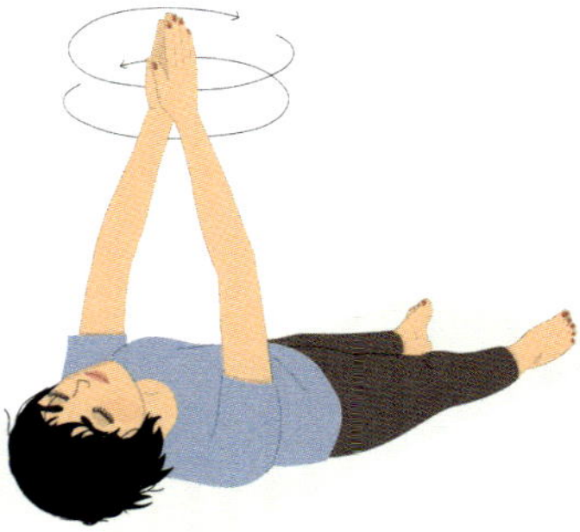

1. Lege dich auf den Rücken, die Beine hüftschmal aufgestellt. Strecke die Arme senkrecht nach oben. Die Handflächen liegen aneinander, die Schultern am Boden.
2. Zeichne ca. 2 Minuten lang mit den Händen Kreise in der Größe einer Pizza in die Luft: erst in eine Richtung, dann in die andere. Das lieben die Faszien in deinem oberen Rücken.

»Ich bin geschmeidig, leicht und voller Anmut.«

Seitlicher Flow

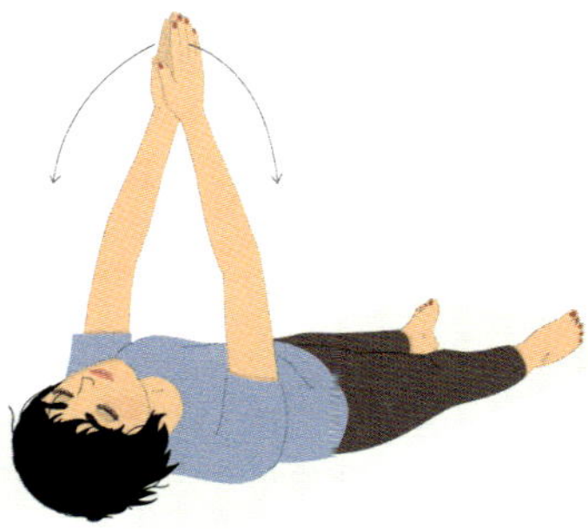

1. Bleibe in der Rückenlage, die Arme nach oben ausgestreckt, die Hände wieder aneinandergelegt.
2. Führe die Arme langsam von links nach rechts wie ein Pendel, ca. 2. Minuten lang. Spüre, wie die Bewegung Spannung in den Schultern löst. Spüre nach.

»Mit jeder Bewegung entfaltet sich mein Glow.«

Mittagsritual: Midday-Glow

Mittag ist der Moment, in dem du dich neu ausrichtest – zwischen Aktivität und Ruhe, innen und außen. Schönheit entfaltet sich, wenn du geerdet bist und offen bleibst für Licht und Bewegung. Diese Pause schenkt dir Balance und lässt deine Energie fließen.

Golden-Skin-Breath

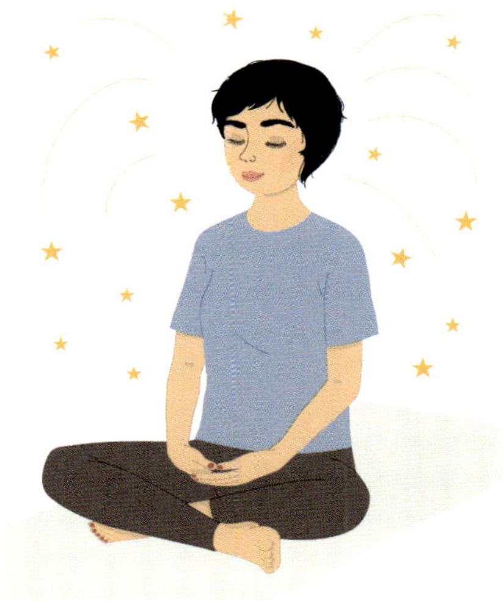

Dies ist eine Atemenergielenkung, die dich mit deiner inneren Stabilität verbindet und dein Strahlen aktiviert.

1. Setze dich bequem hin und finde eine Haltung, die geerdet und aufgerichtet ist. Lass die Schultern sanft sinken, entspanne den Kiefer. Schließe die Augen und spüre die Verbindung zur Erde unter dir, die dich trägt, nährt und stabilisiert.
2. Lenke mit der Einatmung deine Wahrnehmung vom Beckenboden nach oben, als würdest du mit der Kraft der Erde bis zur Krone deines Kopfes wachsen. Spüre Aufrichtung, Leichtigkeit, Erdung.
3. Gehe mit der Ausatmung über deine Scheitelkrone hinaus. Stell dir vor, wie ein goldener Schimmer deine Haut von Kopf bis Fuß umhüllt. Ein feiner Glanz schenkt Ausstrahlung und Gelassenheit.
4. Wiederhole den Zyklus mehrere Male, bis du dich geerdet, aufgerichtet und strahlend fühlst. Bevor du die Augen öffnest, spüre dem Strahlen bewusst nach.

»Ich strahle von innen nach außen.«

PERFEKTER MOMENT

Übe mittags, wenn du neue Energie brauchst, oder immer dann, wenn du dein inneres Licht ganz bewusst spüren willst.

NO-red-Soup

EINE SUPPE WIE EIN ABENDKLEID IN SCHALE – TIEFROT, WARM, NÄHREND UND VOLLER VITALSTOFFE

Für 2 Personen
45 Min. Zubereitung

- **1 große Zwiebel**
- **1 Stück Ingwer (2 cm lang)**
- **800 g Rote Bete**
- **2 EL Olivenöl**
- **2 TL Gemüsebrühe (Instant)**
- **1 Bio-Orange**
- **Salz**
- **Pfeffer**
- **4 EL Haselnusskerne**
- **5 getrocknete Aprikosen**
- **1 Bund Koriandergrün**
- **150 g Joghurt**

1. Zwiebel und Ingwer fein hacken. Rote Bete schälen und in Würfel von 2 cm Kantenlänge schneiden.

2. Öl in einem Topf erhitzen. Die gehackte Zwiebel und den Ingwer darin andünsten, dann die Rote-Bete-Würfel hinzufügen. 500 ml Wasser und die Gemüsebrühe (Instant) hinzugeben.

3. Die Orange gründlich waschen, die Schale abreiben und den Saft auspressen. Den Orangensaft in die Suppe geben. Die Suppe mit Salz und Pfeffer würzen und zugedeckt 30 Min. köcheln lassen.

4. Für die Aprikosenstreusel Haselnusskerne, getrocknete Aprikosen und Koriandergrün fein hacken. Mit abgeriebener Orangenschale mischen.

5. Suppe mit dem Pürierstab fein pürieren und 100 g Joghurt unterrühren.

6. Die Hälfte der Suppe mit einem Klecks von dem restlichen Joghurt in einen tiefen Teller geben. Mit der Hälfte der Streusel bestreuen. Die restliche Suppe für den nächsten Tag in den Kühlschrank stellen.

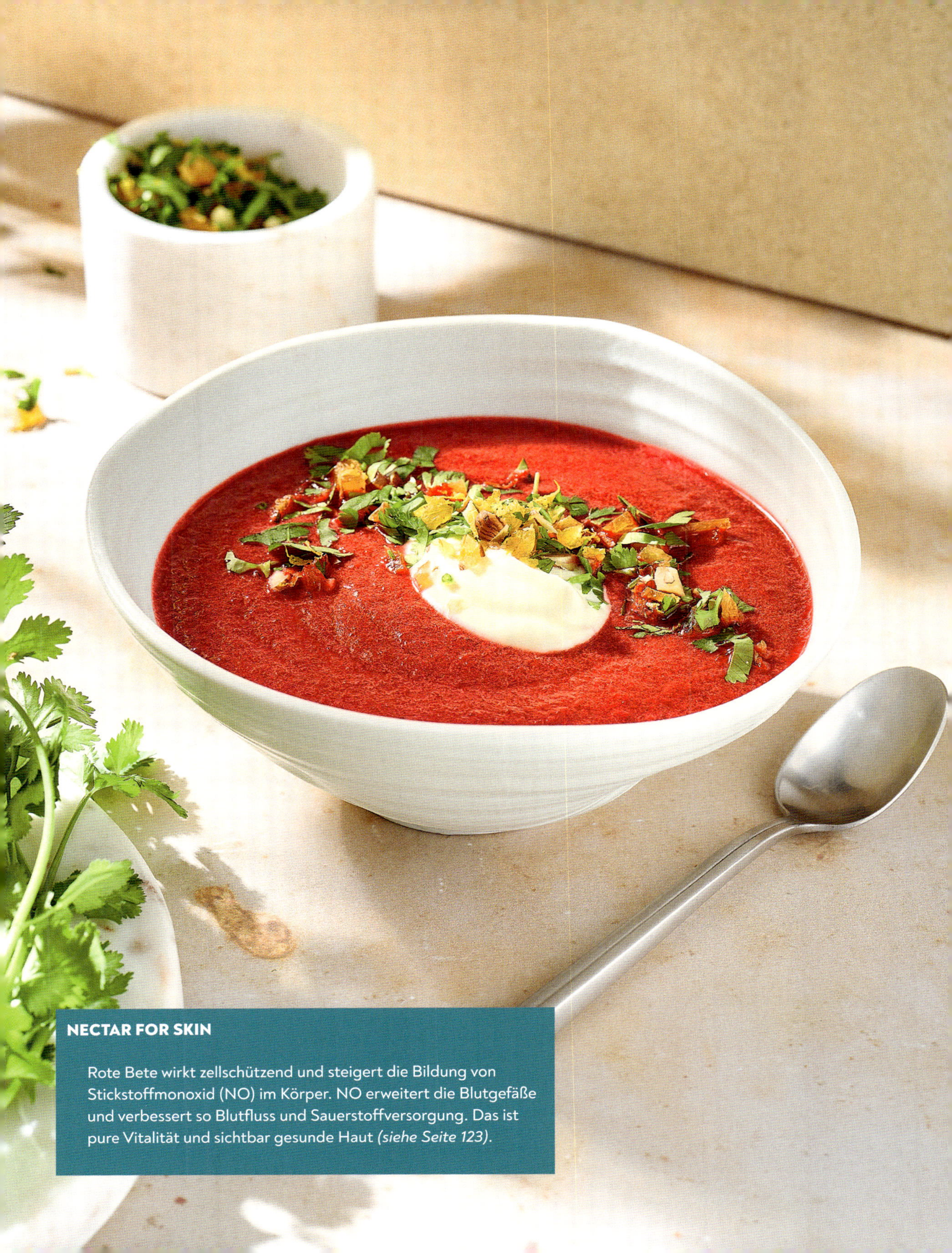

NECTAR FOR SKIN

Rote Bete wirkt zellschützend und steigert die Bildung von Stickstoffmonoxid (NO) im Körper. NO erweitert die Blutgefäße und verbessert so Blutfluss und Sauerstoffversorgung. Das ist pure Vitalität und sichtbar gesunde Haut *(siehe Seite 123)*.

Prithivi Mudra

Das Prithivi Mudra stärkt deine Verbindung zur Erde. Es ist ein Symbol für Stabilität, Nahrung und Beständigkeit. Im Yoga heißt es, es fördert die Regeneration von Haut, Haaren und Nägeln und schenkt dir ein Gefühl von innerer Zufriedenheit und natürlicher Schönheit.

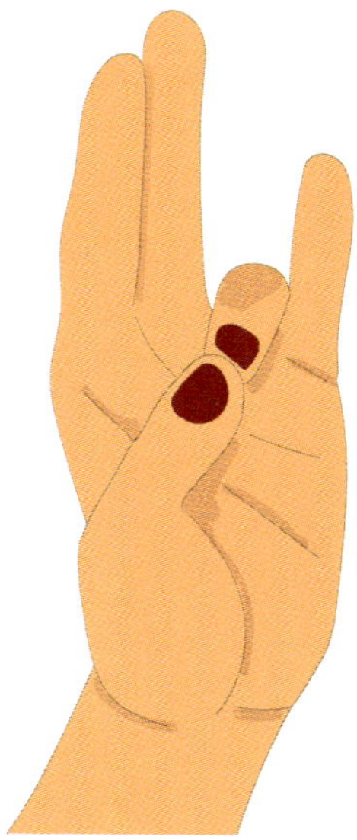

1. Führe die Fingerspitzen von Daumen und Ringfingern sanft zusammen, alle anderen Finger bleiben ausgestreckt. Lege die Handrücken auf den Oberschenkeln ab. Bleibe etwa 5 Minuten in dieser Haltung.
2. Spüre, wie Ruhe, Kraft und Strahlen dich durchfluten, als würde die Erde selbst dich mit Energie aufladen.

»Ich bin geerdet, genährt und schön von innen heraus.«

NUTZE ZWISCHENZEITEN

Da du das Mudra etwas länger halten musst, kannst es in der Sauna oder im Bus machen – oder immer, wenn du mal länger warten musst.

Abendritual: Evening-Grace

Jetzt beginnt die Zeit, in der sich Ruhe in Strahlkraft verwandelt. Schönheit entsteht, wenn du weich wirst – in Haltung, Blick und Atem. Dieses Ritual begleitet dich durch die Abendstunden: mit Meditation, warmem Genuss, innerer Sammlung, Pflege und Momenten stiller Freude. Mit allem, was dich in dein leuchtendes Selbst zurückbringt.

Soft-View-Meditation

Eine Meditation für die Augen und für einen Blick, der empfängt, statt zu suchen. Dein Blick bestimmt, wie du die Welt wahrnimmst. Häufig suchst, scannst, bewertest du. Sobald du lernst, die Augen weicher zu öffnen und Eindrücke zu empfangen, verändert sich die Qualität deiner Wahrnehmung.

1. Den Blick weiten: Setze dich aufrecht und bequem hin. Senke den Blick etwa in einem 45-Grad-Winkel vor dir zum Boden: Lass die Augen geöffnet mit weichem, wohlwollendem Blick und empfange die Eindrücke.
2. Gesicht entspannen: Entspanne dein Gesicht, den Kiefer, die Lippen. Lass die Atmung ruhig fließen. Spüre, wie dein Blinzeln weniger wird, die Welt verschwimmt und nur noch Umrisse bleiben.
3. Körper loslassen: Spüre, wie die Spannung aus deinem Körper weicht. Dein Atem wird sanfter, deine Wahrnehmung weiter. Verweile einige Minuten in dieser Stille.
4. Wärme genießen: Schließe die Augen. Reibe deine Handflächen kräftig aneinander und lege sie wie Muscheln ca. 30 Sekunden lang auf die geschlossenen Lider. Genieße die Wärme. Öffne langsam die Augen und halte den empfangenden Blick, als würdest du die Welt zum ersten Mal sehen.
5. Reflexionsmoment: Im Alltag sind wir Jägerinnen von Eindrücken. Mit einem sanften Blick wirst du zur Empfangenden. Plötzlich zeigt sich Schönheit dort, wo du sie gar nicht gesucht hast.

PERFEKTER MOMENT

Der Abend ist die schönste Zeit für diese Meditation; wenn deine Augen nach einem vollen Tag endlich loslassen dürfen. Sie dürfen zur Ruhe kommen. Das tut den Augen gut – und dir ebenso.

Matcha-Hydration-Pralinen

EIN KLEINER, GRÜNER LUXUSMOMENT – NÄHREND, SANFT UND VOLLER ANTIOXIDANTIEN

Für 7 Pralinen
15 Min. Zubereitung

- **1 kleiner Zucchino (ca. 60 g)**
- **70 g Cashewkerne**
- **20 g Datteln (entsteint)**
- **80 g getrocknete Feigen**
- **1 Stück Ingwer (1 cm lang)**
- **½ TL gemahlener Kardamom**
- **¼ TL gemahlene Tonkabohne oder Muskatnuss**
- **¼ TL Matchapulver und etwas zum Wälzen**
- **4 EL Kokosraspel**

1. Den Zucchino waschen, putzen und fein reiben. In ein Geschirrtuch geben und die Flüssigkeit gut ausdrücken.

2. Die ausgedrückte Zucchinimasse mit den übrigen Zutaten und mit 1 EL Kokosraspeln in einer Küchenmaschine (oder im Blitzhacker) zu einer homogenen Masse verarbeiten.

3. Aus der Masse mit den Händen 7 Pralinen formen.

4. Die restlichen Kokosraspel mit dem übrigen Matchapulver mischen und die Pralinen darin wenden. Bis zum Verzehr kühl stellen.

NECTAR FOR SKIN

Matcha stärkt den Feuchtigkeitshaushalt der Haut. Die enthaltenen Polyphenole schützen vor UV-Strahlen. Sie sind wie ein sanfter Sonnenschirm von innen.

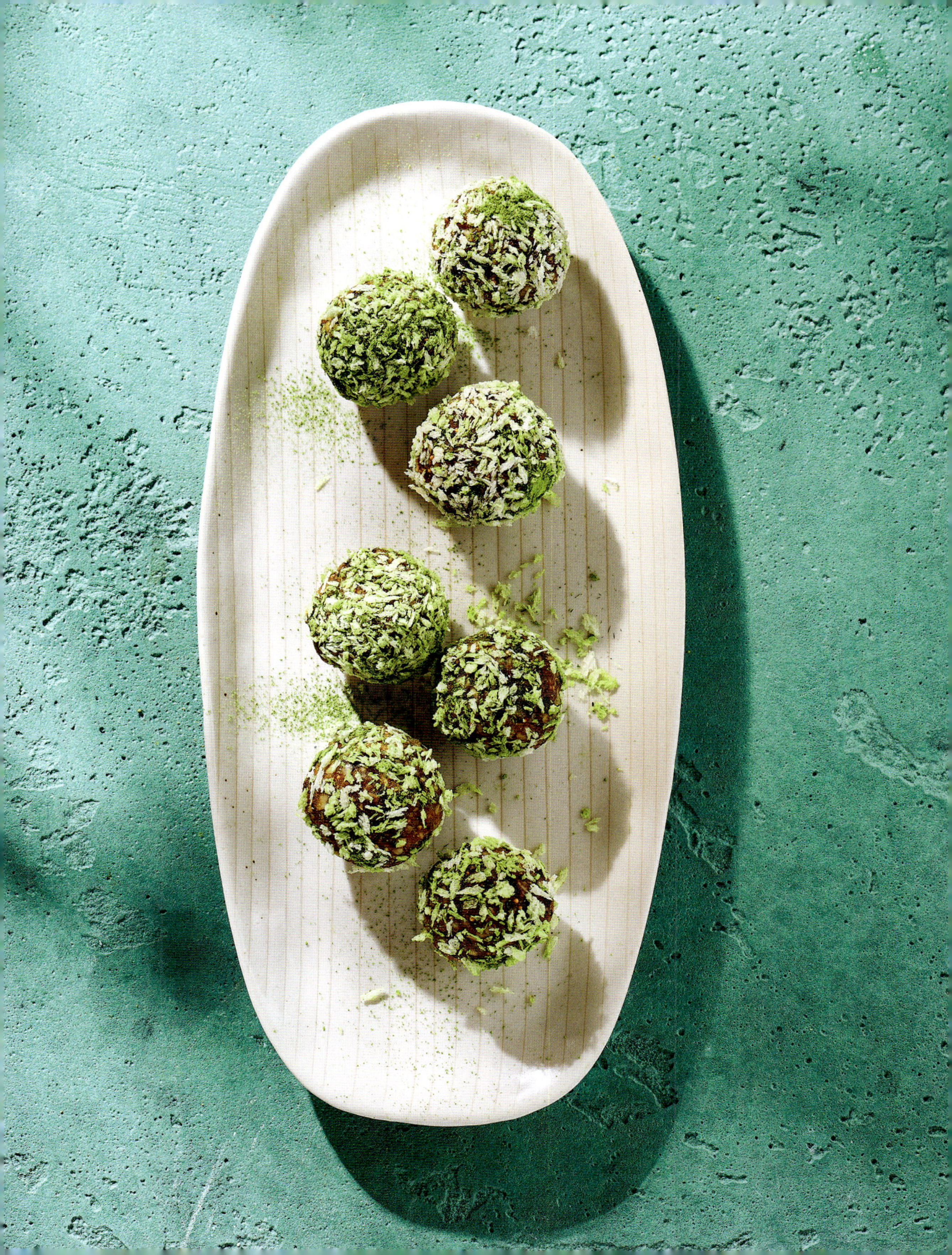

NEUROGLOW-RITUAL:
Struktur erneuern

Regeneration • Gleichmäßigkeit • Ruhe

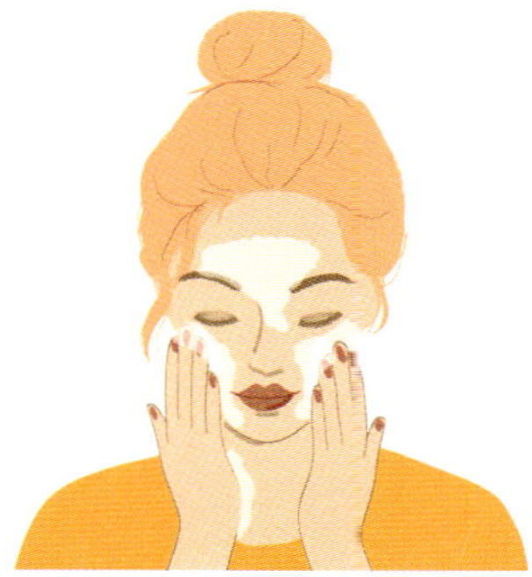

1. Reinigung und Rückkehr: Reinige dein Gesicht am Abend gründlich. Ein mildes Reinigungsprodukt und lauwarmes Wasser sollen Make-up, Schmutz und Staub des Tages entfernen, ohne die Hautschutzbarriere zu stören.

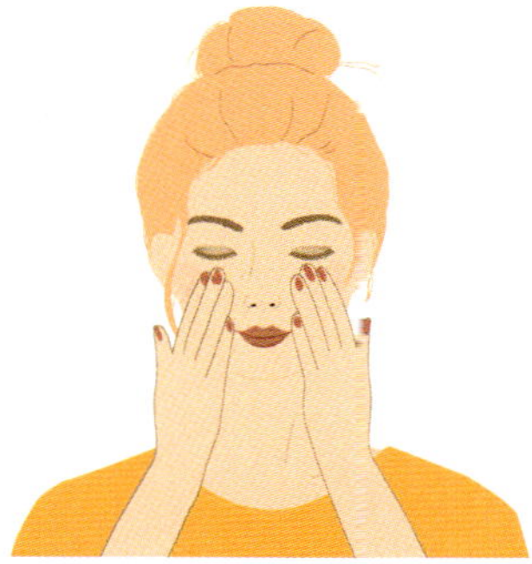

2. Barrier-Repair und Neurobalance: Trage ein Serum mit Panthenol oder Peptiden auf. Diese neurokosmetischen Inhaltsstoffe stabilisieren die epidermale Kommunikation, mindern Stressmarker und fördern den Wiederaufbau der Lipidmatrix.

3. Dermale Regeneration: Massiere eine Creme mit *Pistacia lentiscus*, Ceramiden und Sqalan sanft ein. Diese Wirkstoffe helfen, die Kollagenstruktur zu stützen, verbessern die Lichtstreuung in der Dermis und glätten Mikrostrukturen, die Licht brechen und den Glow mindern würden.

4. Neurosensorische Ruhe: Lege die Hände auf dein Gesicht, atme tief. Oxytocin und Serotonin werden ausgeschüttet und synchronisieren Haut- und Gehirnaktivität. So entsteht eine gleichmäßige, ruhige Hautspannung: die Basis für Glow.

»Ich regeneriere in Ruhe. Meine Haut speichert Licht, Frieden und Gleichgewicht.«

WISSENSCHAFTLICHER FOKUS

Nachts regenerieren sich die Hautschichten, das heißt, dass Kollagen- und Lipidstrukturen, die tagsüber für die diffuse und subkutane Lichtstreuung sorgen, wieder repariert werden.

Bonus: Make-up-Hacks

Make-up kann mehr als färben – es kann Gefühle wecken. Denn Licht, Hautstruktur und Emotionen wirken zusammen wie ein dreidimensionales System. Mit den richtigen Techniken verstärkst du optischen Glow und inneres Strahlen.

Strahlkraft durch Bronzer

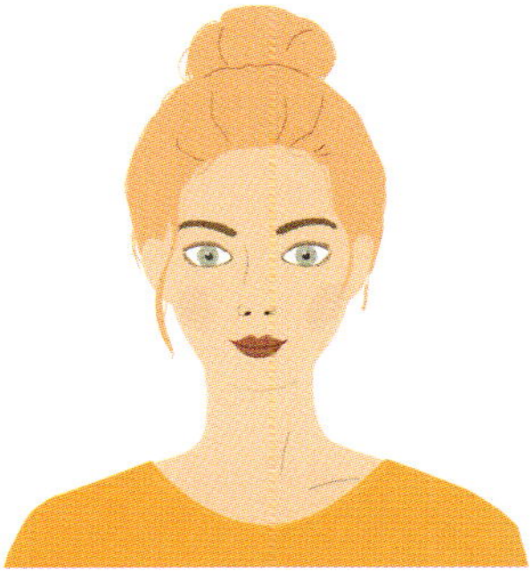

1. Vorbereitung: Stelle dich vor den Spiegel, atme tief ein und entspanne deine Gesichtszüge. Dein Ziel ist nicht, Konturen zu verändern, sondern die natürliche Lichtreflexion deiner Haut zu betonen.
2. Positionieren: Bilde mit Daumen und Zeigefinger deiner Hand ein Dreieck. Halte sie so, dass die Daumenspitze zu deiner Nasenspitze zeigt. Dieses Dreieck umrahmt die Zone, die natürlich von der Sonne geküsst wird.

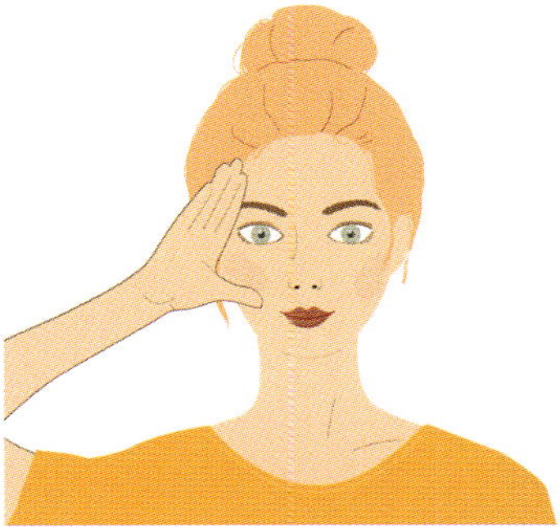

3. Auftragen: Trage mit einem weichen Pinsel oder Bronzing-Stick Bronzer in dem Bereich zwischen Daumen- und Zeigefingerspitze auf, über die Wangenknochen bis zu den Schläfen. Arbeite mit sanftem Druck und streichenden Bewegungen, bis sich der Farbton mit deiner Haut verbindet. Auf der linken Seite wiederholen.
4. Wirkung: Der Bronzer wärmt den Teint, betont die natürliche Struktur und lässt die Haut lebendig und gesund wirken. Durch den gezielten Auftrag entsteht ein subtiler Neuroglow-Effekt, denn das Licht wird gleichmäßiger reflektiert, das Gesicht strahlt, ohne überschminkt zu wirken.

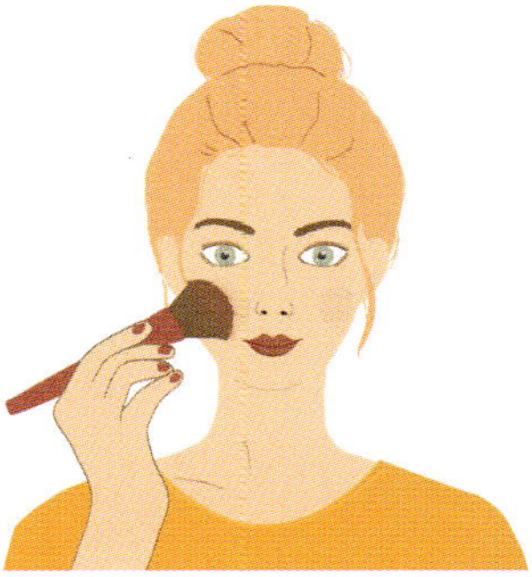

Frischer Glow für Lippen und Lider

1. Auftragen: Gib einen Tupfer klaren Balm oder Gloss auf die Lippenmitte und die Lider. Dies verleiht deinem Gesicht sofort Frische und Lebendigkeit.
2. Wirkung: Das Licht sammelt sich dort, wo Bewegung und Mimik entstehen. So entsteht ein subtiler, feuchter Glanz, der jugendlich und natürlich wirkt. Dieser einfache Trick ist ein Runway-Klassiker und zugleich ein neurokosmetischer Impuls, denn die Reflexion auf feuchten Oberflächen sendet Signale von Vitalität und Gesundheit. Dein Gehirn liest sie als Energie und Wohlbefinden.

DAS GLOW-PHÄNOMEN

Optisch: Glow entsteht durch gleichmäßige Reflexion und Streuung von Licht (Oberfläche, Dermis, Subkutis).
Zellulär: Mitochondrien und Kollagenfasern bestimmen, wie Licht gestreut oder absorbiert wird.
Neurophysiologisch: Emotionale Zustände modulieren Hautdurchblutung und Barrierefunktion über die Haut-Hirn-Achse.
Neurokosmetisch: Wirkstoffe wie Niacinamid, Peptide oder auch Ceramide fördern diese strahlende Balance zwischen Struktur, Energie und Stimmung.

IN DEINEM RHYTHMUS

Du kannst stolz auf dich sein. Weil du in diesen 4 Wochen den Weg auf deine Weise gegangen bist. Auch wenn du nicht jede Übung gemacht hast – du bist drangeblieben: hast gespürt, ausprobiert, wahrgenommen. Genau das zählt.
Diese 4 Wochen mit Fokus auf Sicherheit, Sinnlichkeit, Selbstliebe und Schönheit bilden einen Kreis und einen Rhythmus, der dich immer wieder mit dir in Verbindung bringt. Wenn du irgendwann spürst, dass du den Kontakt zu deiner Mitte verloren hast oder dich in deiner Haut unwohl fühlst, beginne einfach wieder von vorn. Dein Körper erinnert sich. Er hat ein Gedächtnis, das bewahrt, wie sich Balance, Wärme und Leichtigkeit für dich anfühlen. Dieses Wissen bleibt und ist jederzeit abrufbar.
Mit jedem neuen Durchlauf vertieft sich die Verbindung zu dir selbst. Die Schritte werden vertrauter, fließender, natürlicher. Was einst Übung war, wird Teil deines Seins. Und vielleicht ist genau das das Geheimnis von Schönheit: dass sie wächst, wenn du dich immer wieder neu an dich erinnerst.
Feel your Skin – immer wieder!

Nachfühlen: Was dieses Buch mit uns gemacht hat

Petra: Als wir beschlossen, dieses Buch zu schreiben, dachte ich zunächst, es würde sich um Ernährung drehen – das lag mir als Ernährungswissenschaftlerin irgendwie nahe. Doch du, Meike, hast sofort gesagt: »Es geht um Yoga.« Das hat mich neugierig gemacht. Und je tiefer ich in das Thema eintauchte, desto faszinierender wurde es: Achtsamkeit, ob durch Atmung, in der Meditation oder bei Bewegung, beeinflusst unsere Haut. Mir wurde bewusst, dass Körper, Geist und Haut untrennbar miteinander verbunden sind. Vielleicht war mir das unbewusst irgendwie schon klar gewesen, aber in dieser Deutlichkeit habe ich es erst jetzt gespürt. Ich habe mich noch nie so intensiv mit der Haut als Organ beschäftigt und ich fand das unglaublich spannend. Dafür danke ich dir, Meike, dass du gesagt hast: »Komm du doch mit dem Yogapart«, auch wenn die Ernährung hier ebenfalls ihren Platz gefunden hat.

Meike: Und ich habe gemerkt, dass Theorie allein nicht reicht. Studien, die eine Wirkung belegen, reichen für das Wohlbefinden nicht aus. Während des Schreibens – zwischen Terminen, Mails und Care-Arbeit – begann ich, meine eigene Haut anders wahrzunehmen. Wie sie spannte, wenn ich zu lange am Schreibtisch saß. Wie sich mein Puls und mein Teint gegenseitig beeinflussen. Wie sich alles verändert, sobald ich innehalte, bewusster atme und ruhiger werde.

Petra: Stimmt, das kenne ich auch! Was bei mir passiert ist: Ich habe meine Haut schon immer als Teil von mir empfunden, aber jetzt fühlt es sich an, als wären wir wirklich ein Team – verbunden, lebendig, eins. Wir unterstützen uns gegenseitig. Dieses Bewusstsein ist neu für mich und es fühlt sich unglaublich schön an. Vielleicht kommt daher auch dieses Leuchten, das ich jetzt spüre, als würde meine Haut sich bedanken.

Meike: Ist das nicht wunderbar? Diese Momente haben uns oft Gänsehaut bereitet, weil wir gespürt haben, dass das, worüber wir schreiben, nicht Theorie bleibt, sondern sich in uns selbst zeigt. Im Rückblick sehe ich uns als Probandinnen unseres eigenen Experiments – neugierig, offen und manchmal überrascht von den Ergebnissen. Wir haben den *proof of concept* gewissermaßen selbst gespürt.

Petra: Ganz genau! Auch ich habe mich als Teil eines Experiments gefühlt. Alles, was ich geschrieben habe, habe ich während des Schreibens mitgelebt – geatmet, gespürt, ausprobiert. Ich habe erfahren, dass es wirkt. Das ist vielleicht das Schönste, es selbst zu erleben.

Meike: Ja, genau das ist für mich der Kern des Neuroglow: Es geht nicht nur darum, was du auf deine Haut gibst, sondern wie du es tust, mit welcher Haltung, welchem Bewusstsein, welchem Atem.

Beide: Dieses Buch war für uns eine wertvolle Reise. Es hat uns gezeigt, dass Wissen und Gefühl sich nicht ausschließen, sondern einander ergänzen. Dass Hautpflege mehr ist als Routine – sie ist Beziehung: zwischen Zellen, Emotionen und Bewusstsein.

Wir hoffen, dass du beim Lesen ähnliche Momente erlebt hast wie wir – diesen Augenblick, in dem du spürst, dass deine Haut kein separates Organ ist, sondern ein elementarer Bestandteil deines Seins. Vielleicht gehst du auch noch einen Schritt weiter: Erzähle, teile deine Erfahrung, das Erlebte, den Prozess zu deinem neuen Hautgefühl und deiner Achtsamkeit. Denn der Neuroglow soll weiterleuchten, in Gesprächen, in unserem Verhalten, in der Art, wie wir uns selbst und andere berühren. Er ist kein Zustand, sondern ein Weg. Einer, den du von jetzt an mit uns weitergehst.

Viel Spaß dabei!

Petra

Meike

Sachregister

Rezept- und Übungsregister

Rezeptregister

Übungsregister

Yogaübungen

Atemübungen

Mudras

Meditationen

Neuroglow-Rituale

Bonusübungen

Quellennachweis

Alle Quellen und Studien findest du unter https://www.gu.de/feel-your-skin.

Bildnachweis

Cover: Ekaterina Klishevnik/Shutterstock.com
Illustrationen: GU/Franziska Misselwitz
Fotoproduktion: GU/Katrin Winner

Adobe Stock: S. 6, 10, 51, 54, 57, 92, 100, 109, 136; Rainer Beck: S. U4_1; Lotta Laabs: S. U4_2, 238; Getty Images: S. 86, 139; Gräfe und Unzer: S. 104; iStockphoto: S. 8, 22, 26, 31, 41, 48, 60, 70, 78, 82, 142, 156, 160; Shutterstock: S. 114;

Dank

Dieses Buch ist aus vielen kleinen Begegnungen entstanden, aus Zufällen, die sich als Wegweiser entpuppten, und aus Menschen, die uns daran erinnert haben, dass Wissen erst lebendig wird, wenn man es teilt.

Wir danken Sylt, einem Ort, der uns beide verbindet, obwohl wir noch nicht zusammen dort waren. Dem ICON-Magazin, das uns, ohne es zu wissen, zusammengebracht hat.

Und wir danken der wundervollen Frauenpower, die durch dieses Buch entstanden ist: Ulrike Borchert, die die Verbindung zu Annette Brüggemann hergestellt hat – unserer großartigen Buchagentin, ohne die wir vermutlich kein Gehör bei den Verlagen gefunden hätten. Unserer tollen Lektorin Andrea Panster, die immer ein offenes Ohr für uns hatte, sowie Franziska Daub von GU, die von Anfang an an uns und an dieses Buch geglaubt und dafür gebrannt hat.

Wir danken unseren Liebsten, Rainer, Nico, Henri und Frederik, für Ihre Geduld, dass sie unsere Gedankenschleifen und leisen Zweifel getragen haben, mit Vertrauen und Liebe.

Wir danken auch einander. Denn wir haben dieses Buch auf eine besondere Art geschrieben, durch unzählige Sprachnachrichten aus der Ferne, und sind dabei zusammengewachsen, Zeile für Zeile, Gefühl für Gefühl.

Und wir danken euch, den Leserinnen und Lesern. Ihr gebt diesem Buch erst Sinn. Denn jedes Mal, wenn ihr innehaltet, atmet oder euch beim Eincremen bewusst spürt, wird das, was wir hier begonnen haben, weitergeführt.
Möge dieses Buch weiterleuchten –
in dir, durch dich und für andere!

Bücher, die weiterhelfen

Bücher von Petra Orzech

Longevity-Ernährung
Trias 2026

Anti-Stress-Yoga (Kartenbox)
Systemed 2014

Weitere Buchempfehlungen

Bulsiewicz, Will
Dein Bauch macht dich gesund
Millemari 2020

Feldman Barrett, Lisa
Wie Gefühle entstehen
Rowohlt 2023

Lehofer, Michael
Alter ist eine Illusion
Gräfe und Unzer 2020

Schmid, Christina
Natürliches Facelifting
Gräfe und Unzer 2021

Smollich, Martin
Der Nährstoff-Kompass
Gräfe und Unzer 2025

Swinnen, Luc
Der Vagusnerv-Effekt
Goldmann 2025

Links, die weiterhelfen

Haut

www.bvdd.de
Die Internetseite des Berufsverbands der Deutschen Dermatologen liefert eine Fülle an unabhängigen Informationen rund um dein größtes Organ.

cosmileeurope.eu
COSMILE Europe ist eine europäische Datenbank mit Infos zu kosmetischen Inhaltsstoffen. Die einzige studienbasierte App gibt einen verlässlichen Überblick über die Sicherheit kosmetischer Produkte.

derma.de
Aufklärung über die medizinische Behandlung von Hautkrankheiten und die aktuellen Behandlungsleitlinien bietet die Internetseite der Deutschen Dermatologischen Gesellschaft (DDG).

www.gd-online.de
Leitlinien zur Hautpflege zum Beispiel bei Erkrankungen wie Rosazea oder Akne findest du auf der Seite der Gesellschaft für Dermopharmazie (GD).

www.allergieinformationsdienst.de
Eine umfassende Wissensdatenbank zu allergischen Erkrankungen wie Neurodermitis, aber auch Kontaktallergie, bietet dir die Internetseite des Allergieinformationsdiensts. Stöbern lohnt sich!

www.psoriasis-bund.de
Der Deutsche Psoriasis Bund e. V. richtet sich mit seiner Internetseite an Betroffene, aber auch Ärztinnen und Ärzte. Hier findest du Informationen zur Erkrankung, der neuesten Forschung sowie ein Verzeichnis der Selbsthilfegruppen.

gesund.bund.de/akne
An Jugendliche und junge Erwachsene richtet sich die Akneaufklärungsseite von gesund.bund.de. Hier findest du fachlich fundierte und leicht verständliche Infos zu den Ursachen bis hin zur Behandlung.

Ernährung

www.bzfe.de/
Die Seite des Bundeszentrums für Ernährung (BZfE) bündelt staatlich fundierte Informationen zur Ernährung, vom »Acker bis zum Teller«. Man findet zum Beispiel die Ernährungspyramide, Tipps für Alltag, Kochen und nachhaltigen Konsum, Infos zu Nährstoffen, Salz/Zucker, Gemüse und Obst, sowie Bildungsmaterialien für Schule und Kita.

www.dge.de
Die Seite der Deutschen Gesellschaft für Ernährung liefert die Daten, Empfehlungen und evidenzbasierte Leitlinien zur gesunden Ernährung wie Richtwerte für Nährstoffe, Ernährungsempfehlungen für Bevölkerungsgesundheit und Aufklärung in verständlicher Form.

Stress

gesund.bund.de/stress
Diese offizielle staatliche Informationsseite bietet sachliche, gut verständliche Artikel zum Thema Stress: Ursachen, Auswirkungen, Tipps zur Bewältigung und Alltagsratschläge – neutral und verbraucherorientiert.

Yoga und Achtsamkeit

www.yogaeasy.de
Onlineportal mit kostenpflichtigen Yoga- und Meditationsvideos von zahlreichen Lehrerinnen und Lehrern der unterschiedlichsten Yogastile.

IMPRESSUM

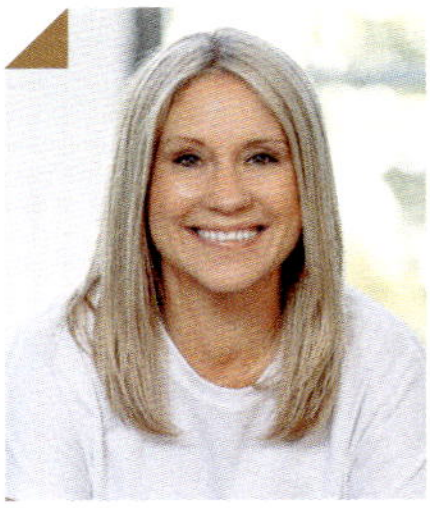

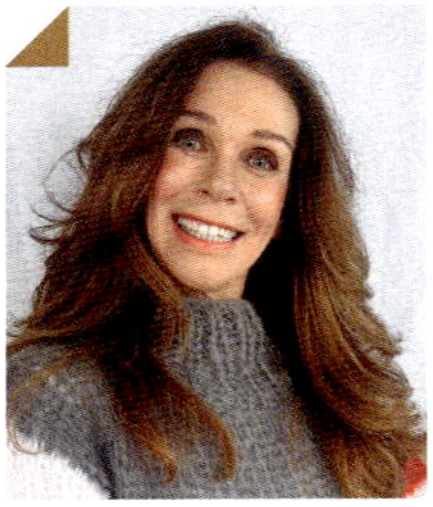

ZU DEN AUTORINNEN:

Petra Orzech
Als Ernährungswissenschaftlerin, Yogalehrerin, Speakerin, Podcast-Host und Autorin vereint sie fundiertes Wissen mit ganzheitlicher Praxis – stets mit dem Ziel, Longevity, Achtsamkeit, Gesundheit und Schönheit von innen und außen in Einklang zu bringen.
www.petraorzech.com
www.instagram.com/petraorzech
Podcast MENO COOL bei Spotify

Meike Streker
Kosmetikwissenschaftlerin und Speakerin mit Fokus auf Hautgesundheit, Wirkstoffforschung und Hautphysiologie. Sie verbindet Wissenschaft und Praxis und zeigt, wie achtsame, evidenzbasierte Hautpflege Teil ganzheitlicher Gesundheitsvorsorge wird.
www.meikestreker.de
www.instagram.com/meikestreker

DIE BÜCHERMENSCHEN HINTER DEM PROJEKT

Verlagsleitung: Eva Dotterweich
Projektleitung: Nikola Teusianu, Franziska Daub
Lektorat: Andrea Panster
Cover: FAVORITBUERO, München, unter Verwendung eines Motives von Ekaterina Klishevnik /Shutterstock
Innenlayout: zero-media.net, München
Satz: griesbeckdesign, Dorothee Griesbeck
Herstellung: Markus Plötz
Bildredaktion: Simone Hoffmann
Reproduktion: Longo AG, Bozen
Druck & Bindung: Firmengruppe APPL, Wemding

Grillparzerstraße 8, 81675 München

www.gu.de/kontakt | hallo@gu.de

GU ist eine eingetragene Marke der GRÄFE UND UNZER VERLAG GmbH

1. Auflage 2026, ISBN: 978-3-7589-0035-8

WICHTIGER HINWEIS

Die Gedanken, Methoden und Anregungen in diesem Buch stellen die Meinung bzw. Erfahrung des Verfassers dar. Sie wurden vom Autor nach bestem Wissen erstellt und mit größtmöglicher Sorgfalt geprüft. Sie bieten jedoch keinen Ersatz für persönlichen kompetenten medizinischen Rat. Jede Leserin, jeder Leser ist für das eigene Tun und Lassen auch weiterhin selbst verantwortlich. Weder Autor noch Verlag können für eventuelle Nachteile oder Schäden, die aus den im Buch gegebenen praktischen Hinweisen resultieren, eine Haftung übernehmen.

BACKOFENHINWEIS

Die Backzeiten können je nach Herd variieren. Die Temperaturangaben in unseren Rezepten beziehen sich auf das Backen im Elektroherd mit Ober- und Unterhitze und können bei Gasherden oder Backen mit Umluft abweichen. Details entnehmen Sie bitte Ihrer Gebrauchsanweisung.

GU

LIEBE LESERIN, LIEBER LESER,

wie wunderbar, dass du dich für ein Buch von GU entschieden hast! In unserem Verlag dreht sich alles darum, dir mit gutem Rat dein Leben schöner, erfüllter und einfacher zu machen. Unsere Autorinnen und Autoren sind echte Expertinnen und Experten auf ihren Gebieten, die ihr Wissen mit viel Leidenschaft mit dir teilen. Und unsere erfahrenen Redakteurinnen und Redakteure stecken viel Liebe und Sorgfalt in jedes Buch, um dir ein Leseerlebnis zu bieten, das wirklich besonders ist. Qualität steht bei uns schon seit jeher an erster Stelle – jedes Buch ist von Büchermenschen für Buchbegeisterte gemacht, mit dem Ziel, dein neues Lieblingsbuch zu werden.

Deine Meinung ist uns wichtig, und wir freuen uns sehr über dein Feedback und deine Empfehlungen – sei es im Freundeskreis oder online.

Viel Spaß beim Lesen und Entdecken!

PS: Hier noch mehr GU-Bücher entdecken: www.gu.de

FÜR DIE UMWELT

Dieses Buch wurde auf PEFC-zertifiziertem Papier aus nachhaltiger Waldwirtschaft gedruckt.
Aus Liebe zur Natur verwenden wir leichtes Papier.

WERDE TEIL DER GU-COMMUNITY!

Du und deine Familie, dein Haustier, dein Garten oder einfach richtig gutes Essen. Egal, wo du im Leben stehst: Als Teil unserer Community entdeckst du die neuesten GU-Bücher als Erstes, du genießt exklusive Leseproben und wirst mit wertvollen Impulsen und kreativen Ideen bereichert.

Worauf wartest du? Sei dabei!

www.gu.de/gu-community

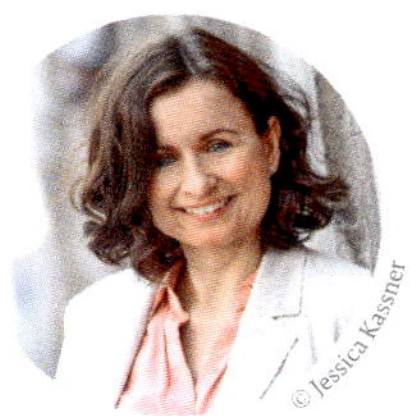

© Jessica Kassner

WARUM UNS DAS BUCH BEGEISTERT

Dieses Buch hat mir gezeigt: Meine Haut will nicht repariert, sondern verstanden werden – und das verändert alles.

Eva Dotterweich, Verlagsleitung